AF827231

AKTUELLE FRAGEN DER INNEREN MEDIZIN

1. BAND, 1. TEIL

DIE POLIOMYELITIS

AKTUELLE FRAGEN DER INNEREN MEDIZIN

Herausgegeben von Dr. Albrecht Tietze und Dr. Paul Kühne

1. Band, 1. Teil

DIE POLIOMYELITIS

Bearbeitet nach den Erfahrungen bei den Berliner Epidemien 1947/49

Mit 38 Abbildungen

1949

WALTER DE GRUYTER & CO.

vorm. G. J. Göschen'sche Verlagshandlung, J. Guttentag, Verlagsbuchhandlung, Georg Reimer, Karl J. Trübner, Veit & Comp.

BERLIN W 35

Ausgegeben am 20. November 1949
Alle Rechte vorbehalten

Copyright 1949 by Walter de Gruyter & Co.
vorm. G. J. Göschen'sche Verlagshandlung, J. Guttentag, Verlagsbuchhandlung, Georg Reimer, Karl J. Trübner, Veit & Comp.
Berlin W 35

Archiv-Nr. 51 51 49, Printed in Germany

Druck: Thormann & Goetsch, Berlin SW 61

Inhalt

Zur Einführung

Die Medizin ist eine Wissenschaft, die nicht in einem einzigen Studiengang erfaßt werden kann, nicht nur, weil ein ganzes Heer von klinischen und theoretischen Forschern auf der ganzen Welt ständig neues Wissen hinzufügt, Erkanntes erweiternd und bisweilen sogar umstürzend, sondern weil auch die Medizin keine abschließbare Wissenschaft ist. Wir stehen in ihr nicht vor der einfach zu umgrenzenden Aufgabe, eine wenn auch noch so große Menge von beständigen Tatsachen und Beziehungen zu erkennen und für unser präventives und therapeutisches Eingreifen auszuwerten, sondern haben erfahren müssen, daß die zu erforschenden Tatsachen selbst in ständiger Wandlung begriffen sind; wir haben erkannt, daß die ständige Veränderung aller lebenden Materie sich auch in unserer Wissenschaft vom Lebendigen wiederspiegelt. Wir haben erlebt, wie sich unter unseren Augen ganze Populationen von pathogenen Bakterien wandelten, gegen Medikamente resistent wurden, aber auch daß Krankheiten, die, von der lebendigen Umwelt offenbar völlig unabhängig, nur aus den pathophysiologischen Bedingungen des menschlichen Organismus entstehend, ihren Charakter und ihre Häufigkeit grundlegend verändern; wie dies zum Beispiel bei den intestinalen Ulcera der Fall ist, die in wenigen Jahrzehnten den bevorzugten Befall jüngerer Frauen aufgegeben haben und statt dessen in ständig steigender Häufigkeit beim männlichen Geschlecht gefunden werden.

Es sind also nicht nur „modische“ Schwankungen, — ausgelöst von neuen Methoden, Grundideen und bisweilen sogar einzelnen Medikamenten —, die den Tenor der medizinischen Literatur ständig verändern, sondern der Stoff bringt das Material aus sich selbst heraus, stellt neue Probleme und fordert neu zu erwerbendes Wissen.

Nur schwer sind diese fundamentalen Veränderungen aus der immer größer werdenden Fülle der Veröffentlichungen herauszulösen und als solche zu erkennen. Dies war einer der Gründe zumindesten, die uns bewegten, die beklagenswerte Fülle der Veröffentlichungen mit dieser neuen Bandfolge unter dem Titel „Aktuelle Probleme der inneren Medizin“ noch um einige zu vermehren. Doch nicht allein das Fundamentale herauszulösen und zu entwirren, erscheint uns hier als unsere Aufgabe, sondern ganz wesentlich hoffen wir auch, unseren Kollegen Hilfe leisten zu können bei der Bewältigung des Übermaßes an neuer Literatur, der „Last des geschriebenen Wortes“.

Man kann neue eigene Ergebnisse unter Weglassung aller Präliminarien in einer engeren Fachzeitschrift veröffentlichen und dabei sicher sein, daß diejenigen, die auf demselben eng begrenzten Gebiet arbeiten, die Angaben verstehen und verwerten werden. Dem Fortschritt der Forschung auf diesem Fachgebiet ist damit gedient. Wie oft aber überschreitet heute der wissenschaftliche Fortschritt die Spezialgebiete, in die wir uns haben einteilen müssen. Wie oft zündet daher der Funke neuen Wissens nicht, weil er die Mauern zwischen unseren engen Fachgebieten nicht überspringen kann, denen sprachliche und nationale Grenzen in ihrer hemmenden Wirkung heute noch stärker als bisher an die Seite treten.

Dem abzuhelfen kann man periodische Revuen mit Referatencharakter herausgeben, man kann aber auch wissenschaftliche Originalarbeiten so abfassen, daß sie den ermüdenden Bericht mit dem anregenden Erlebnis des neu Bewiesenen vereinen. Wir haben diesen Weg gewählt, weil wir glauben, damit eine „physiologischere" Form des Interesses und des Behaltens anzusprechen. Im Lesenden ersteht die mehr oder weniger deutliche Illusion der Teilnahme an der Arbeit selbst, sein Ich wird in wenn auch noch so geringem Maße einbezogen und die dadurch gegebene natürliche Ordnung, die nicht unbedingt eine systematische zu sein braucht, ist lebendiger und für den Leser weniger anstrengend als eine systematische Ordnung und Aufzählung. Es besteht gar kein Grund, sich pädagogische Erkenntnisse nicht auch zu Nutze zu machen, wenn es gilt, wissenschaftliches Material intellektuell zu bewältigen.

Es wäre vermessen, zu hoffen, daß es unseren Autoren und uns gelingen werde, den so skizzierten Anforderungen in jedem Falle gerecht zu werden; aber an welcher Stelle und bei welcher Aufgabe muß man sich nicht mit einer mehr oder weniger unvollkommenen Annäherung an ein aufgestelltes Ideal begnügen.

Doch nur in dieser Form erscheint es noch möglich, die Innere Medizin, dieses große Zentralfeld ärztlichen Wissens, publizistisch zu umspannen und ihr die ursprüngliche Weite des Begriffes zu bewahren. Deshalb aber darf es auch nicht wundernehmen, daß hier Arbeiten erscheinen werden, die man gemeinhin einem anderen Fachgebiet zurechnen würde, wenn man dabei den engeren Begriff der Inneren Medizin zugrunde legt.

Im vorliegenden ersten Halbband hat eine epidemische Krankheit in all ihren verschiedenen Aspekten bei dem Versuch umfassender Darstellung den Rahmen dieses engeren Begriffes vom Spezialfach „Innere Medizin" gesprengt und Epidemiologen Pädiater, Physiologen, Orthopäden und Internisten zur Mitarbeit herangeführt. Noch größer hoffen wir, wird die Spannweite des zweiten Halbbandes sein, dem die „Veränderungen der Reaktionslage der Bevölkerung in ihrem Einfluß auf Krankheitsverlauf und Therapie" zum Inhalt gesetzt sind.

So werden unsere Leser wissen, was wir erreichen wollen, und wir müssen uns ihrem Urteil anheimgeben, ob das gesetzte Ziel auch ihnen erstrebenswert scheint und ob wir ihm nahegekommen sind.

Berlin, im November 1949

A. Tietze P. Kühne
Herausgeber

Préface

Ce n'est pas en un seul cycle d'études que l'on peut faire le tour de la science médicale. Non seulement parce que d'innombrables savants dans le monde entier viennent chaque jour apporter le fruit de leurs recherches cliniques et théoriques, élargissant ainsi ou même bouleversant le domaine du connu, mais aussi parce que l'absolu déterminisme scientifique n'est pas le fait de la médecine. Un problème d'ordre médical ne consiste pas simplement à reconnaître un nombre, aussi élevé soit-il, de faits et de rapports constants, et à exploiter ceux-ci en vue d'une intervention préventive ou thérapeutique. L'expérience nous apprend que les faits à étudier sont eux-même sujets à mutation continue. On a vu des cultures entières de bactéries pathogènes se transformer et devenir résistantes aux médicaments; on a vu encore des maladies, à coup sûr indépendantes du milieu extérieur vivant et relevant des seules conditions pathophysiologiques de l'organisme humain, modifier fondamentalement leur caractère et leur fréquence. Que l'on pense ici par exemple aux ulcères intestinaux, qui, en l'espace de quelques décades, ont renoncé à s'attaquer de préférence aux jeunes femmes pour se découvrir de plus en plus fréquemment chez des personnes du sexe masculin.

Les hauts et les bas de la mode tels que les provoquent l'apparition de méthodes et de conceptions nouvelles ou parfois même de médicaments nouveaux, ne sauraient rendre compte à eux seuls des variations perpétuelles ou des préoccupations de la littérature médicale. On ne pourra les comprendre qu'en envisageant les modifications du milieu étudié sous l'influence de tel ou tel médicament, milieu créant de lui-même les éléments d'une nouvelle recherche et d'un nouveau savoir.

La difficulté consistera à découvrir ces modifications fondamentales dans le nombre toujours croissant des publications. C'est une des raisons pour laquelle nous n'avons pas, malgré tout, hésité à grossir le nombre déjà trop élevé des ouvrages parus, en publiant cette nouvelle série intitulée: „Problèmes actuels de médecine générale." Il nous a paru en effet utile de démêler, dans le nombre écrasant des publications récentes les, éléments d'une importance fondamentale, de les dégager, et ce faisant, d'épargner à nos collègues une recherche fastidieuse. Nous avons voulu les aider.

Certes chaque chercheur peut publier les résultats qu'il vient d'obtenir dans une revue spécialisée, en supprimant tous les préliminaires; ses indications seront sans doute comprises et utilisées par ceux dont l'activité se trouve étroitement spécialisée dans le même domaine. Que de fois cependant le progrès scientifique ne dépasse-t-il pas les domaines spécialisés auxquels nous avons été obligés de nous restreindre. Que de fois, pour cette raison, l'étincelle d'une nouvelle connaissance ne prend-elle pas, parce qu'elle ne peut franchir les limites entre nos terrains d'activité spécialisés, limites aggravées aujourd'hui plus que jamais, par les difficultés linguistiques et les frontières nationales.

Pour remédier à cet état de choses, on peut publier des revues périodiques à caractère de compte-rendus. On peut également, concevoir un ouvrage scientifique original qui joindrait au compte-rendu des faits un récit vivant des découvertes nouvelles qu'on vient de faire en restituant l'esprit qui les a animées. C'est cette dernière solution que nous avons choisie, en croyant ainsi en appeler d'une manière plus „physiologique" à l'intérêt et à la mémoire du lecteur. En lui nait l'illusion plus ou moins nette d'une participation personnelle au travail. Son moi prend part activement, ne serait-ce que dans une faible mesure. Il perçoit l'événement scientifique dans un ordre naturel qui n'est pas obligatoirement systématique, mais qui reste très vivant, et, partant, moins fatigant pour lui. Il n'existe aucune raison, à notre avis, pour ne pas faire usage d'expériences pédagogiques reconnues.

Il serait téméraire d'espérer que nous pourrons, nos auteurs et nous, répondre dans tous les cas aux exigences ainsi ébauchées; mais quel est le domaine dans lequel il ne faut pas se contenter d'approcher plus ou moins de l'idéal proposé?

C'est seulement ainsi qu'il nous apparait possible d'aborder les sujets de la médecine générale qui, constitue le grand champ du savoir médical, sans rien lui enlever de sa conception première. Aussi ne devra-t-on pas s'étonner si des travaux de cette collection paraissent se rapporter plutôt à un autre domaine spécialisé; c'est qu'on aurait pris alors la médecine générale dans son sens le plus étroit.

Dans ce premier demi-tome on a fait sauter les cadres étroits du concept spécialisé de „médecine générale": en prenant comme sujet l'étude d'une maladie épidémique dans ses aspects divers, on a au contraire fait appel à des épidémologues, à des pédiatres, des physiologistes, des orthopédistes aussi bien qu'a des internistes. Nous souhaitons que la portée du deuxième demi-tome soit encore plus vaste. Il étudiera les „Modifications de l'état réactif de la population et son influence sur le cours de la maladie et la thérapeutique."

Nos lecteurs connaitront ainsi le but que nous nous sommes fixé. Nous lui faisons confiance pour savoir si ce but lui parait valable et si nous avons su nous approcher de lui.

Berlin, novembre 1949

A. Tietze P. Kühne
Éditeurs

Preface

Medicine as a science cannot be covered with a single course of studies. This follows not only from the incessant production of new knowledge by a huge army of clinical and theoretical research workers but also from the fact that the medical research material possesses an infinitesimal character. We are not simply facing a deliminable task of investigation and registering for our prophylactic and therapeutic needs a distinct quantity — however large this might prove to be — of permanent and unchanging facts and relations, but we have had to learn that the very facts we are searching for are subject to fundamental change. We have seen the constant changes of all living matter to occur within our science of the living as well. Whole populations of pathogenic bacteria have changed under our observing eyes, developing for example new qualities of drug resistance in the course of a few years. But even diseases completely independent of interactions with our living surroundings and obviously solely arising out of the pathophysiological conditions of the human body itself have changed fundamentally in character, frequency and incidence, to remind only of intestinal ulcers changing from female to male preference.

It seems therefore, that not only fluctuations of "fashion" — initiated by new ideas, methods or sometimes even single drugs — are responsible for the permanently changing tenor of medical literature but that under the surface layer of "sulfonamide" or "penicillin" aeras the material itself is transforming, bearing out of itself new problems and new facts to be discovered.

It is a difficult task to unearth such fundamental changes from under the steadily growing mass of publications. And this was at least one of the reasons persuading us to increase the flood of medical literature by still a further series of volumes under the heading of "Actual Problems of Internal Medicine". However, we will not only attempt to divest and disentangle the fundamental but we hope quite generally to be of help to our colleagues in their struggles with the "burden of the written word".

New results of research are suitably and usually published in a concise form in a closely specialised periodical. The writer thus may be certain of being neatly understood and detected by other workers on the same closely specialised field. Progress of research in this field can thus be felt to be assured. Yet how often does to-day the essential scientific progress transgress one of the specialist fields we have been forced to encage us in? How often does it happen that the spark of new knowledge cannot surmount the sectioning walls between our close specialist fields, not to speak of the additional obstacles provided by national and ethnologic frontiers.

This can certainly be corrected by periodical abstract reviews. It can, however, also be achieved by writing a selection of scientific originals in such a manner as to combine the dry abstract with the stimulating experience of novel concepts in the experimental making, i.e. to use an original nucleus as a focus for gathering new relevant results on a wider plane. This should give the reader in a way the illusion of participating directly in the work, thus extending the ego and its interest onto it, and the resulting not necessarily systematic arrangemant of the contents will make reading more vivid and less exerting than it can be with any systematic abstract review. And there seems in our opinion to exist no reason to prevent the application of paedagogic knowledge for the intellectual digestion of scientific material.

We certainly cannot hope to fulfill in every instance the thus outlined demands. But where in reality can be obtained more satisfaction than that given by a more or less imperfect approach to the visualised ideal?

And yet no other form of publication seems feasible for the purpose of comprising this far stretching central field of medical knowledge, internal medicine, without violating the original dimensions of this concept. It should therefore cause no wonder to find publications herein belonging to other specialist branches in so far as the closer concept of internal medicine is kept in mind.

Within this first half-volume the attempt to review comprehensively an epidemic disease in all its different aspects has broken the framework of this closer concept of the specialist field "internal medicine" by necessitating the collaboration of epidemiologists, pediatricians, physiologists ,orthopedicians, and statisticians. Still wider we hope will be the range of the second halfvolume planned under the title of "Changes in General Bodily Responses of the Population Influencing Course and Therapy of Diseases".

Thus our readers will be informed about what we aimed at and we have to subject to their judgement and opinion as to desirability of the established goal and the success of our efforts.

Berlin, November 1949

A. Tietze P. Kühne
Editors

Epidemiologische Betrachtungen über die Poliomyelitis-Epidemie Berlin 1947-1948

Von Georg Henneberg

Die Poliomyelitis in Berlin 1947/48 konnte nicht vom Standpunkt der Virusforschung aus bearbeitet werden. Die besondere Situation dieser Epidemie in einer der größten Städte der Welt verpflichtet aber den Epidemiologen, nicht nur das statistische Material zu sammeln und kundzutun, sondern auch dieses in Zusammenhang mit den neuesten Ansichten über die Epidemiologie der Poliomyelitis zu bringen. Dabei ist die Sonderstellung Berlins, hervorgerufen durch die für diese Stadt charakteristischen Nachkriegszustände, einer wesentlichen Beachtung wert.

Im deutschen Schrifttum ist die Beschreibung der Kölner Epidemie 1938 die letzte Monographie einer in einem geschlossenen Stadtgebiet abgelaufenen Poliomyelitis-Epidemie; grundlegende Erkenntnisse und befruchtende Überlegungen fanden darin ihren Niederschlag. Zu ihnen ist anläßlich der Berliner Epidemie Stellung zu nehmen. Sehr wesentliche Fortschritte in der Virusforschung, besonders in den USA., lassen in mancher Hinsicht neue Anschauungen für die Epidemiologie der Poliomyelitis entwickeln (26).

Die **Grundlage der Bearbeitung** einer Epidemie ist in der möglichst lückenlosen Erfassung der einwandfrei diagnostizierten Krankheitsfälle gegeben. Die Diagnose einer Infektionskrankheit stützt sich vor allem auf den direkten kulturellen Erregernachweis oder auf den indirekten spezifischen serologischen Befund. Es ist offenkundig, daß diese Bedingungen bei der Poliomyelitis nicht oder außerordentlich beschränkt erfüllt werden können. Der direkte und indirekte Erregernachweis sind nur unter besonderen Umständen in kleinem Umfange möglich. Die klinische Diagnose einer Poliomyelitis in allen ihr möglichen Ausdrucksformen stößt auf große Schwierigkeiten. Solange diese Verhältnisse nicht grundlegend geändert werden können, sind wir darauf angewiesen, aus Einzelbeobachtungen allgemeine Schlüsse zu ziehen.

Bei der Zusammenstellung der Statistik der Poliomyelitis-Epidemie in Berlin, die an einer zentralen Stelle vorgenommen wurde, erfaßte man nur die Krankheitsfälle, die den Forderungen einer klinisch **gesicherten Diagnose** entsprachen (s. Anders); denn ohne eine scharfe Definition des Begriffes Poliomyelitis ist es unmöglich, gesichertes Material zusammenzustellen (21, 20). So galten als Poliomyelitis die Lähmungsfälle und solche Fälle, die entzündliche Veränderungen im Liquor zeigten, die erfahrungsgemäß zur aparetischen Form der Poliomyelitis gehören (7, 20). Es ist zur Zeit noch nicht zu umgehen, diese durch die moderne Virusforschung überholte Einengung des Begriffes gelten zu lassen. Es ist aber sicher, daß die genannte Definition für die epidemiologischen Betrachtungen völlig unbefriedigend und unvollständig ist. Wir müssen anerkennen, daß die klinisch zur Zeit einzig mögliche Charakterisierung eines Poliomyelitisfalles den extremen Sonderfall der Manifestation einer Infektion mit dem Poliomyelitis-Virus darstellt und daß somit nur ein wahrscheinlich außerordentlich geringer Teil der Gesamtfälle erfaßt wird (14; 15; 20; 21; 22; 24).

In dieser Hinsicht sind die neuen Erfahrungen über die abortive oder rudimentäre Form der Poliomyelitis von besonderem Interesse und großer Wichtigkeit. Bei der Besprechung der diesbezüglichen Auffassungen erfährt auch die Einordnung der Prodrome der Poliomyelitis eine Klärung.

Das **Poliomyelitis-Virus** wird durch den Mund aufgenommen, gelangt auf die Schleimhaut des Pharynx und des Darmkanals und kann sich auf oder, was als erwiesen zu gelten hat (22; 26), in der Schleimhaut besonders des Darmkanals vermehren. Auf neuralem Wege, vielleicht außerdem auf anderen Wegen (21; 22) erreicht das Virus das Zentralnervensystem (15; 17; 22). Die Befunde in den genannten Geweben sind bei Patientenmaterial und im Affenversuch erhoben. Es ist nun möglich, daß es nach der Aufnahme des Virus nicht zu einer Ansiedlung und mit Virusvermehrung einhergehenden Besiedlung der Schleimhaut kommt, daß eine Ansiedlung vorübergehend mit oder ohne Erscheinungen eintritt (22), daß eine sofortige Überschwemmung des Organismus mit dem Virus ohne Erscheinungen oder mit solchen stattfindet oder daß nach der Schleimhautbesiedlung die Besiedlung des Zentralnervensystems als zweites Stadium in Erscheinung tritt.

Die Ansiedlung des Virus auf oder in der Schleimhaut des Pharynx und vor allem des Darmes kann von mannigfaltigen Bedingungen abhängig sein. So könnten z. B. die Bakterienflora und der Säurewert, beeinflußt von Ernährungsstörungen, eine wichtige und in ihrer Vielfältigkeit kaum übersehbare Rolle spielen, das Haften des Virus und seine Vermehrung ermöglichen und den Durchbruch durch die individuell verschieden starke Schleimhautbarriere vorbereiten.

Alle Anschauungen, daß das Poliomyelitis-Virus nur an den motorischen Ganglienzellen pathologische Vorgänge hervorrufe und nur im Zentralnervensystem wirksam anzutreffen sei, sind hinfällig (3; 8; 21; 22). Wir wissen, daß ein überwiegender Teil der katarrhalischen Prodromalerscheinungen nicht als gesondertes, bahnendes Krankheitsgeschehen abgetrennt werden darf, sondern zur Viruskrankheit Poliomyelitis zählt. Jedoch muß man daran festhalten, daß zwischen diesen Reaktionen und jenen am Ganglienzellapparat (s. S. 41) hinsichtlich der Klinik ein fundamentaler Unterschied besteht.

Es hat als ein Charakteristikum für Viruskrankheiten u. a. zu gelten, daß diese mit nichteitrigen Entzündungen einhergehen, daß sie zweiphasisch aufgebaute Krankheitsbilder mit einem doppelgipfligen Fieberablauf zeigen. Das erste Krankheitsstadium wird verursacht durch die Allgemeininfektion, Generalisation, mit vegetativen Erscheinungen, und das zweite Stadium gilt als das der Organlokalisation. Die Vorstellungen bei der Poliomyelitis entsprechen also dem allgemein gültigen Bild über den Ablauf von Viruskrankheiten (17; 20).

Die Erscheinungen des **Prodromalstadiums** der Poliomyelitis sind solche, wie sie bei beginnenden akuten fieberhaften Erkrankungen des Kindesalters bekannt sind: Krankheitsgefühl, Fieber, Kopfschmerz, Pharyngitis u. a. (s. S. 64, 76). Sie können etwa durchschnittlich 2 Tage dauern. Nach einem symptomlosen Intervall von 2—4 aber u. U. auch wesentlich mehr Tagen beginnt das zweite Stadium mit vielzähligen und längere Zeit dauernden Symptomen, die an dieser Stelle keine Erwähnung zu finden brauchen. Bei der Gestaltung des Krankheitsverlaufes sind alle Möglichkeiten gegeben.

Ausgesprochene Prodrome mit folgendem symptomlosen Intervall und charakteristischem paretischen Stadium oder Prodrome, die mit dem paretischen Stadium ineinander fließen, stehen Krankheitsbildern gegenüber mit geringen oder fehlenden Prodromen, mit geringen oder fehlenden paretischen Stadien. Die abortiven und rudimentären Formen sind in ihrer Mannigfaltigkeit in die angedeuteten Verlaufsformen der Poliomyelitis einzuordnen, wobei die abortiven Formen den Prodromalerscheinungen und Frühsymptomen in allen ihren Möglichkeiten entsprechen.

Ein klassischer **Krankheitsbericht,** der epidemiologisch besonders interessant ist, soll diese wichtigen Verhältnisse illustrieren (17). In einer Familie mit Eltern und 8 Kindern erkranken sämtliche Kinder an Poliomyelitis, die Eltern zeigen keinerlei Krankheitserscheinungen. Das 1. Kind zeigt eine diphasische Poliomyelitis paretischer Form mit vier Tage langem symptomlosen Intervall. Das 2. und 3. Kind zeigen gleichzeitig Prodromalerscheinungen, bei dem einen folgt kein zweites Stadium, bei dem anderen nach 10 tägigem Intervall Fieber mit Meningismus. Bei dem 4. und 5. Kind tritt die zweite Krankheitsphase gleichzeitig und typisch auf, das 4. Kind bleibt ohne Prodromalerscheinungen. Das 6. Kind stirbt nach einer Poliomyelitis bulbären Typs ohne Prodrome. Das 7. und 8. Kind zeigen nur geringe Krankheitssymptome später als die anderen Familienmitglieder (s. ANDERS' Fälle als Beispiel).

Den Epidemiologen interessiert zur Auffindung von Infektionsketten die Erfassung **jedes Krankheitsfalles** und dabei die Festlegung der **Inkubationszeiten.**

Die geschilderten Verhältnisse bei der Poliomyelitis erschweren die notwendigen Ermittlungen außerordentlich, wenn diese nicht sogar häufig unmöglich sind. Die Diagnose einer abortiven Form der Poliomyelitis ist im Einzelfall nicht zu stellen, sie kann nur in Epidemiezeiten aus den Geschehnissen der Umgebung des Kranken festgelegt oder vermutet werden (12); dies sind für eine statistische Forschung oft ungeeignete Anhaltspunkte. Dadurch, daß eine Poliomyelitis ohne und mit Prodromalerscheinungen, die in sehr verschiedenem Abstand zur zweiten Krankheitsphase stehen können, auftritt, ist es oftmals nicht zu klären, ob gleichzeitig oder zeitlich getrennt auftretende Erkrankungsfälle dieselbe Infektionsquelle haben oder von einander abhängig entstanden sind. Möglicherweise können auch unter anderem durch verschiedene Quantität und Qualität des Erregers (20; 24) oder individuelle Eigenarten des Infizierten andere Inkubationszeiten (4—35 Tage) hervorgerufen werden. Es muß außerdem eine Übereinstimmung vorhanden sein, ob als **Inkubationszeit** die Zeit zwischen der Aufnahme des Virus bis zum Eintritt der Allgemeinreaktionen (Prodromen) oder bis zum Eintritt der Systemreaktionen zu gelten hat (17). Der Begriff „erster Krankheitstag" muß also eindeutig festgelegt werden.

In einer Betrachtung über das Wesen des Poliomyelitis-Virus, seine Verbreitung und sein Verhalten zum Menschen können die Gründe aufgeführt werden, die als Ursache der fast unbegrenzt erscheinenden Vielartigkeit im Erscheinungsbild der Poliomyelitis und für das Entstehen von Epidemien in Frage kommen, wenn auch abschließende Feststellungen keineswegs zur Zeit möglich sind (26).

Die Vermutungen, daß die **Reservoire** des Poliomyelitisvirus in der freien Natur zu suchen sind, konnten bisher nicht eindeutig belegt werden (30), ebenso die Vermutung, daß das Virus an toten Gegenständen (Wohnung, Staub) haftet und überdauert (10; 24). Es wurde in dieser Hinsicht nur festgestellt, daß in gewissen Protozoen (Amöben, BODO u. a. (31)) das Virus bei massiver Infektion eine Zeit lang angesiedelt werden kann, ohne daß eine Vermehrung des Virus zu konstatieren war. In dieser Hinsicht hat die eindeutig erwiesene Tatsache, daß Poliomyelitis-Virus in **Abwässern** besonders zur Zeit einer Poliomyelitis-Epidemie reichlich vorkommt (30), nichts zu besagen. Das Abwasser hat nur als „Zwischenträger", aber nicht als bleibendes überdauerndes Reservoir zu gelten. Dies gilt auch für die in großem Umfange veranstalteten Durchuntersuchungen (10; 26), die, in Experimenten erhärtet, das Vorkommen von Poliomyelitis-Virus an oder in **Insekten** (Sarcophagen), die nicht nur in Epidemiegegenden gefangen wurden, beweisen. Eine Vermehrung des Virus im

Insekt muß zur Zeit noch als Vermutung gelten. Als Überträger von Virus aus infizierten Faezes haben sich Fliegen im Experiment einwandfrei erwiesen (10).

Stärker ist der Verdacht begründet, daß das Poliomyelitis-Virus in **Säugetieren,** vor allem Nagern, ein natürliches Reservoir hat. Die außerordentliche Ähnlichkeit des *Theiler-Virus*, des Erregers einer Poliomyelitis-Erkrankung von Nagetieren (Mäusen), mit dem Poliomyelitis-Virus des Menschen ist auffallend und bemerkenswert (3; 5; 8; 30). Es handelt sich dabei um eine Infektionskrankheit der Mäuse, die nur selten zu einer paralytischen Form führt, wogegen das Virusträgertum mit dem Vorkommen des Virus in Darminhalt und Darmwand äußerst verbreitet ist (1:2000). Während bei Jungmäusen (bis 12 Tage alt) das Virus selten und bei Mäusen über 4 Monaten das Virus unregelmäßig gefunden wird, ist es bei 6 Wochen alten Mäusen in den verseuchten Populationen konstant zu finden. Die Infektion geschieht durch Aufnahme faezesinfizierter Nahrung. Das Studium der Theilererkrankung der Mäuse hat für die Erforschung der Poliomyelitis ganz besonderes Interesse, weil Analogieschlüsse möglich sind (30). Als Erreger einer menschlichen Poliomyelitis wurde das Theiler-Virus bisher nicht beobachtet. Das Theiler-Virus und das Virus der menschlichen Poliomyelitis stehen sich sehr nahe, und die Annahme ist berechtigt, daß sich beide Formen durch Mutation oder Anpassung an verschiedene Wirte aus einer Stammform entwickelt haben (3; 5). Ob diese Abzweigung ein einmaliger Vorgang war oder laufend geschehen kann, ist nicht zu klären.

Es gilt als eine charakteristische Eigenschaft der Virusarten, sich **anzupassen.** Das Virus baut sich aus dem Protoplasma der Wirtszelle auf und kann dabei spezielle Eigenschaften annehmen. Über den Adaptionsprozeß bei Poliomyelitis-Virus wurden sehr umfangreiche und wichtige Ermittlungen angestellt. die zweifellos zur Aufklärung und Erklärung des Verhaltens des Poliomyelitis-Virus als Krankheitserreger beitragen werden. Es gelang, ein vom Menschen auf Affen verimpftes Poliomyelitis-Virus auf Baumwollratten und von dort über Passagen durch weiße Mäuse auf Meerschweinchen zu übertragen, wobei Varianten des Poliomyelitis-Virus auftraten (vor allem JUNGEBLUT und SANDERS (30)). Je nach der Anzahl der Passagen und je nach der Art des Wirtstieres bildeten sich bei diesem neu adaptierten Nagervirus Stämme aus, die in ihrer Pathogenität den anderen Versuchstieren gegenüber sich abweichend und z. T. in Perioden wechselnd verhielten. Diese Änderungen geschahen allmählich oder plötzlich. Verlust und Gewinn der Pathogenität wechselten miteinander. Die Inkubationszeiten waren bei Reihen von Mäusepassagen in den Monaten V—IX länger (4—5 Tage) als in den Monaten X—IV (2—3 Tage), als Ursache galten wahrscheinlich zyklische Virusveränderungen. Der Infektionsmodus mußte je nach Tierart verschiedenartig sein; so konnten Affen nur intrazerebral, Meerschweinchen außerdem s. c., i. v. und i. p., Mäuse aber auch noch intranasal und peroral infiziert werden. Die Affinität des Virus bezog sich bei Affen und Meerschweinchen nur auf das Nervengewebe, bei Mäusen ist das Virus außerdem in Blut, Milz, Leber und in den Nebennieren zu finden. Sehr aufschlußreich war die Beobachtung, daß in einer Reihe von Experimenten eine Immunisierung der Tiere auch nach Infektionen ohne Krankheitsbildung eintrat (stille Feiung).

Wenn auch wiederholt angestellte Beobachtungen nicht zu übersehen sind, daß während einer Poliomyelitis-Epidemie häufiger Individuen von anderen Tierarten wie Pferd (29), Schwein (3), Rind (20), Hund (19; 24), Katze (10; 19), Kaninchen (24) und Ratte (10), Krankheitserscheinungen mit Lähmungen zeigten, die in das Gebiet der Poliomyelitis gehören (22; 24), so fehlt besonders auf Grund der Experimente der Beweis, daß das Poliomyelitis-Virus der betreffende Krankheitserreger ist. Oftmals wird auch ein gesonderter Erkrankungsfall mit einer Lähmungserkrankung eines

Tieres in der Umgebung des Kranken in Verbindung gebracht (9). Es gelingt nicht, festzustellen, daß solche Tiere über längere Zeit Poliomyelitisvirusträger sein können und damit ein Glied in einer Infektionskette bilden würden. Die Annahme, daß gewisse, durch ein neurotropes Virus erzeugte, während einer Poliomyelitis-Epidemie auftretende, nicht mit Staupe identische Erkrankungen junger, auch alter Hunde durch das Poliomyelitis-Virus verursacht sind, bedarf noch der Prüfung und der Beweise (18; 19).

Das **Virusträgertum** von Menschen, die weder an Poliomyelitis erkrankt waren noch erkranken, ist bewiesen (20; 22; 24; 26); es handelt sich um Befunde, die zu Zeiten einer Poliomyelitis-Epidemie oder in der Umgebung eines Poliomyelitis-Kranken erhoben werden konnten. Dabei könnte das Virus in einem Latenzstadium im Makroorganismus verharren, wie es für andere Virusarten bekannt ist. Wieweit daraus folgernd die Annahme berechtigt ist, daß das Virus ubiquitär, d. h. auch fern von Poliomyelitis-Kranken in stillen Reservoiren in einer im Infektionsversuch am Affen nachweisbaren Form unter den Menschen verteilt ist, entzieht sich noch der Entscheidung. Es ist auch durchaus denkbar, daß das Virus avirulent in einer im Affenversuch nicht angehenden Form überall verbreitet vorkommt, aber die für den experimentellen Nachweis notwendige Virulenz erst unter bestimmten Bedingungen erwirbt.

Manche Forscher sind der Ansicht, daß die weit verbreitete Immunität, die sich im Neutralisationstest im Affenversuch ausdrückt, und die Gewebsimmunität des Zentralnervensystems eine Folge **stiller Feiung**, einer latenten Infektion mit dem Poliomyelitis-Virus ohne Krankheitserscheinungen aber mit Antikörperbildung sind (4; 20; 26; 30). Die Ubiquität des Virus wäre dabei die notwendige Voraussetzung, das Auftreten sporadischer Fälle aus bestimmten Bedingungen heraus erklärlich.

Die weite Verbreitung des Poliomyelitis-Virus führt wie bei anderen ubiquitär vorkommenden Infektionskrankheiten zur Entwicklung einer Kinderkrankheit. Bei einer Infektion schon in den ersten Lebensmonaten kann der Erreger auf eine von der Mutter her mitgegebene und noch vorhandene spezifische oder unspezifische Immunität treffen. Es kann so ohne Manifestation der Krankheit zu einer stillen Feiung kommen. Besteht keine spezifische oder unspezifische Immunität von der Mutter her oder ist dieselbe erloschen, kann die Infektion zur manifesten Krankheit führen.

Die neueren Untersuchungen lassen die Poliomyelitis als eine **Schmutzkrankheit** (12; 30) charakterisieren. Bei der Konstruktion eines Infektionsweges von Mensch zu Mensch führt dieser von den Faezes, über die Finger zum Mund oder über die Fliegen zu Nahrungsmitteln (Futter) zum Mund. Mit der Ausbildung und der Möglichkeit einer hygienischen Lebensführung seit Mitte des vorigen Jahrhunderts wurden diese Infektionswege unterbrochen und eingeschränkt (5; 26). Die Änderung dieser Situation z. B. in Deutschland seit Pettenkofer ist so einschneidend und umfangreich, daß mit der Umwälzung bis dahin allgemein geltender Verhältnisse durchaus auch die Vorbedingungen für die Verbreitung der Krankheitserreger umgestaltet wurden. Die natürliche allgemeine Verbreitung des Virus unter den Menschen besteht in vielen Ländern seitdem nicht mehr, die stille Feiung ist nicht mehr allgemein, daher ist vielmehr eine verbreitete Empfänglichkeit dem Erreger gegenüber wegen Mangels an Immunität vorhanden (20). Beweisende Unterlagen für diese Behauptungen wurden (30) gegeben. Erst seit 1887 (Epidemie Stockholm (24)) kennt man Poliomyelitis-Epidemien, die in steigender Zahl und Umfang durch die Länder gehen mit Vermeidung großer Landgebiete. Diese Epidemien wurden erst möglich, als die Bevölkerung nicht mehr immun oder aus anderen Gründen widerstandsfähig war, und sie treten dort nicht auf, wo die stille Feiung noch laufend stattfinden kann.

Das bevorzugte Auftreten der Poliomyelitis in bestimmten Altersstufen ist abhängig von der Immunitätslage der betreffenden Altersschichten der Bevölkerung (20). Die allgemein beobachtete Verschiebung der Morbiditätsprozente vom Kleinkindes- zum Schulkindalter und weiter zu höheren Altersklassen im Laufe der Jahrzehnte ist der Ausdruck einer Verschiebung der Immunitätslage (s. S. 25ff.). Je geringer die Verbreitung des Virus, desto mehr ungeschützte Personen wird es auch in den höheren Altersklassen geben.

Die Anfälligkeit der **Kleinstkinder** für das Virus kann aber auch durch eine in diesem Alter vorhandene besondere Durchlässigkeit der Schleimhaut, durch häufigere Defekte der Schleimhaut (z. B. Zahnen) oder durch die große Empfindlichkeit gegen Diätfehler u. a. begründet sein (5; 24). Andererseits könnte die Infektiosität des Poliomyelitis-Virus nach wiederholten Passagen in Kleinstkindern für ältere Personen zunehmen (s. S. 25). Unterstützende bindende Beweise liegen zur Zeit für beide Annahmen nicht vor.

In bezug auf die historisch gewordene Entwicklungsmöglichkeit einer Poliomyelitis-Epidemie sei folgendes zusammenfassend gesagt:

Bei einer allgemeinen Verbreitung des Poliomyelitis-Virus kam und kommt es zur stillen Feiung, sporadische Erkrankungsfälle, aber keine Epidemien waren und sind möglich.

Nach Eintreten veränderter Lebensverhältnisse wurde die Verbreitung des Virus eingeengt, die Durchseuchung und damit die ständige Feiung waren nicht die Regel, das Neugeborene konnte seltener eine spezifische Immunität von der Mutter erhalten, es kam zu Kleinstkindererkrankungen, **Kinder**lähmung. Gehäufte Fälle, Gruppenerkrankungen waren in diesem Stadium der Verbreitung des Virus möglich.

Mit der weiteren Abnahme der Verbreitung des Virus ist die Wahrscheinlichkeit für den Kontakt mit dem Virus geringer geworden, die stumme Feiung seltener und die Möglichkeit von Erkrankungen in allen Altersstufen größer. Epidemien können sich ausbreiten und hinterlassen eine immunisierte Bevölkerung, gemäß dem Charakter des Krankheitserregers meist ohne manifestes Kranksein durch stille Feiung. Sporadische Erkrankungsfälle treten auf, und in einer wegen der abortiven Formen und gesunder Virusträger (20) meist nicht erfaßbaren Infektionskette kann sich das Virus virulent bis zur nächsten Ausbreitung einer Epidemie erhalten. Diese Ausbreitung kann erfolgen, wenn die Durchimmunisierung abgesunken ist. Sie kann wahrscheinlich auch erfolgen, wenn ein besonders virulent gewordener Virusstamm die Immunität durchschlägt, oder bei der bekannten (20) Typenspezifität des Poliomyelitis-Virus und der durch das Virus hervorgerufenen typenspezifischen Immunität kann diese gegen einen von außen kommenden neuen Virustyp nicht ausreichen (30).

In Berlin waren 1911 und später Poliomyelitis-Epidemien aufgetreten. Seitdem kamen jährlich, besonders in bestimmten Stadtgebieten, sporadische Krankheitsfälle vor, eine Folgeerscheinung umfangreicher Epidemien, wie sie überall zu beobachten ist (24). Diese sporadischen Fälle waren wahrscheinlich nicht Zeichen einer Ubiquität des Virus, sondern zeigten nur an, daß Poliomyelitis-Virus in der Bevölkerung in einer Infektionskette vorhanden war. Die natürliche oder erworbene Immunität des größten Teiles der Bevölkerung reichten aus, gegen den immunitätsspezifischen Stamm einen Schutz vor gehäuften Krankheitsfällen darzustellen und in rascher Folge eintretende Passagen, die zu einer Virulenzsteigerung durch Anpassung, Mutation und Selektion führen können, zu verhindern. Ein weiteres Absinken der Immunität in der Bevölkerung, eine aus gewissen Bedingtheiten erfolgende Virulenzsteigerung des vorhandenen Virus oder ein Hinzukommen eines neuen Virus mit anderen Antigeneigenschaften könnten also den Ausbruch einer Epidemie erklären.

Ausgehend von einer engbegrenzten Infektionsquelle kam es in Berlin (s. S. 17) zu einer gleichzeitigen Übertragung des Virus auf eine größere Personengruppe und so zu einem explosionsartigen **Beginn der Epidemie.** Das Infektionsmaterial wurde angereichert und von einer größeren Personengruppe verbreitet, die Basis für eine Massenerkrankung war gegeben. Nach dem explosionsartigen Beginn folgte eine relativ träge Ausbreitung der Krankheit über das gesamte Stadtgebiet. Die ganz zweifellos von einer Quelle ausgehende Epidemie läßt kaum die Annahme zu, daß durch irgendwelche Umstände das in der Bevölkerung sporadisch vorhandene Poliomyelitis-Virus nur an einer bestimmten Stelle der Stadt verändert und plötzlich die Ursache einer Epidemie sein sollte. Da zur selben Zeit in der Umgebung Berlins nach starker Verbreitung der Krankheit ein Jahr zuvor Poliomyelitis-Fälle nicht selten waren, in Westdeutschland ebenso Poliomyelitis in steigender Stärke verbreitet war, ist es berechtigt, die Berliner Epidemie in die allgemeine epidemische Welle der Poliomyelitis 1946 und 1947/48 einzuordnen (7, Hamburg). Es ist sehr beachtenswert, daß gleichzeitig mit der Berliner Epidemie in London eine in ihren Einzelheiten außerordentlich ähnliche große Epidemie stattfand, und in England die Poliomyelitis sehr verbreitet war (6).

Wieweit Witterungsverhältnisse für die Epidemieausbrüche verantwortlich zu machen sind, wird erst eine zusammenfassende Betrachtung über die Epidemien 1947/48 in allen betroffenen Ländern erbringen. Die jahreszeitliche Bindung der stärksten Verbreitung der Poliomyelitis an die Sommermonate ist anerkannt (12; 20; 24), die Fortsetzung einer Sommerepidemie in den Winter hinein erwiesen (s. S. 36). Einer der eine manifeste Poliomyelitis auslösenden Faktoren ist wahrscheinlich in den Witterungsverhältnissen gegeben (3): Einbruch von Kaltluft (Donle), hohe Temperaturen (20), starke Besonnung (20), Trockenheit u. a. Diese können krankheitsauslösend wirken auf Menschen, die mit dem Virus infiziert in einer gewissen Bereitschaft zum Krankwerden sich befinden.

Durch die Geschehnisse der letzten 10 Jahre sind Veränderungen und Verschiebungen in dem Bevölkerungsstand und in der Bevölkerungszusammensetzung des Landes und der Stadt eingetreten, die alles normal Entstandene z. B. auch im Hinblick auf die Immunisierungslage durcheinander geworfen haben. Es sind epidemiologisch völlig neue Verhältnisse entstanden, Menschen verschiedener Länder und Erdteile sind in großer Zahl bleibend oder vorübergehend verpflanzt. Mit ihnen kann auch ein Virus anderen Typs als die einheimischen Viren verbreitet worden sein. Das Virus kann Veränderungen, z. B. Steigerung der Invasionskraft durch Passagen bestimmter Menschen- oder Bevölkerungsgruppen erfahren haben, wodurch der Ausbruch von Epidemien mit typischen Besonderheiten und mit überraschender Verbreitungskraft verursacht werden konnte. Im weiteren Verlauf der Epidemie kann wiederum eine Veränderung des Virus im Sinne einer Abschwächung oder Anpassung stattfinden und sich damit das durch das Virus verursachte Krankheitsbild ändern (30). Derartige Beobachtungen gelten bei anderen Viruserkrankungen als erwiesen (z. B. Grippe, Q-Fieber).

Wenn es auch leichter ist, die Ausbreitung einer Poliomyelitis-Epidemie in ländlichen Bezirken (24) zu ermitteln und darzustellen, so zeigt aber doch besonders die im Film (s. S. 17 ff., Abb. 5 bis 9) zum Ausdruck gebrachte Entwicklung der Poliomyelitis-Epidemie in Berlin, daß in der ersten Zeit eindeutige Ausbreitungsrichtungen vorherrschten. Nach dem explosionsmäßigen Start dringt die Krankheit stetig aber zähflüssig in kreisförmigem, schalenartigem Wachstum vor (siehe Fanconi, 20). Hinter der ersten Welle füllen sich die Gebiete allmählich auf. Die gleichmäßige Verbreitung ist durch die Barriere des Ringbahngeländes, der Spree und der stark zerstörten Stadtteile, die ausgespart werden, verzögert oder gehemmt. Die Infektionswelle geht über die gesamte Stadt, ihr Vordringen wird in den Wintermonaten stark unterbrochen, wird aber im Jahre 1948 fortgesetzt (s. S. 36, Abb. 16) bis das Stadtgebiet durchdrungen ist. So kam es 1948 in den Bezirken zu gehäuften Poliomyelitis-Fällen, die 1947 nicht oder nur spärlich betroffen waren. Im Gegensatz dazu blieben die 1947 stark durchseuchten Bezirke 1948 fast frei von Poliomyelitis-Fällen.

Die hin und hergehenden Auswirkungen der Poliomyelitis-Epidemie von und nach Berlin und aus dem umgebenden Lande heraus können nicht in unsere Betrachtung mit eingeschlossen werden, da die notwendigen Angaben fehlen. Auf Grund der bekannt gewordenen Tatsachen läßt sich nur vermuten, daß eine gewisse Streuung der Epidemie abhängig von den Wegen zu ländlichen Bezirken in weitem Umkreis um Berlin stattgefunden hat.

Es fällt nicht schwer, den Ablauf der Epidemie in gewisse Perioden einzuteilen. 1. Explosionsmäßiger Ausbruch am Boxhagener Platz, 2. Ausbreitung in konzentrischen Ringen, 3. Auffüllung der Gebiete, 4. Unterbrechung im Winter, 5. Auffüllung des Gebietes 1948.

Es ist überraschenderweise nicht festzustellen, daß die Ausbreitung der Infektion in Berlin durch die Verkehrsmittel und -wege wesentlich beeinflußt wurde, sonst wäre in kürzester Zeit die gesamte Stadt von der Epidemie gleichmäßig erfaßt worden. Damit wird auch aufgezeigt, daß die direkte **Kontaktinfektion** durch Tröpfchen von Mensch zu Mensch wie z. B. bei Erkältungskrankheiten nicht vorherrschend (Fanconi, 13; 22; 26) die Ausbreitungsrichtung und das Ausbreitungstempo beeinflußt. Die Tröpfcheninfektion kann nicht eine so ausschlaggebende Rolle spielen (30), wie früher angenommen wurde (24). Dies wird durch die Tatsache verursacht, daß der Rachen für das Virus zwar als übliche Eintrittspforte zu gelten hat, aber daß es dort nur kurze Zeit nachweisbar ist (22; 30). Auch sind die katarrhalischen Erscheinungen so geartet, daß nur selten durch ihren Reiz Husten und Niesen verursacht werden, und damit diese Quelle der Infektionsverbreitung kaum besteht.

Wesentlich häufiger, stärker und länger andauernd (wochenlang) ist der positive Virusbefund in den Faezes. Dies veranlaßt die Forscher (5; 8; 26), den Ausgang der Infektion mit dem Poliomyelitis-Virus normalerweise in den **Faezes** zu suchen (**Schmutzkrankheit** (26)). Bei der zweifellos meist durch Kontakt von Mensch zu Mensch stattfindenden Verbreitung der Krankheit muß die Verunreinigung mit Faezes eine wesentliche Rolle spielen.

Die vom Rachen (Tröpfcheninfektion) oder durch direkten Kontakt ausgehende Streuung hätte auch in häufigeren Fällen zu Infektionen des ärztlichen Personals (Fanconi, 20; 22; 26) führen müssen (s. Anders). Die Ansteckungsmöglichkeit in den überfüllten Verkehrsmitteln hätte sich katastrophal ausgewirkt, die Fälle in den Schulen wären wesentlich zahlreicher.

In Berlin wurden in stärkerem Maße als sonst bei Poliomyelitis-Epidemien (12; 15) **Familienfälle** (s. S. 28), die z. T. Infektionsketten darstellen (s. S. 29), beobachtet. Die Ursache der Familienfälle kann aber auch durch eine gemeinsame Infektionsquelle gegeben sein. Da die Kontaktinfektion auch (meistens ?) durch verschmutzte Hände unmittelbar oder mittelbar zustande kommt, könnte das häufigere Auftreten der Poliomyelitis in „prädestinierten" Familien erklärt werden. Diese Art des Kontaktes würde auch unschwer die Tatsache erklären, daß in kinderreichen Familien mehr Erkrankungsfälle vorkommen als in anderen.

Alle anderen häufig diskutierten **Infektionsquellen** und Übertragungsmöglichkeiten konnten in Berlin ebenfalls nicht begründet angenommen werden. Wasser,

Nahrungsmittel und besonders Obst werden als Infektionsquellen wiederholt genannt. Ganz im Vordergrund stehen aber nach Ansicht amerikanischer Forscher (12; 13; 22; 26) die Fliegen als Überträger der Krankheit. Es ist bereits erwähnt, daß gewisse Befunde für diese Annahme sprechen.

Mit der Fliegentheorie stimmt auch manche Beobachtung in Berlin überein: das langsame nur „schrittweise" Sichausbreiten der Infektion in konzentrischen Ringen, die Vermehrung der Krankheitsfälle zur Zeit des Fliegenvorkommens, der Mangel an Infektionen in Kliniken mit ihren hygienischen Verhältnissen, der Mangel an Infektionen in Schulen (s. S. 32) mit der geringen Möglichkeit der Übertragung des Infektionserregers von den Faezes aus. Um die Fliege als Überträger der Poliomyelitis anzusehen (30), ist es nicht notwendig, ein massenhaftes Auftreten zur Voraussetzung zu machen, einzelne Individuen können genügen, eine Epidemie in Gang zu setzen. Infektionskrankheiten, deren Verbreitung in besonderem Maße durch Fliegen als erwiesen angesehen wird, wie die **Ruhr,** waren in der Zeit der Poliomyelitis-Epidemie in Berlin nicht in beachtlichem Umfang verbreitet (s. S. 23), so daß ein Analogieschluß nicht möglich ist. Der Einwand, daß es zu einer Ruhrepidemie nicht kam, weil 1945 eine sehr umfangreiche Durchseuchung und damit Durchimmunisierung stattfand, hat bei der Ruhrerkrankung für 1947 keine grundsätzliche Bedeutung mehr. Es ist aber zu bemerken, daß es auch nur dann zur Verbreitung der Ruhr durch Fliegen kommen kann, wenn die Faezes im Freien oder in primitiven Aborten für die Fliegen erreichbar sind, eine Möglichkeit, die bei der Poliomyelitis unter geregelten Verhältnissen noch seltener als bei der Ruhr vorhanden ist. Die heute stärker übliche Düngung von Gemüseland mit Menschenkot bedarf der Erwähnung als Infektionsquelle.

Es gelang bei der Durchprüfung der Verhältnisse der Epidemie in Berlin weiterhin nicht, die Abwässer oder Rieselfelder und Trinkwasser (2) als Infektionsquellen zu identifizieren. Auch bei dem verstärkten Befall des Bezirkes Spandau im Jahre 1948 konnten keine Beweise dafür gefunden werden, daß der Erreger von der mit Abwässern überlasteten Havel kam. Das Vorkommen von Poliomyelitis bei Personen, die trotz Verbot in den verunreinigten Gewässern gebadet hatten, kam nicht zur Beobachtung (s. S. 17). Es ist nach den Erfahrungen in anderen Ländern (26; 30) anzunehmen, daß das Kanal- und Flußsystem in und um Berlin stark mit Poliomyelitis-Virus verunreinigt war, besonders da wegen der bekannten Verhältnisse durch Ausfall der Pumpwerke die Abwässer direkt in die Vorfluter eingelassen wurden.

Auch bei der Berliner Epidemie setzt uns die Tatsache in Erstaunen, daß die Virusaufnahme nur in seltenen Fällen zu einer klassischen Poliomyelitiserkrankung führt. Die Ursachen dazu können von mannigfacher Art sein und sollen kurz Erwähnung finden.

Die Infektionsmenge und die Qualität des Virus sind von entscheidendem Wert. Laborinfektionen führen häufig zur Krankheit, weil die Infektionen massiv eintreten (1; 12). Es kann weiterhin dem Virus die Fähigkeit fehlen, sich unter den gegebenen Bedingungen in den Wirtszellen zu vermehren, es kommt dann nicht zur Schädigung der Zellen und zur klinisch erkennbaren Infektion. Je nach den vorangehenden Passagen mag andererseits die Virulenz, die Aggressivität und Gewebsaffinität des Virus verschieden stark sein. Es ist außerdem angenommen worden, daß das extraneural wachsende Virus erst im Darm des Makroorganismus sich vermehrt und durch bestimmte Verhältnisse zu einem aktiven, invasionsfähigen, neurotropen Virus (8; 22; 26) wird, eine Veränderung, die nicht bei jedem Virus möglich ist, und deren dazu nötige, noch unbekannte Voraussetzungen nicht immer vorhanden sind. Das neurotrope und invasionsfähige Virus vermag aber erst bei Bloßlegen von Nervenendigungen auf den Nervenbahnen in das Zentralnervensystem einzubrechen (20; 22). So kann jede Verletzung, jede Schädigung der Schleimhäute zum Einbruch in die Nervenbahnen Gelegenheit geben. Der extreme Fall ist in dieser Hinsicht die Tonsillektomie oder Zahnextraktion für das in Mund und Rachen vorhandene Virus (5; 11; 17; s. S. 34). Aber auch nach Einbruch in die Nervenbahnen kann das neurotrope Virus an der mit Zellzerstörung einhergehenden Besiedelung des Zentralnervensystems durch dessen angeborene oder erworbene Gewebsimmunität gehindert werden (27).

Die Empfänglichkeit des Infizierten ist von außerordentlicher Bedeutung für die Krankheitsentwicklung. Jede Schwäche oder Schwächung der humoralen oder sessilen, spezifischen oder unspezifischen Abwehrkraft, jeder Mangel und jede Belastung oder Durchbrechung der natürlichen Barrieren und die Anfälligkeit oder Ermüdung motorischer Ganglienzellen kann dem bereits im Körper vorhandenen Virus den Weg zur Invasion und zum Befall der Ganglienzellen freimachen. So können am Beginn der Poliomyelitis-Erkrankung andere Infektionskrankheiten ebenso bahnend wirken wie Schleimhautdefekte, Übermüdungen und Traumen. Gewisse Krankheiten in der Anamnese, erbmäßige Belastungen der Familie mit Nervenkrankheiten, familiengebundene Empfänglichkeiten (20) gegen die Poliomyelitis und das Geschlecht (2. s. S. 25) spielen zweifellos eine Rolle für die Entwicklung einer Poliomyelitis paretischer Form. Die Bevorzugung der Linkshänder (27) bei der Ausbildung einer paretischen Poliomyelitis wurde in Berlin nicht beobachtet (30).

Die epidemiologischen Betrachtungen über die Poliomyelitis-Erkrankungen in Berlin 1947/48 können unsere Erkenntnisse erweitern, bekannte Hypothesen über die Entwicklung einer Poliomyelitis-Epidemie stützen und Stoff zur Bearbeitung spezieller Themen bieten.

Als Gewinn unserer Arbeit müssen die Folgerungen zu gelten haben, die daraus für die Seuchenbekämpfung erwachsen. Diese Folgerungen wurden zwar zu anderer Zeit und an anderem Ort auch gezogen, doch es ist wichtig festzustellen, daß sie sich in unserem Fall bestätigten und wiederum als richtig erwiesen.

Es besteht zur Zeit keine Möglichkeit, eine Poliomyelitis-Epidemie zu vermeiden oder sogar die Bevölkerung vor der Infektion mit dem Virus zu schützen. Doch verpflichtet die berechtigte Annahme, daß die Poliomyelitis eine Schmutzkrankheit ist und die Fäkalien die Quelle der Infektion bedeuten, alles zu tun, um die Hygiene des täglichen Lebens, besonders dort wo Kinder sind, zu pflegen. Dazu wird die Bekämpfung der Fliegen ebenso gehören wie die Vermeidung jedes Kontaktes mit den Ausscheidungen der Kranken. Somit ergibt sich die Früherfassung der Kranken, ihre Isolierung und eine Quarantäne der sie bis dahin umgebenden Personen. Bei gehäuften Poliomyelitis-Fällen wird ein Verbot der Benutzung öffentlicher Bäder und Planschbecken, das Verbot von Massenansammlungen ergehen müssen. Unter der Voraussetzung stattgehabter Infektionen wird es noch möglich sein, die Invasion des Virus in die Körperzellen zu stoppen, wenn die Abwehrmaßnahmen und Barrieren im Organismus intakt sind. Es hat alles zu geschehen, in Epidemiezeiten Belastungen und Schädigungen bei wahrscheinlich infizierten Personen, vor allem bei Kindern, zu vermeiden. So wird der Zustand erreicht werden, daß durch die Infektion allein ohne manifeste Krankheit eine Immunität des Organismus entsteht; die „gezügelte“ Durchseuchung ist als wichtiges Ziel der Seuchenbekämpfung zur Vermeidung weiterer kurzfristig folgender Epidemien anzusehen.

Literatur

(1) K. Beller, Zbl. Bakter. I. O. 153, 269 (1949). (2) G. Bons, Presse Méd. 1947, 62. (3) R. Bieling und Heinlein, Fiatbericht 65, 1939—1946. (4) Recent American Work on Poliomyelitis Brit. Med. J. 4518, S. 515, 1947. (5) Mc. F. F. Burnet, Virus as Organism. Med. and Public Health Nr. 8, Cambridge 1946. (6) Sir A. Daley, Proc. Roy. Soc. 1948, 52. (7) A. Dönhardt, Z. f. d. ges. Med. 1948, 103. (8) C. A. Evans and R. C. Green, J. amer. med. Assoc. 1947, 1154. (9) Fingerland, Ref. Cas. lék. česk 79, 480, 1940. (10) Th. Francis jr., C. Brown, L. R. Penner, J. amer. med. Assoc. 1948, 1088. (11) V. Gaustad, Nord. Med. 38, 877, 1948. (12) J. H. G. Gear, L. M. Rodger, S. afr. med. J. 670, 1946. (13) L. P. Gebhardt, W. M. Mc. Kay, J. Ped. 1946, 1. (14) H. Grönvall, P. Selander, Nord. med. 37, 409 1948. (15) Grulee, Amer. J. of Dis. Childr. 1948, 24. (16) C. Hallauer und M. Renz, Schw. med. Wschr. 75, 677, 1945. (17) D. Horstmann, J. Paul, J. amer. med. Assoc. 135, 11, 1947. (18) R. Kantorowicz, Monatshefte f. Vet. Med. 1947, 138. (19) H. Kirk, Vet. Record 60, 54, 1948. (20) Kleinschmidt, Die übertragbare Kinderlähmung, Verlag Hirzel 1939. (21) W. W. Krause, Ärztl. Wschr. 1948, 11/12, 168. (22) H. Pette, Dtsch. med. Wschr. 1947, 625. (23) Pfaundler, Handbuch der Kinderheilkunde 4. Aufl., I, 43 , Verlag Springer 1940. (24) P. H. Römer, Epidemische Kinderlähmung (Heine-Medinsche Krankheit) Verlag Springer 1911. (25) Control of poliomyelitis, Unrra V, 3. (26) B. A. Sabin, Vortrag Berlin, Landes-Ges. Amt am 29. 9. 1947. (27) W. Scheidt, Forsch. Fortschr. 1946, 17. (28) E. W. Schultz, J. amer. med. Assoc. 1948, 1075. (29) Betrachtungen zur Poliomyelitisepidemie 1944, Schw. med. Wschr. 75, 673. (30) M. Stauffenegger, Z. Kinderheilk. 1948, 454. (31) J. A. Toomey, W. S. Takacs, M. Schaeffer, Amer. J. Dis. Childr. 1948, 11.

Epidemiologische Studien über die Poliomyelitis 1947-1948 in Groß-Berlin

Von Werner Anders

Die vorliegende Arbeit kann nicht den Anspruch erheben, die gesamte Epidemiologie der Poliomyelitis in Berlin in den Jahren 1947/48 zu behandeln. Es soll lediglich versucht werden, an Hand einzelner Studien einen Überblick über die wichtigsten, sich in Berlin ergebenden Fragen aus der Epidemiologie zu vermitteln. Dabei ist die Diskussion trockener Zahlenreihen, Kurven und Karten unerläßlich.

Die Poliomyelitis-Epidemie 1947 beschränkte sich nicht auf das Kalenderjahr, sondern fand erst ihren Ausklang im Mai 1948. Das Poliomyelitisjahr beginnt für Berlin mit dem 1. Juni 1947. Diese Zeiteinteilung findet in dieser Arbeit noch keine Berücksichtigung, da für Vergleiche mit anderen Epidemien immer das Kalenderjahr herangezogen wird.

Die Erkrankungen im Herbst 1948 stellen ihrerseits noch keine selbständige neue Epidemie dar, sondern müssen als Nachschwankung der 47-iger Epidemie gewertet werden.

Sämtliche Zahlen bis zum 31. 12. 48 umfassen alle Bezirke Groß-Berlins.

Im Verlaufe der letzten 20 Jahre ist Berlin bereits mehrfach von kleineren und größeren Poliomyelitis-Epidemien heimgesucht worden (vgl. Abb. 1). Größere

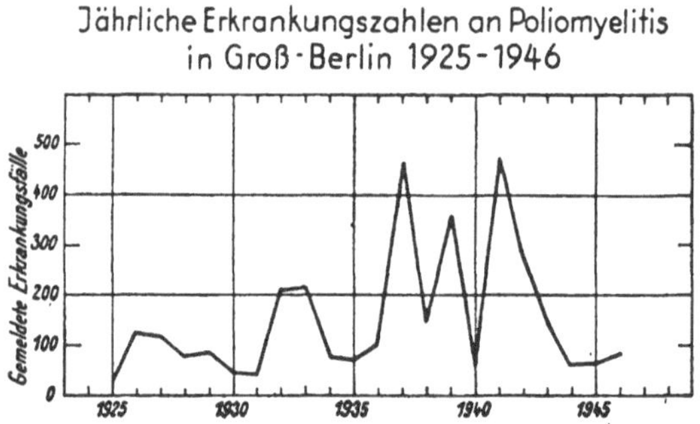

Abb. 1

Krankheitshäufungen wurden in den Jahren 1937 mit 460, 1939 mit 360 und 1941 mit 474 Fällen beobachtet. Kleinere Endemien traten 1926 mit 121, 1942 mit 263 und 1943 mit 143 Erkrankungen auf. Der Gesamtverlauf der Kurve läßt seit dem Jahre 1937 ein Ansteigen von Poliomyelitis-Erkrankungsfällen in Berlin erkennen. Aus dem Jahre 1946, in dem es zu insgesamt 93 Erkrankungen kam, liegen nur unvollständige Ermittlungen vor. Wird für die einzelnen Bezirke die Morbidität berechnet und auf einer Karte dargestellt (vgl. Abb. 2), so ergibt sich die besonders für den

Ablauf der Epidemie von 1947 beachtenswerte Tatsache, daß 1946 vorwiegend der Westen Berlins in der Reihenfolge der Bezirke: Zehlendorf, Wilmersdorf, Schöneberg, Tempelhof, Neukölln betroffen wurde.

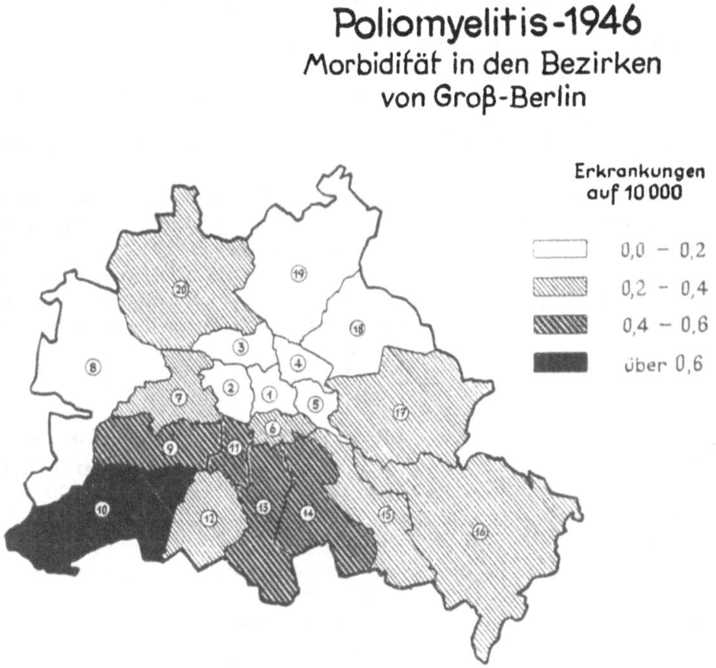

Abb. 2

Die Verwaltungsbezirke von Groß-Berlin in der Reihenfolge ihrer offiziellen Nummerierung: 1. Mitte, 2. Tiergarten, 3. Wedding, 4. Prenzlauer Berg, 5. Friedrichshain, 6. Kreuzberg, 7. Charlottenburg, 8. Spandau, 9. Wilmersdorf, 10. Zehlendorf, 11. Schöneberg, 12. Steglitz, 13. Tempelhof, 14. Neukölln, 15. Treptow, 16. Köpenick, 17. Lichtenberg, 18. Weißensee, 19. Pankow 20. Reinickendorf.

Das Jahr 1947

Das erste Halbjahr brachte für Groß-Berlin keine Besonderheiten. Im ganzen wurden 9 Erkrankungen gemeldet, davon 5 im Monat Februar.

Die Kinderlähmungsepidemie im Herbst des Jahres 1947 in Berlin war die größte, die bisher für diese Stadt beschrieben wurde.

Berlin stellt ein Land von 88 993 Hektar Größe mit 3,2 Millionen (Juli 1947) Einwohnern dar, zu denen als Besonderheit eine große Anzahl alliierter Truppen und Behörden kommt, die aus fast allen Nationen der Erde zusammengesetzt sind.

Im Verlauf der Epidemie wurden vom 30. 6.—31. 12. 47 in Berlin 2 466 Erkrankungen mit 223 Todesfällen gemeldet. Für das ganze Jahr erhöht sich die Zahl der Erkrankten um 9 auf 2475 Erkrankungen.

Bei den Meldungen wurde jeweils nur eine nach bestimmten Gesichtspunkten getroffene Auswahl erfaßt. Als Poliomyelitis gewertet und gemeldet wurden alle Fälle, bei denen durch einen pathologischen Liquorbefund die Diagnose erhärtet werden konnte, gleich, ob im Verlauf der Erkrankung Lähmungen auftraten oder nicht. Es wurde nach dem von PETTE aufgestellten Grundsatz verfahren: Keine Poliomyelitis ohne Liquorveränderungen.

Zur Kritik der statistischen Zahlen

Die Einwohnerzahlen sind Zahlen des Statistischen Amtes von Groß-Berlin. Die Erkrankungszahlen stützen sich auf die beim Landesgesundheitsamt (LGA) vorliegenden Berichte über die einzelnen Erkrankungsfälle. Es wurde das Erkrankungsdatum, nicht das Datum der Meldung an die Gesundheitsbehörde verwertet. Dadurch konnte der Verzögerungsfaktor ausgeschaltet werden, der besonders zu Beginn und am Ende der Epidemie eine erhebliche Größe zeigte. Die Sterbezahlen stützen sich auf Einzelmeldungen, die beim LGA vorliegen. Die Gesamtzahl der Todesfälle deckt sich mit den Zahlen der Todesursachenstatistik des Statistischen Amtes.

Wiederholt wurden Morbiditäten und Letalitäten berechnet. Bei auftretenden Differenzen zwischen zwei Morbiditätswerten, die beispielsweise aus zwei verschiedenen Bezirken bzw. Altersgruppen errechnet wurden, konnten diese mit Hilfe des v. SCHELLING'schen Differenzverfahrens hinsichtlich ihrer statistischen Sicherheit geprüft werden. Bei diesem Verfahren wird die errechnete Differenz mit ihrem mittleren Fehler verglichen. Für den mittleren Fehler stellte v. SCHELLING folgende Formel auf.

$$\sigma_d = \sqrt{\frac{A_1 \cdot A_2}{(N-1) \cdot a_1 \cdot a_2}}$$

Der Vergleich der Morbidität von zwei Bezirken soll als Beispiel angeführt werden.

a_1 ist die Bevölkerungszahl des einen, und a_2 des anderen zu untersuchenden Bezirkes N ist $= a_1 + a_2$, demnach also die Gesamtzahl aller untersuchten Personen. A_1 stellt die Summe der Erkrankten aus beiden Bezirken dar, $A_2 = N - A_1$, also die Zahl der Untersuchten weniger der Zahl der Erkrankten, d. h. die Zahl der Gesundgebliebenen.

Nach Errechnung des mittleren Fehlers σd muß nun ein Vergleich mit der errechneten Differenz d stattfinden. Eine statistische Differenz gilt konventionsgemäß dann als sicher, wenn sie größer als ihr 6-facher mittlerer Fehler ist. Liegt die Differenz d zwischen ihrem 3- und 6-fachen mittleren Fehler, so ist auf einen hohen Grad statistischer Wahrscheinlichkeit zu schließen. Ist die Differenz d gar kleiner als ihr 3-facher mittlerer Fehler, so sind keine zuverlässigen Schlüsse über die gefundenen Differenzen mehr zulässig.

Der bei diesen Überlegungen auftretende Bruch $\frac{\sigma_d}{d}$ wird abkürzend als T bezeichnet. Unter Benutzung dieses T-Wertes formulieren sich Sicherheitsaussagen für eine Differenz folgendermaßen:

$T \geqq 6$ Die Differenz ist statistisch sicher
$6 > T \geqq 3$ die Differenz ist statistisch wahrscheinlich
$T < 3$ kein Schluß uber die Sicherheit der Differenz zulässig.

Die Vorzeichen der Berliner Epidemie

Während des 2. Weltkrieges waren Nachrichten über die Verbreitung der Poliomyelitis außerhalb Deutschlands nicht bekanntgeworden, insbesondere blieb unbekannt, daß die Poliomyelitis in einem Nachbarland Deutschlands, der Schweiz, inzwischen endemisch geworden war. (FANCONI, ZELLWEGER). Erstmalig im Herbst 1946 kamen Meldungen über gehäuftes Auftreten der Poliomyelitis in Südwesteuropa nach Berlin, und im Juni 1947 berichtete die Presse über eine Zunahme der Erkrankungen im Südwesten Deutschlands und in Österreich. Es mag an den Wirrnissen der Zeit gelegen haben, daß die Poliomyelitis für Berlin überraschend kam, denn vor allen Dingen war das gehäufte Auftreten der Poliomyelitis in den Ländern der Ostzone Deutschlands wenig beachtet worden (vgl. Abb. 3). In den Monaten August bis Oktober 1946 kam es in den südlichen Ländern der Ostzone, besonders in der

Provinz und im Land Sachsen, in geringerem Umfang auch in Thüringen zu einer recht auffallenden Häufung. Die Provinz Sachsen z. B. meldete 1946 für August 38, für September 34 und für Oktober 24 Erkrankungsfälle.

Während des Winterhalbjahres 1946/47 erlosch die Poliomyelitis in der Ostzone nicht. Im Juli 1947, gleichzeitig mit Berlin, stiegen auch in der Ostzone die Erkrankungszahlen wieder an. Diesmal waren es vorwiegend die nördlichen Länder der Ostzone, allen voran Brandenburg, in geringem Umfang auch Mecklenburg.

Es muß demnach festgestellt werden, daß die Poliomyelitis in der Ostzone bereits 46 vermehrt auftrat, daß sie über den Winter 46/47 endemisch blieb, und daß es 1947

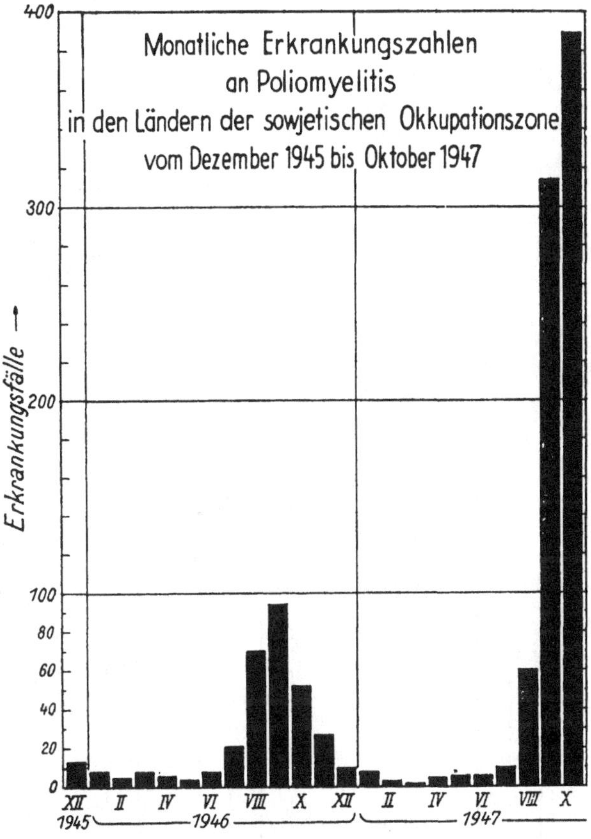

Abb. 3

gleichzeitig mit Berlin auch in der Ostzone zu einer epidemischen Verbreitung der Poliomyelitis kam. Irgendwelche Infektionswege aus den Herden von 1946 nach Berlin ließen sich in keinem Fall sicher nachweisen, obwohl genügend Kontaktmöglichkeiten bestehen.

Bei der Betrachtung der Epidemie in Berlin ist es auffällig, daß bei den Alliierten kein epidemisches Auftreten bekannt wurde, obwohl ausreichende Kontakte bestanden. Dies steht in einem gewissen Gegensatz zu den in Japan (Paul) beschriebenen Beobachtungen, wo die Besatzungstruppen in höherem Maße erkrankten als die einheimische Bevölkerung.

Ablauf der Epidemie für Groß-Berlin (vgl. Abb. 4)

Der Gesamtablauf der Epidemie kann in drei Phasen unterteilt werden.

1. Der flache Anstieg als Zeichen einer allmählichen Ausbreitung bis zum 16. 8. 47.

2. Ab 16. 8. erfolgte dann ein steiler Anstieg mit einem ersten Gipfelwert in der ersten Septemberwoche. Im ganzen Monat September blieben die wöchentlichen Erkrankungszahlen etwa gleich hoch.

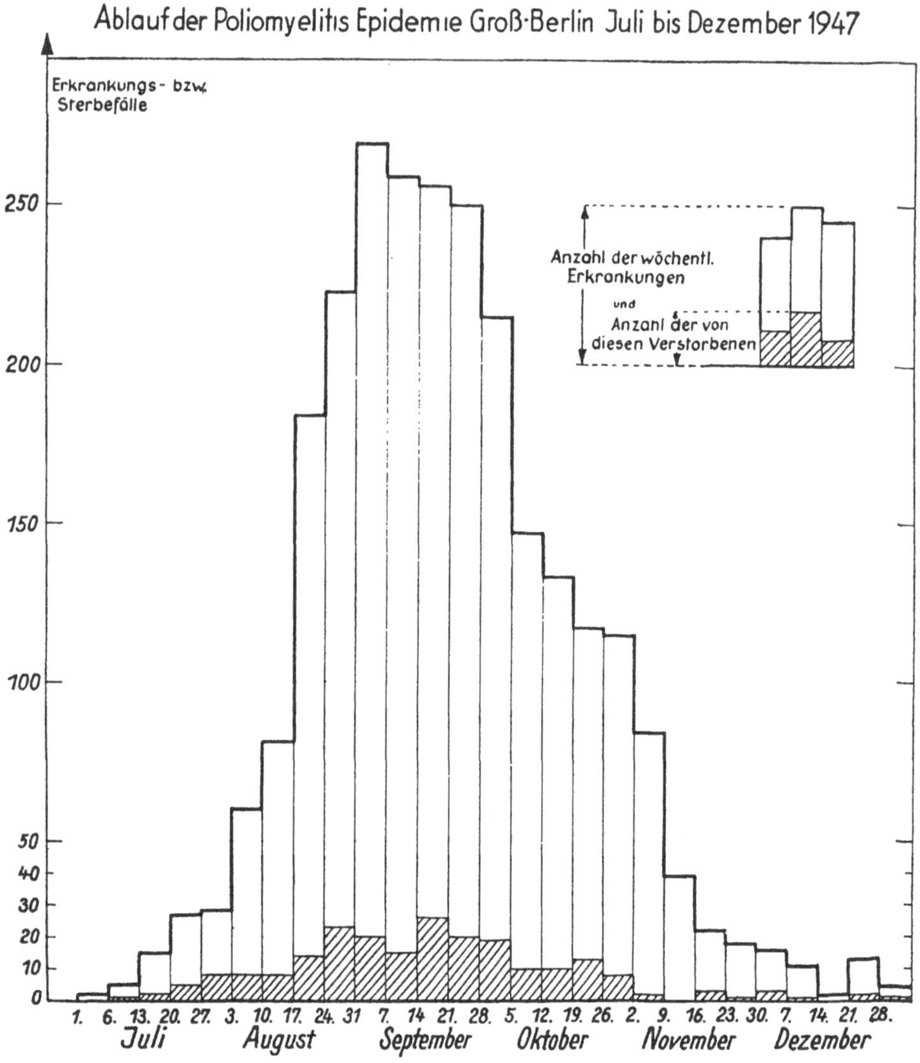

Abb. 4

3. Ab 5. 10. kam es sodann zu einem raschen Abfall der Erkrankungskurve, dem sich ein allmähliches Ausklingen anschloß. Bemerkenswert ist jedoch die Tatsache, daß es im Verlauf des Dezembers nicht zu einem völligen Abklingen der Epidemie kam, sondern daß die Poliomyelitis endemisch blieb.

Die Morbidität in den einzelnen Bezirken war recht unterschiedlich, was sich nicht allein aus den geographischen Gegebenheiten heraus erklären ließ. Ein Bild über die Gesamtmorbidität in den einzelnen Bezirken Berlins vermittelt die Abbildung 5. Die Durchseuchung der Stadt nahm danach verschiedene Ausmaße an. So erreichte die Epidemie im Osten, dort, wo sie auch ihren Anfang genommen hatte, eine höhere Morbidität als im Westen Berlins. Am größten war die Morbidität in den Bezirken Friedrichshain und Lichtenberg. Ihnen folgten die Bezirke Treptow und Weißensee. Wenn auch die Bezirksgrenzen keine geographischen, sondern politische Grenzen darstellen, so bleibt es doch offensichtlich, daß sich die Epidemie vorwiegend

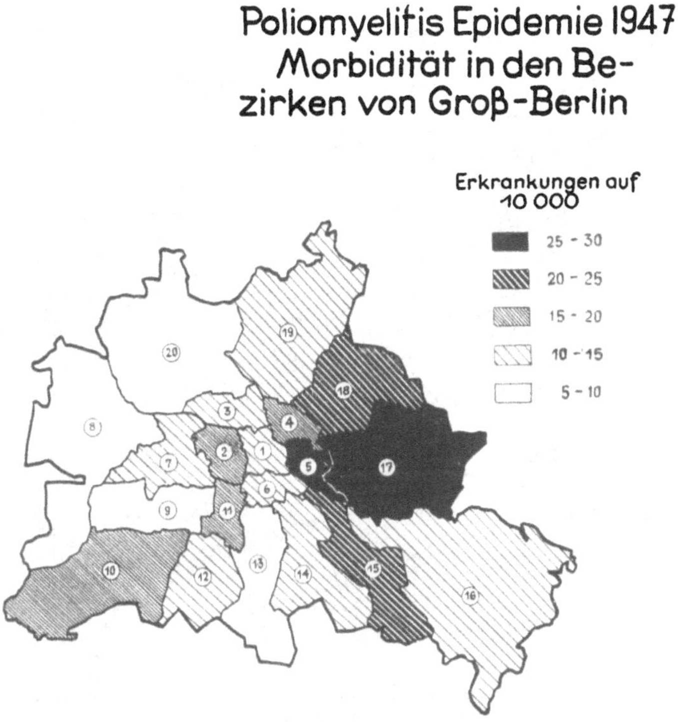

Abb. 5

im Osten Berlins ausgebreitet und 1947 nur unter Umgehung des sehr stark zerstörten Bezirks Mitte einige Ausläufer nach dem Westen Berlins geschickt hat. Die Bezirke Reinickendorf, Spandau, Wilmersdorf und Tempelhof zeigten eine auffallend niedrige Morbidität. Es scheint dabei so, als ob die Bezirke, die von der Epidemie am spätesten erreicht wurden, auch am wenigsten von ihr betroffen wurden.

Der Ausbruch der Epidemie

Die Berliner Epidemie nahm ihren Anfang im Bezirk Friedrichshain. Aus der Anamnese eines Teiles der ersten Fälle geht hervor, daß die Kinder in einem Planschbecken auf dem Boxhagener Platz gebadet hatten. Der Schluß lag anfangs nahe, dieses Planschbecken in ursächlichen Zusammenhang mit dem Ausbruch der Epidemie zu bringen.

Der Boxhagener Platz ist ein weiträumiger, mit niederen Bäumen und mit Anlagen ausgestatteter Platz, in dessen nordwestlicher Ecke sich ein etwa 10×25 m großes betoniertes Planschbecken befindet. Im Planschbecken, das eine Wassertiefe von 20 bis 40 cm aufweist, stehen auf gemauertem Sockel 2 Bronzeplastiken, die als Wasserfontänen eingerichtet sind. Dadurch ist fortlaufend ein geringer Frischwasserzufluß gegeben. Die gesamte Wassermenge des Beckens wurde von Grund auf etwa 14-tägig erneuert. Das Planschbecken und die Anlagen des Platzes befinden sich in einem guten, hygienisch einwandfreien Zustand und erfreuen sich eines außerordentlich regen Zuspruchs seitens der Kinder der Umgebung. Selbst Fünfzehnjährige vergnügen sich noch dort im Wasser. Auf dem übrigen Areal des Platzes gastierte in einer Ecke zeitweilig ein Kinderrummel.

Die ersten 38 Erkrankungen des Monats Juli wurden auf einer Karte dargestellt (Abb. 6). Die Fälle, die im Planschbecken Boxhagener Platz gebadet hatten, sind

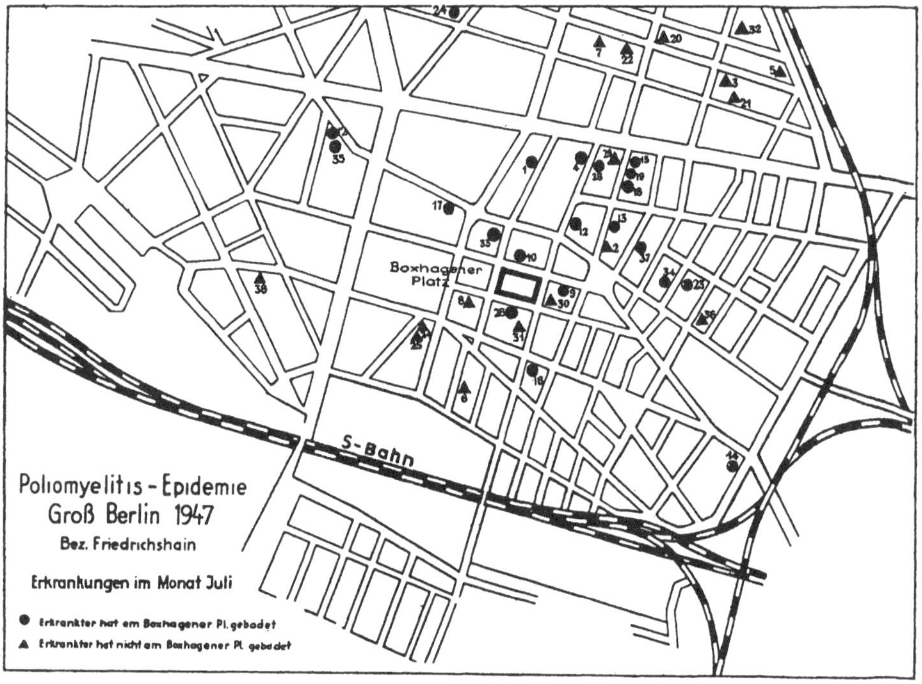

Abb. 6

mit einem Kreis, und die, die zum Boxhagener Platz in keiner Beziehung gestanden haben, mit einem Dreieck bezeichnet worden. Die Erkrankungsfälle sind auf der Karte in der Reihenfolge ihres Auftretens numeriert worden. Der erste Erkrankungsfall hat im Planschbecken gebadet, aber bereits der 2., 3., 5., 6., 7. Fall usw. stehen in keiner Beziehung zum Boxhagener Platz.

Es lassen sich z w e i Herde gut abgrenzen. Während einer sich um den Boxhagener Platz und besonders nördlich davon findet, kann ein zweiter Herd im Norden der Landsberger Allee, unabhängig vom ersten, in der Umgegend der Schreinerstraße beobachtet werden. Das Planschbecken am Boxhagener Platz kann somit nicht in ursächlichen Zusammenhang mit dem Ausbruch der Epidemie gebracht werden. Von den primären zwei Herden erfolgt die weitere Ausbreitung zunächst in Richtung der noch arbeitenden Fabriken.

Bei der Betrachtung der Karte ergibt sich noch eine zweite bemerkenswerte Tatsache. Das Ursprungsgebiet der Epidemie ist im Osten und Nordosten vom S-Bahnring und im Süden von der Stadtbahn deutlich begrenzt. Im Norden bildet das ausgedehnte Gelände des Zentralviehhofs, der zum großen Teil unbenutzt ist, und im Westen der Friedrichshain eine geographische Grenze. Die Ausbreitung erfolgte zuerst bis an die natürlichen Grenzen im Bezirk Friedrichshain selbst. Diese Grenzen (im Süden kommt noch die Spree hinzu) waren in der Lage, die Ausbreitung eine beträchtliche Zeit einzudämmen. Dann durchbricht die Seuchenwelle die natürlichen Schranken und folgt dem Weg der Bewohner zu den außerhalb gelegenen Arbeitsstätten (Abb. 7). Im östlichen Nachbarbezirk Lichtenberg werden drei Wochen und im südlichen Nachbarbezirk vier Wochen nach Beginn der Epidemie im Friedrichshain die ersten

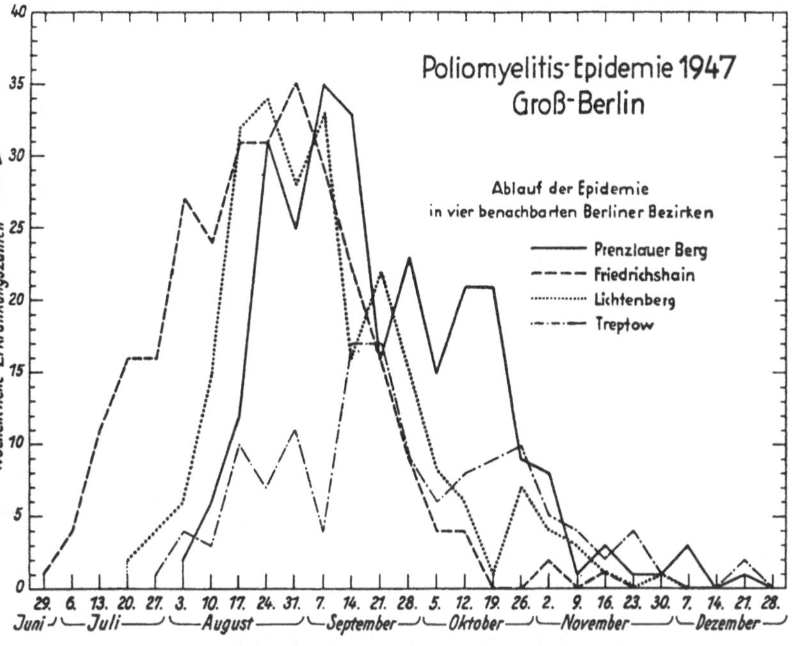

Abb. 7

Erkrankungsfälle beobachtet, und im nordwestlichen Nachbarbezirk Prenzlauer Berg trat die Kinderlähmung erstmalig fünf Wochen nach der ersten Erkrankung im Friedrichshain auf.

Wenn bei der Epidemie Ausbruch und Ausbreitung unterschieden werden, so erfolgte nach dem verhältnismäßig explosiven Ausbruch der Seuche eine recht langsame Ausbreitung, die man mit „zähflüssig" charakterisieren könnte.

Der Ursprungsbezirk Friedrichshain wurde im Verlauf der Epidemie dann fast gleichmäßig befallen. Die meisten Neuzugänge wurden in der ersten Septemberwoche beobachtet. Eine Karte mit den aufgetragenen Erkrankungsfällen erinnert an ein durch einen Schrotschuß durchlöchertes Blatt Papier (Abb. 8). Später, als in anderen Bezirken die Poliomyelitis noch grassierte, war der Bezirk Friedrichshain mit seiner Durchseuchung schon fertig, und es kamen kaum noch Neuerkrankungen zur Beobachtung (vgl. Abb. 7).

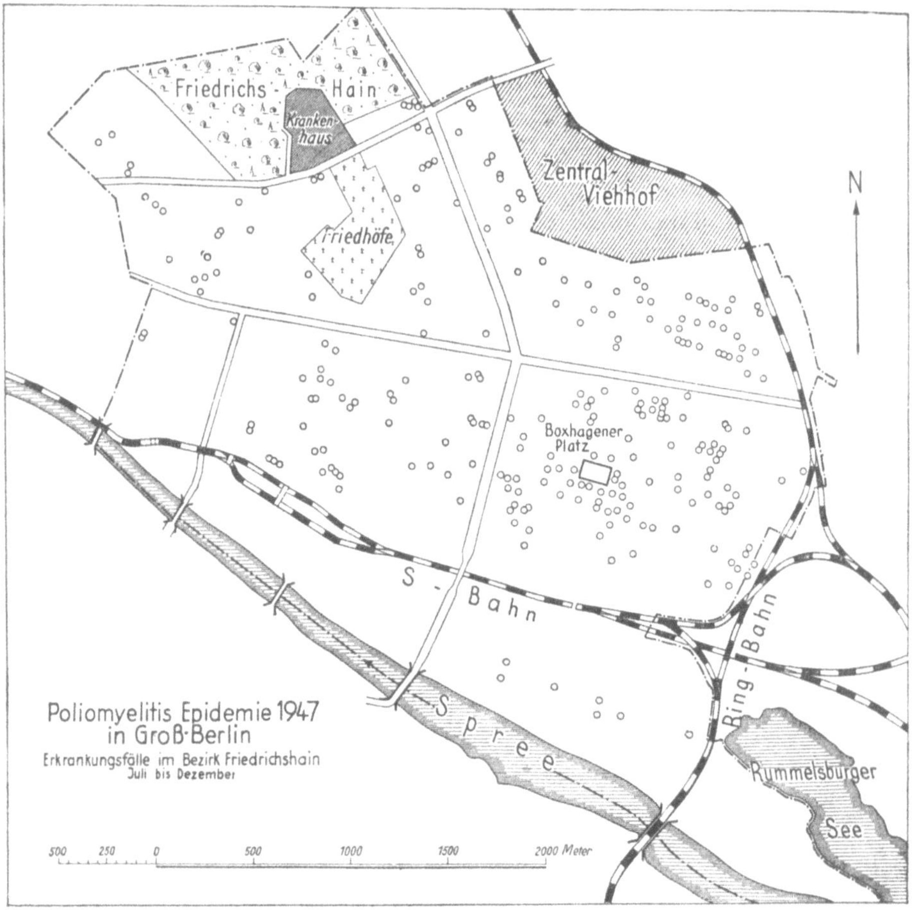

Abb. 8

Die Ausbreitung über Berlin

Die Ausbreitung der Kinderlähmung in konzentrischen Ringen von einem Ursprungsherd aus ist nach den bisherigen Anschauungen (WERNSTEDT) nur für großräumige, ländliche Bezirke darstellbar. Hier soll nunmehr versucht werden, dies auch für das als Fläche sehr kleine Stadtgebiet von Berlin zu zeigen. Leider liegen keine Zahlen über Erkrankungen außerhalb der Stadtgrenze vor, so daß dementsprechend bei den verzahnten Grenzen der Stadt Berlin nur ein lückenhaftes Bild zu erwarten ist.

Zur Grundlage für die zeichnerische Darstellung der Ausbreitung über Berlin dient ein Quotient Q aus der Zahl der tatsächlichen Erkrankungen in einem Bezirk und der Zahl der nach der Morbidität für das gesamte Berlin erwarteten Erkrankungen in den einzelnen Monaten der Epidemie.

Ist $Q > 1$, dann sind in dem Bezirk mehr Personen erkrankt als erwartet. Umgekehrt, wenn $Q < 1$ ist, dann sind tatsächlich weniger erkrankt als erwartet (Abb 9).

In den Zeichnungen der Abb. 9 erscheinen nun die Bezirke (nach der Zeichentechnik:) senkrecht schraffiert, die einen Quotienten aufweisen, der größer als 1,5 ist, d.h., in denen die Zahl der tatsächlich Erkrankten mindestens $^1/_2$mal größer als die Zahl der erwarteten ist. In den schräg gezeichneten Bezirken liegt der Quotient zwischen 1 und 1,5, d. h., daß noch immer mehr erkrankt sind als erwartet. Die weiß gelassenen Bezirke hingegen weisen eine geringere Zahl von Erkrankten auf, als erwartet werden konnte.

Die Zeichnung für den Monat Juli läßt deutlich den Ausgangsherd der Epidemie erkennen. In den Monaten August und September ist dann die vorwiegende Aus-

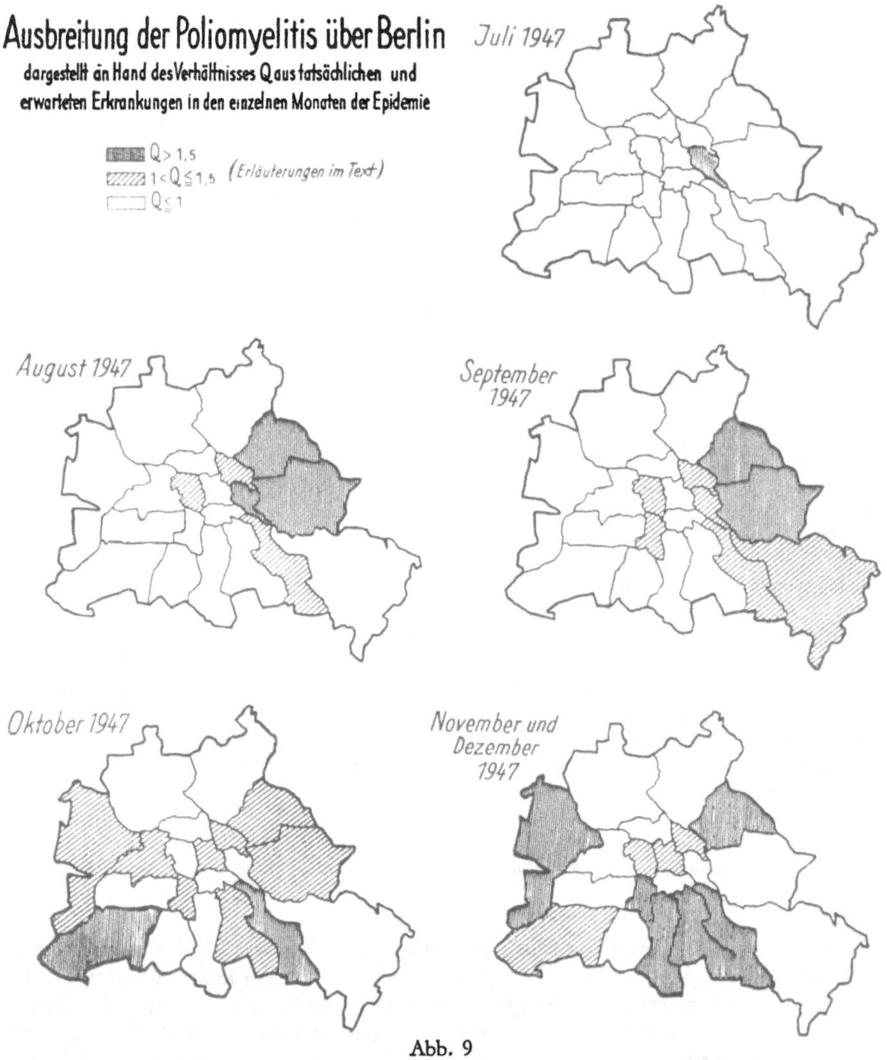

Abb. 9

breitung im Osten Berlins deutlich zu sehen. Erst im Oktober kann auch das Wandern der Epidemie nach den Westbezirken Berlins beobachtet werden. Im November und Dezember kommt es dann noch einmal zu einer Art Rückströmung der Seuchenwelle nach dem Südosten der Stadt. Der Bezirk Mitte nimmt eine Sonderstellung ein, da er auf Grund seiner sehr starken Zerstörungen wie aus dem Stadtplan herausgestanzt wirkt. Um dieses Loch herum erfolgte der Zug der Seuche von Osten nach Westen.

Es muß überprüft werden, ob die Zerstörungen des Krieges, die Abnahme der Bevölkerung oder die jetzt vorhandene Wohndichte einen Einfluß auf die unterschiedliche Morbidität in den einzelnen Bezirken ausgeübt haben. Es muß dabei immer wieder darauf hingewiesen werden, daß die Bezirksgrenzen nur bedingte Schlüsse auf die geographische Situation der begrenzten Fläche zulassen.

Tabelle 1

Stadtbezirke	Abnahme in % von 1939 bis 1946		1946 auf ein bebautes Grundstück mit benutzbaren Gebäuden entfallende Personenzahl	Morbidität an Poliomyelitis 1947
	Wohnbevölkerung	benutzbare bebaute Grundstücke		
Friedrichshain . . .	— 44,7	— 41,0	68,5	29,3
Kreuzberg	— 38,5	— 41,4	61,3	11,8
Prenzlauer Berg . .	— 16,6	— 13,8	59,0	19,2
Wedding	— 27,4	— 21,0	56,9	11,8
Tiergarten	— 47,2	— 49,1	55,3	15,3
Schöneberg	— 38,1	— 30,4	43,7	18,0
Charlottenburg . .	— 30,7	— 29,8	39,2	11,4
Mitte	— 52,2	— 51,2	37,9	12,6
Neukölln	— 9,9	— 7,9	22,5	14,3
Wilmersdorf . . .	— 39,4	— 33,1	22,1	9,5
Steglitz	— 35,3	— 30,2	16,4	10,9
Spandau	— 3,5	— 7,4	15,0	9,3
Weißensee	— 9,1	— 8,7	14,2	24,4
Pankow	— 6,1	— 4,7	12,9	10,4
Tempelhof	— 10,9	— 15,1	12,2	8,5
Treptow	— 9,6	— 6,2	11,0	22,6
Reinickendorf. . .	— 5,9	— 7,3	10,5	9,3
Lichtenberg	— 19,9	— 10,4	10,2	28,8
Köpenick	— 6,1	— 6,7	9,8	14,9
Zehlendorf . . .	— 4,3	— 8,6	7,5	16,6
Groß-Berlin . . .	— 26,4	— 16,9	20,4	15,25

Verluste an Einwohnern und benutzbaren bebauten Grundstücken **1939** *bis* **1946** *im Vergleich zur Morbidität an Poliomyelitis in den einzelnen Bezirken von Groß-Berlin* **1947**.

Die Epidemie nahm ihren Ursprung und erlangte die höchste Morbidität in dem Bezirk Berlins mit der größten Besiedlungsdichte, und der zudem knapp die Hälfte seiner Wohnbevölkerung durch die Kriegseinwirkungen verloren hatte. In den übrigen Bezirken läßt sich kein Zusammenhang zwischen Morbidität und Bevölkerungsabnahme als Index für die Zerstörung einerseits und der Wohnraumdichte andererseits feststellen (vgl. Tab. 1). Die Ausbreitung der Epidemie vollzieht sich unabhängig von der sozialen Struktur der Bezirke. Die ersten Fälle des Berliner Westens hatten einen Kontakt mit dem Osten.

Poliomyelitis und Klima

Erhebungen über das Großraumklima zum Studium des eventuellen Einflusses auf die Ausbreitung von Seuchen sind in Berlin nicht verfügbar. Es wurde der Versuch unternommen, die täglichen Erkrankungszahlen mit den Tagesdurchschnittswerten von Temperatur, Luftdruck und Niederschlagsmenge in Beziehung zu bringen (Abb. 10). Die Klimafaktoren lassen keinen Einfluß auf den Beginn und die erste Ausbreitung der Epidemie erkennen. Ein eigentlicher Gipfelpunkt war bei der Epidemie nicht vorhanden. Da das Jahr 1947 ein ausgesprochen warmes Jahr war, (vgl. Tab. 2) erscheint lediglich naheliegend, die sehr verlängerte Periode der starken Neuzugänge an Kranken mit dem ungewöhnlich hohen Temperaturanstieg von Mitte bis Ende September in Zusammenhang zu bringen.

Tab. 2: *Sonnen- und Tropentage in Berlin*

	1941	1942	1947
Sonnentage (Maximum über 25-)	27	35	71
Tropentage (Maximum über 30-)	8	9	26

Im Zusammenhang mit den Niederschlägen soll auch die Frage nach der Abhängigkeit des Auftretens und der Ausbreitung der Poliomyelitis-Epidemie von den Abwässern der Stadt, die eventuell als Virusreservoir in Frage kommen, besprochen werden.

Berlin hat ein gemeinsames Regen- und Abwässerleitungsnetz. In den Fällen, wo es infolge zu starker Niederschläge zu einem Rückstau in der Kanalisation kommen könnte, fließen die zu viel anfallenden Abwässermengen durch sogenannte Notauslässe in die natürlichen Gewässer und Kanäle Berlins. Eine solche Inanspruchnahme der Notauslässe kann von fünf Minuten bis zu zwölf Stunden dauern.

Nachdem es im Monat Juni lediglich dreimal im Bereich des Pumpwerkbetriebes Süden, dem die Beseitigung der Abwässer aus den Bezirken Kreuzberg, Tempelhof, Schöneberg, Steglitz und Zehlendorf obliegt, zur Benutzung der Notauslässe in den Landwehrkanal gekommen ist, muß ein örtlicher Zusammenhang dieser Notauslässe mit dem Ausbruchsort der Epidemie im Bezirk Friedrichshain abgelehnt werden.

Ebenso muß als unwahrscheinlich gelten, daß die durch Abwässer verunreinigten Freibäder als wesentliche Infektionsquellen für den Ausbruch und besonders für die Ausbreitung der Epidemie verantwortlich zu machen sind. Es müßte dann bei den monatlichen Besucherzahlen der Berliner Freibäder (vergl. Tab. 3) ein wesentlich anderer, ausgesprochen explosiver Verlauf gefunden werden.

Tab. 3: *Gezählte Besucherzahlen in Berliner Freibädern:*

Juni	1947 . . .	245 000 Besucher,
Juli	1947 . . .	468 000 Besucher,
August	1947 . . .	450 000 Besucher.

In der Reihe der exogenen Faktoren, die für Ausbruch und Ausbreitung einer Poliomyelitis-Epidemie verantwortlich gemacht werden, muß auch die Übertragungsmöglichkeit durch Fliegen erwähnt und untersucht werden.

In dem sehr warmen Jahr 1947 sind Fliegen von Anfang April bis Mitte Oktober beobachtet worden (Mitteilung von Dr. Kirchberg, Institut für allgem. Hygiene der Stadt Berlin). Eine besondere Fliegenplage wurde nicht beobachtet, insbesondere ist damit nicht der Herbstgipfel der Poliomyelitis zu erklären. Als Indikator für die Rolle der Fliegen als Krankheitsüberträger kann der Verlauf der Ruhr-

Poliomyelitis-Epidemie 1947 in Groß Berlin

Ablauf der Epidemie nach täglichen Erkrankungszahlen im Vergleich mit mittleren Tageswerten an Temperatur, Luftdruck und Niederschlägen

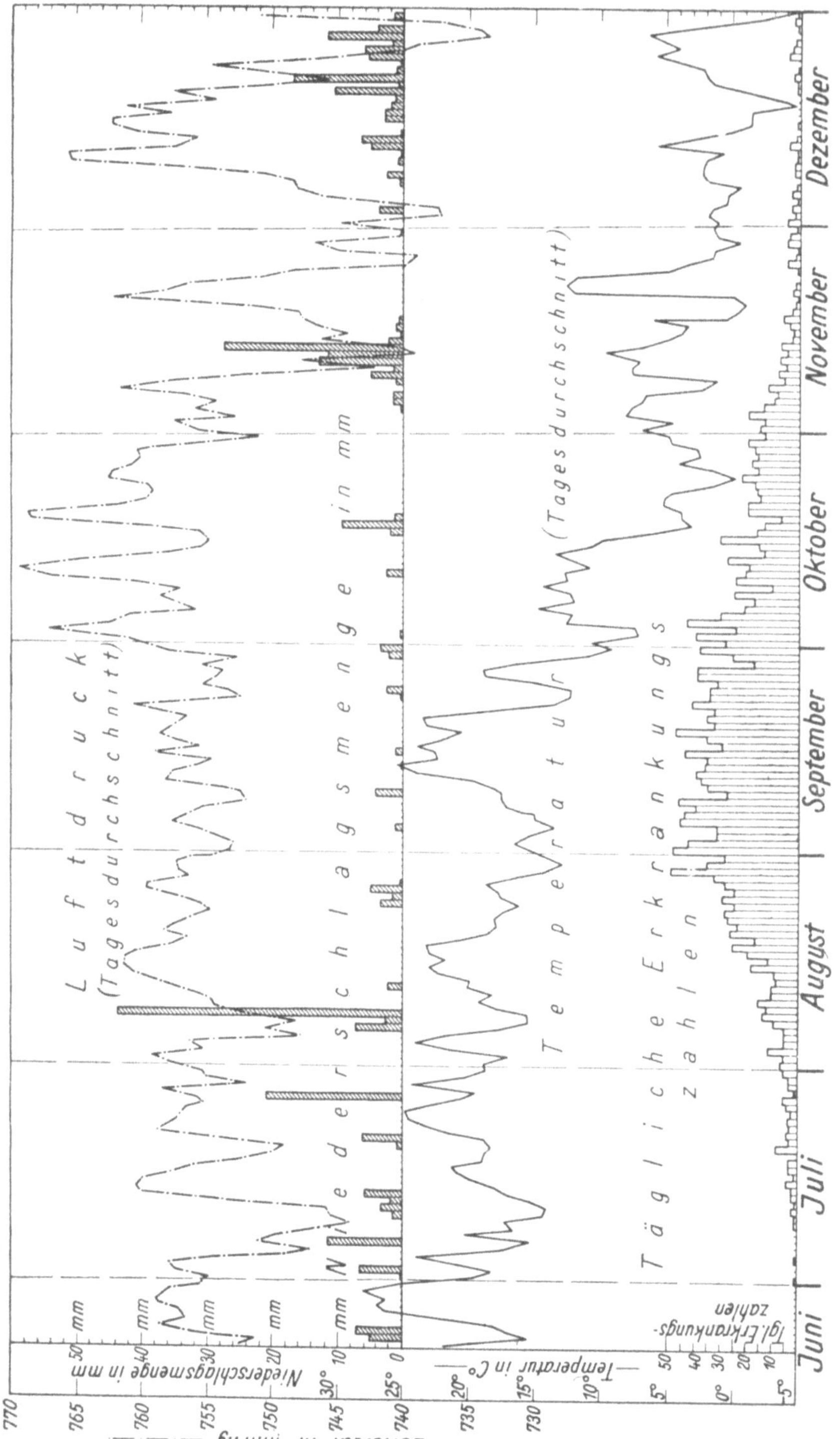

Kurve gelten (Abb. 11). Während der Poliomyelitis-Epidemie 1947 kam es lediglich zu einer leichten, vollkommen unauffälligen Vermehrung der Ruhrerkrankungen. Von einer Ruhrepidemie kann nicht gesprochen werden.

Die Möglichkeit der Weiterverbreitung der Poliomyelitis durch Fliegen besteht, jedoch scheint diese keinesfalls in Berlin eine Rolle gespielt zu haben.

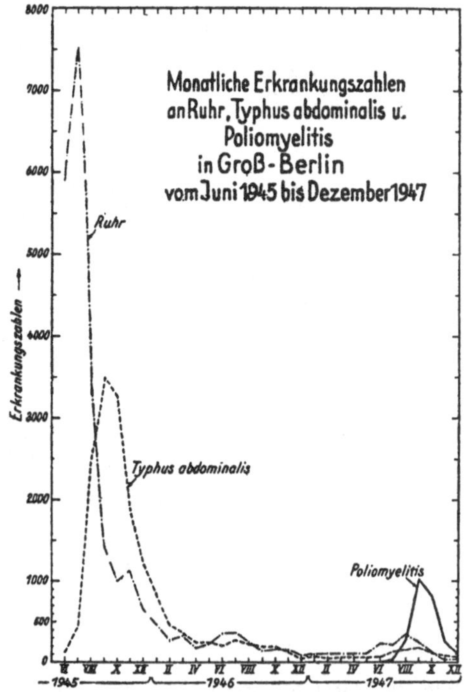

Abb. 11

Morbidität und Geschlecht

Soll eine Morbidität, die auf die gesamte Bevölkerung berechnet wird, eine mittlere Erkrankungshäufigkeit für diesen Lebenskreis ausdrücken, so setzt dies voraus, daß die Geschlechter und die einzelnen Altersgruppen in gleicher Weise von der Erkrankung befallen werden. Andernfalls können z. B. auch solche Personen in die Rechnung eingehen, die außerhalb der Erkrankungsmöglichkeit stehen, wodurch die Morbiditätszahl irritierend beeinflußt wird.

Die Frauen sind den Männern gegenüber in den höheren Altersgruppen weitaus in der Überzahl, in Altersgruppen allerdings, in denen die Erkrankungsmöglichkeit eine sehr geringe ist. Somit wird eine für sämtliche Frauen berechnete Morbidität wesentlich unter eine solche der Männer gedrückt werden, was in den hauptsächlich befallenen Altersgruppen durchaus nicht der Fall zu sein braucht.

So ergeben sich für die Gesamtmorbidität für Groß-Berlin bei Männern und Frauen folgende Zahlen:

Tab. 4: *P-Morbidität und Geschlecht*

	Männer	Frauen	Verhältnis der Morbidität ♂/♀	
Insgesamt	18,82	12,81	1,47:1	T = 9,6
0—10 Jahre	74,1	65,6	1,13:1	hauptsächlich befallene Altersgruppen
11—20 Jahre	39,7	36,4	1,09:1	
21—30 Jahre	18,32	17,31	1,06:1	
31—40 Jahre	8,02	6,32	1,27:1	

Das in Berlin vorliegende Zahlenmaterial läßt die Differenz ($T > 6$) zwischen der Gesamtmorbidität der Männer und der Frauen als statistisch sicher erscheinen. Die Männer erkrankten also unwiderlegbar häufiger als die Frauen.

Poliomyelitis und Alter

Der Anteil der einzelnen Altersgruppen an der Gesamtzahl der Erkrankten hat sich in Berlin innerhalb der letzten 20 Jahre allmählich verschoben (Abb. 12). Während

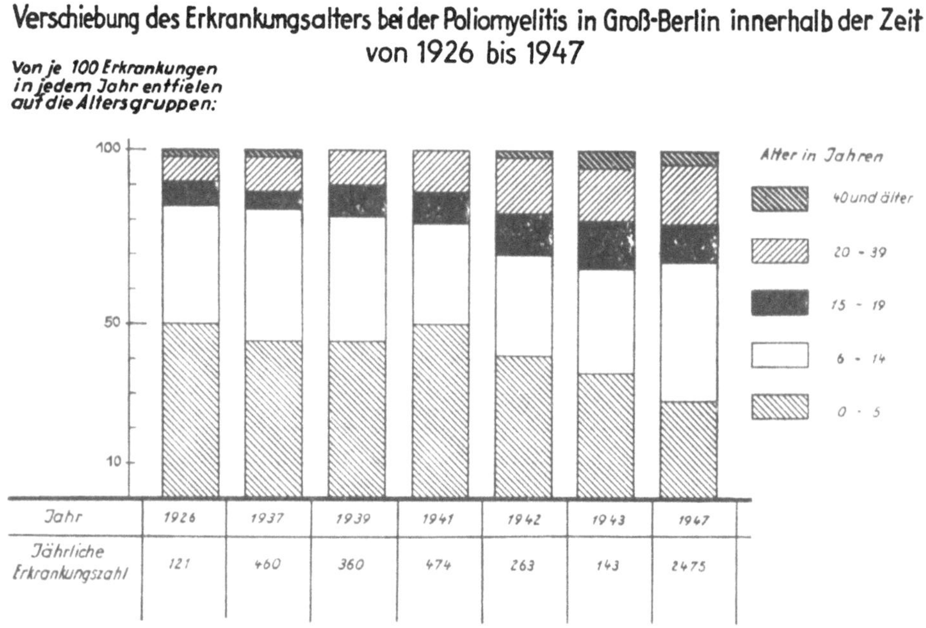

Abb. 12

1926 die Altersgruppe 0—5 Jahre noch 50 % aller Erkrankten ausmachte, war ihr Anteil 1947 nur noch 28 %. Die Altersgruppe 6—14 Jahre ist mit ihrem Anteil annähernd konstant geblieben, dagegen zeigte die Altersgruppe 15—19 eine allmähliche geringe Zunahme. Diese Zunahme wird besonders deutlich bei den Altersgruppen von 20—40 Jahren. Daraus kann abgeleitet werden, daß die Poliomyelitis aufgehört hat, eine reine Kinderkrankheit zu sein.

Selbst innerhalb der Epidemie von 1947 ergab sich eine deutliche Verschiebung des Anteils der einzelnen Altersgruppen (Abb. 13). Diese Verschiebung ist statistisch gesichert. Die Erkrankungszahlen der Monate Juli, November, Dezember sind zu klein, um einen statistisch verwertbaren Vergleich zuzulassen. Immerhin ist zu bemerken, daß im Juli noch fast ausschließlich Jugendliche erkrankt sind. Während im August die 0—5-Jährigen noch 35 % ausmachten, waren es im Oktober nur noch 30 %. Dagegen erfuhren die Altersgruppen über 20 eine Zunahme von 25 % auf 35 %. Der prozentuale Anteil der Erwachsenen ist also im Verlaufe der Epidemie sicher und deutlich angestiegen.

Das, was aus der Abb. 13 nur prozentual ersichtlich ist, nämlich eine Verschiebung des Erkrankungsalters zu ungunsten der Gruppe der Kinder, wird auch aus einem Vergleich der reinen Morbiditätszahlen ersichtlich.

Tab. 5: *Morbidität der Altersgruppen in den Hauptmonaten der Epidemie.*

	August	September	Oktober
0— 5 Jahre	24,0	31,52	19,45
6—10 Jahre	14,54	27,2	12,61
0—10 Jahre	19,7	29,06	15,7
11—20 Jahre	7,72	18,25	8,03
21—30 Jahre	3,09	7,65	4,81
31—40 Jahre	1,05	3,29	1,67

Poliomyelitis Epidemie Groß-Berlin 1947

Verschiebung der Anteile der Altersgruppen an den monatlichen Erkrankungszahlen während der Epidemie

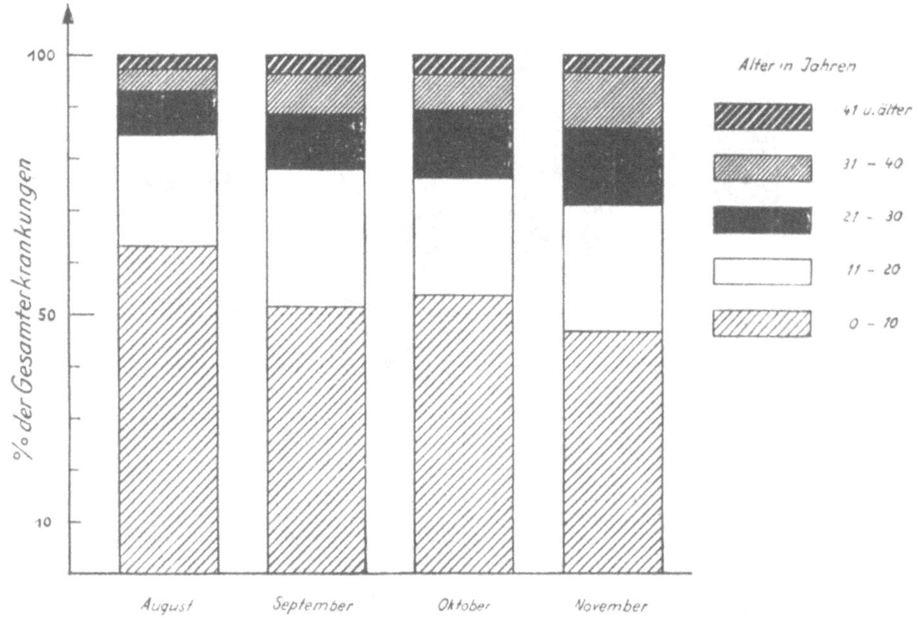

Abb. 13

Letalität der Poliomyelitis

Die Letalität für die Epidemie vom 1. 6. bis 31. 12. 1947 betrug (berechnet auf das ganze Jahr) 9,04%. Sie blieb im ganzen gesehen während der Epidemie konstant. In den einzelnen Altersgruppen allerdings wies sie statistisch sichere (T = 8,6) Unterschiede auf (vergl. Tab. 6). Die höchste Letalität wurde im dritten und vierten Lebensjahrzehnt beobachtet, während im Kindesalter die Erkrankung weit seltener einen tödlichen Ausgang nahm. Diese Zahlen stehen im Widerspruch zu den Ausführungen von MISGELD

Tab. 6: *Letalität in den einzelnen Altersgruppen*

Altersgruppen	Letalität
0—10 Jahre	5,09
11—20 Jahre	9,47
21—30 Jahre	20,33
31—40 Jahre	18,18
41 und älter	14,4

Die Letalität der einzelnen Altersgruppen wiederum verschob sich dahingehend, daß mit fortschreitender Epidemie die Letalität proportional den einzelnen Altersgruppen anstieg bzw. abnahm, wobei der Umschlagspunkt vom Positiven zum Negativen bei 20 Jahren lag (vergl. Abb. 14).

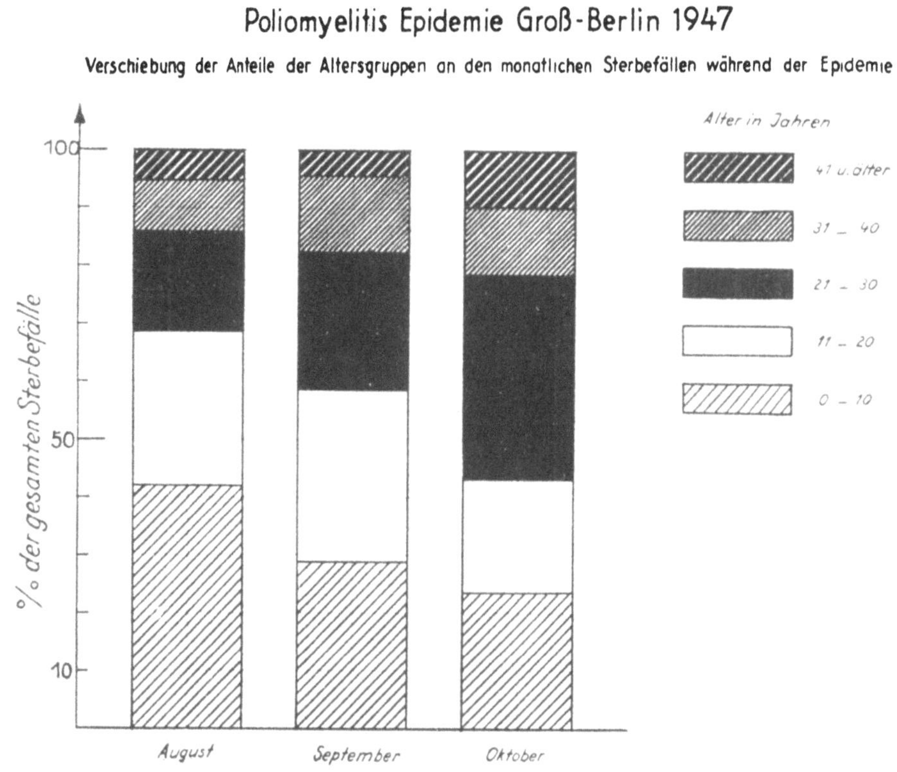

Abb. 14

Familiäre Häufung der Poliomyelitis

Während in früher beschriebenen Epidemien das familiär gehäufte Auftreten von Erkrankungen zu den Seltenheiten gezählt wurde, wird es bei der Berliner Epidemie vielfach gefunden.

Von studentischen Mitarbeitern im Hauptamt für Seuchenbekämpfung im LGA wurden am Krankenbett und in der Wohnung des Erkrankten besondere epidemiologische Ermittlungen angestellt. Die beschränkte Anzahl von Einzelermittlungen erklärt sich aus dem Fehlen einer genügenden Anzahl von Hilfskräften, die nach gleichartigen Gesichtspunkten diese Ermittlungen durchzuführen in der Lage waren. Mit zunehmendem zeitlichen Abstand vom Datum der Erkrankung wurden auch die Angaben des Erkrankten oder seiner Angehörigen so ungenau, daß statistische Auswertungen unmöglich wurden.

Es liegen 439 solcher Einzelermittlungen vor[1]). Nach dem Schema von De Rudder wurde untersucht auf gehäuftes Auftreten von

a) klinisch diagnostizierter Poliomyelitis,
b) Verdacht auf aparetische Formen der Poliomyelitis,
c) von neurologischen Erkrankungen in der Familie eines an Poliomyelitis Erkrankten.

1) Frl. cand. med. Irmgard Schubert und den Herren cand. med. Horst Götze und Wolfgang Scholwer sei an dieser Stelle für ihre Mitarbeit herzlich gedankt.

Erkrankungen, bei denen der Verdacht auf eine aparetische Form der Poliomyelitis angenommen wurde, sind solche, die als unspezifische Infekte in unmittelbarer Nähe eines echten Poliomyelitis-Kranken während der Epidemiezeit auftraten, z. T. mit leichten meningealen Symptomen. Die Deutung als aparetische Poliomyelitis-Form geschieht also retrospektiv. Nicht immer ist diesen Krankheitszeichen genügende Aufmerksamkeit geschenkt worden, so daß gar kein Arzt konsultiert wurde. Es unterblieb damit die klinische Untersuchung und Sicherung der Diagnose, und der Erkrankungsfall blieb ungemeldet.

Zu diesen *aparetischen Poliomyelitis-Formen* wurden, falls ein klinisch gesicherter Poliomyelitis-Fall in der Familie angetroffen wurde, die mit folgenden Diagnosen benannten Krankheitsbilder gezählt: Grippe, fieberhafte Infekte, Fieber mit Erbrechen, Kopfschmerzen, Nackensteifigkeit, Gliederschwäche mit Fieber, starke Muskel- und Nervenschmerzen mit Allgemeinerscheinungen.

Werden auch die Verdachtsfälle und die neurologischen Erkrankungen mit zur Untersuchung über die familiäre Häufung herangezogen, so ergibt sich folgendes Bild:

Unter 439 Ermittlungen konnten 73 Familien gefunden werden, in denen es zum gehäuften Auftreten gekommen ist. Diese 73 Familien bestehen aus insgesamt 324 Personen. Von diesen sind 175 erkrankt gewesen.

Im einzelnen wurden gefunden:

2 Personen erkrankt in 52 Familien
3 Personen erkrankt in 16 Familien
4 Personen erkrankt in 3 Familien
5 Personen erkrankt in 1 Familie
6 Personen erkrankt in 1 Familie

Werden nur die klinisch sicher diagnostizierten Erkrankungen berücksichtigt, so reduziert sich die Zahl der fraglichen Familien auf 19 mit 99 Familienmitgliedern, von denen 45 erkrankt sind.

Einige Beispiele illustrieren den Grad der Ausbreitung der Poliomyelitis in einzelnen Familien.

1. Familie Schm., aus einem Bezirk, in dem es nicht zu einer ausgesprochen epidemischen Ausbreitung gekommen ist. In der Wohngemeinschaft Schm. in Berlin-Schmöckwitz (Bezirk Köpenick), in der sich acht Familienmitglieder befanden, erkrankten rasch hintereinander vier Kinder in der Zeit vom 19.—23.9.47. (vergl. Abb. 15). Genau drei Wochen später, zwischen 8. und 10.10. erkrankte der älteste Junge, der als Bäckerlehrling tätig ist und die Tante der Kinder an Poliomyelitis. Die Tante erlag in kurzer Zeit der Erkrankung. Eine Einschleppungsmöglichkeit bestand durch häufigen Kontakt mit dem 7-jährigen Hans-Joachim P., einem Spielkameraden der Kinder, der Ende August kränklich wurde und Anfang September wegen einer Poliomyelitis im Krankenhaus aufgenommen wurde. Der älteste Bruder und die Tante haben sich wahrscheinlich an den akut erkrankten vier kleineren Geschwistern infiziert.

Die Betrachtung solcher Familienendemien läßt einen Schluß zu über die Dauer der Inkubationszeit. Während die ersten vier Familienmitglieder an einer Simultaninfektion erkrankten, sind die letzten zwei Familienmitglieder zu einer Infekt k e t t e zu zählen. Die Inkubationszeit dürfte den Zeitraum von drei Wochen betragen haben.

2. Am 3. 1. 48 erkrankte der 36-jährige Heinz Q. mit Fieber, nachdem ihm am Silvesterabend eine sehr geringe Alkoholtoleranz aufgefallen war. Am 4. 1. abends trat Schwäche der Beine ein, am 5. 1. eine rasch fortschreitende Tetraplegie. Am 7. 1. erfolgte der Exitus letalis unter dem Bilde einer zentralen Atemlähmung in der Eisernen Lunge. Drei Wochen später, am 20. 1. 48, erkrankte die 26-jährige Ehefrau Alice Q. mit Kopfschmerzen und Rückenschmerzen. Es kam zur Lähmung beider Extremitäten. Die Patientin hatte bei einer vorausgegangenen Geburt eine Eklampsie durchgemacht, und 1941 war es nach einer Diphtherieerkrankung schon einmal bei ihr zu einer Tetraplegie mit Gaumen-

segellähmung gekommen. Die vier Kinder zwischen zwei und neun Jahren waren während der Zeit der Erkrankung der Eltern erkältet, das 2-jährige Mädchen hatte hohes Fieber und lief nach im Februar durchgemachten Windpocken eine Zeitlang sehr schlecht.

3. In der Nacht vom 7.—8. 9. 47 erkrankte das 5-jährige Kind Peter M. an hohem Fieber. Um das Kind zu beruhigen, legte sich die 29-jährige Mutter zu ihm ins Bett. Am 8. 9. fand der zu dem kleinen Patienten gerufene Arzt das Kind wieder beschwerdefrei. In der Nacht vom 12.—13. traten erneut starke Kopfschmerzen mit Nackensteifigkeit und Fieber auf. Im Krankenhause wurde die Diagnose Poliomyelitis bestätigt. Am 8. 9. stellten sich bei dem 38-jährigen Vater des Kindes Kopfschmerzen und Schweißausbrüche ein. Der Patient hatte am Tage vorher nach anstrengendem Holzsägen ohne Abkühlung ein Bad in der Spree genommen. Am 12. 9. traten Übelkeit und Erbrechen hinzu, am 15. 9. wurde im Krankenhaus die Diagnose Poliomyelitis gestellt. Am 13. 9. klagte die Mutter über Kreuzschmerzen, am 16. erfolgte die Krankenhauseinweisung, und am 21. 9. verstarb die Patientin

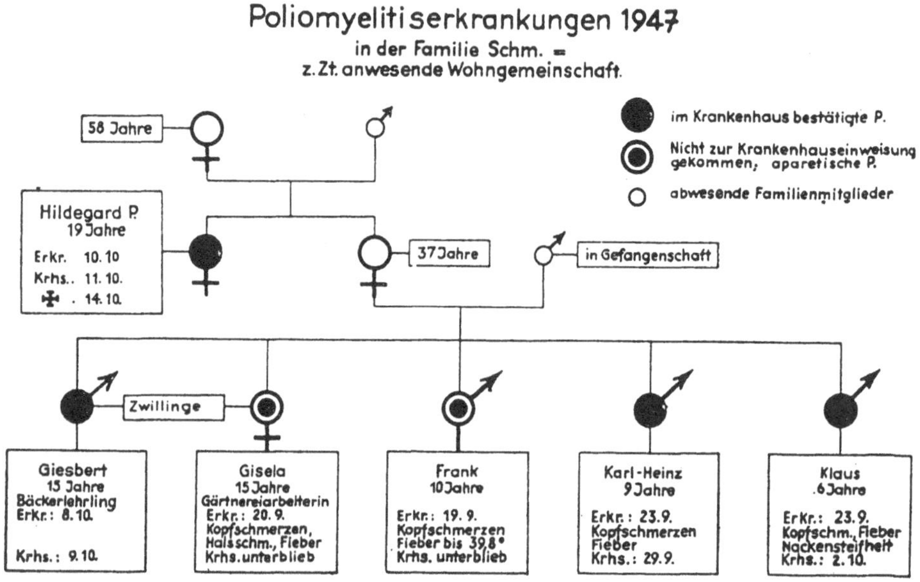

Abb. 15

in der Eisernen Lunge. Es kann sich bei der aus drei Mitgliedern bestehenden Familie wahrscheinlich nur um eine zur gleichen Zeit erfolgte Infektion gehandelt haben.

4. Am 6. 9. 47 kam die 33-jährige Frau Gerda A. mit ihrem 3-jährigen Kind nach einem schwarzen Grenzübertritt von Dortmund nach Berlin und übernachtete in Mariendorf bei ihrer jüngsten Schwester, Frau Margot J., 27 Jahre alt, die mit ihrem 5-jährigen Kind Helga bei einer Tante wohnt. Am 7. 9. fuhren die beiden Schwestern mit ihren Kindern nach Zossen zu ihrem Vater und blieben dort bis zum 10. 9. An diesem Tage fuhr der Vater mit seinen Töchtern Margot und Gerda und den Enkelkindern nach Blankenburg, Bezirk Pankow, zu seiner dritten Tochter, Frau Editha P., die in einer Laubenkolonie mit ihrem 5-jährigen Jungen Botho und einem 6 Monate alten Säugling wohnt. Am 15. 9. erkrankte auf einer Fahrt nach der Innenstadt Frau A. an Übelkeit, Erbrechen und Fieber. Sie wurde am 21. 9. in ein Krankenhaus eingewiesen, wo eine Poliomyelitis festgestellt wurde. Inzwischen fuhr ihre Schwester, Frau J., am 16. 9. mit ihrem Kind Helga und mit dem Neffen Botho nach Zossen. Dort bekamen beide Kinder schwere Windpocken. Dazu bekam das Kind Helga Lähmungen, derentwegen es am 20. 9. in ein Kinderkrankenhaus eingeliefert wurde, wo eine Poliomyelitis festgestellt wurde. Die Mutter, Frau J., die sich schon in Zossen sehr schlecht gefühlt hatte, fuhr aber wieder nach Blankenburg zurück, wo sie bettlägrig wurde und nach drei Wochen wegen ausgeprägter poliomyelitischer Lähmungen in ein Krankenhaus eingewiesen wurde.

Dieses Beispiel zeigt neben der Häufung von Erkrankungsfällen auch die Schwierigkeit auf, Infektketten bei der Poliomyelitis nachzuweisen. Das Reisen war in dem geschilderten Umfang in Berlin durchaus üblich, zur Zeit der Poliomyelitis-Epidemie waren die Verkehrsmittel genau so überfüllt wie vorher, vorwiegend mit Menschen, die oft unter Mitnahme von Kindern in die Umgegend von Berlin fuhren, um Lebensmittel oder Brennmaterial zu besorgen.

Die Inkubationszeit dürfte bei der Erörterung der soeben geschilderten Infektkette um 10 Tage anzunehmen sein.

Poliomyelitis und familiäre Belastung

Bei der Durchsicht der Einzelermittlungsbögen, die zwar nur einen kleinen Ausschnitt aus der gesamten Epidemie darstellen, ist neben der familiären Häufung noch eine weitere Tatsache auffällig: Eine gewisse Häufung von familiärer Belastung. Schlüsse sind aus den gegebenen Zahlen nicht möglich, da Vergleichszahlen über familiäre Belastung in Familien, in denen keine Poliomyelitis-Erkrankungen vorkamen, nicht vorliegen.

Bei 19 von 439 Erkrankten hatten Familienangehörige schon in früheren Jahren eine Kinderlähmung durchgemacht, und zwar neun Blutsverwandte ersten Grades (Eltern und Geschwister) und zehn Blutsverwandte zweiten Grades.

Eine Häufung von anderen Erkrankungen des Zentralnervensystems in den Familien der Poliomyelitis-Kranken konnte ebenfalls beobachtet werden, allerdings auch hier ohne exakte Vergleichszahlen aus der gesund gebliebenen Bevölkerung.

Es wurden gefunden:

Ischiasneuralgien	8
Meningitis	2
fragliche Poliomyelitis	2
Neuritiden mit Lähmungen	11
Encephalitis	1
Krämpfe	4
Geisteskrankheiten	11
	39

Bei 58 von 439 ermittelten Personen, die im Jahre 1947 an Poliomyelitis erkrankten, ergab also die Familienanamnese eine Erkrankung des Zentralnervensystems unter den Blutsverwandten. Dies erscheint auffällig, kann jedoch nicht den eindeutigen Beweis erbringen, daß die Poliomyelitis vermehrt Familien mit einer konstitutionellen Belastung im Sinne einer Neigung zu Erkrankungen des Zentralnervensystems betrifft. Eine Annahme solcher Beziehungen läge nahe, sie bedarf noch in ähnlicher Weise wie bei der Beziehung zwischen Blutgruppe und Poliomyelitis einer gründlichen Erforschung.

Berufsinfekte

Unter den besonders ermittelten Erkrankungsfällen wurden neun bei Pflege- und Stationspersonal in Krankenanstalten beobachtet.

a) bei fünf Patienten war ein Kontakt mit Poliomyelitis-Kranken auszuschließen. Insbesondere hatten in keinem Fall die erkrankten Personen Poliomyelitis-Kranke zu versorgen gehabt.

b) In zwei Fällen war ein Kontakt mit Poliomyelitis-Kranken möglich gewesen: bei einer medizinisch-technischen Assistentin im pathologischen Institut eines großen Berliner Krankenhauses, in dem Leichen von an Poliomyelitis Gestorbenen zur Obduktion kamen, und bei einer Sprechstundenhilfe, die Poliomyelitis-Kranke abgefertigt hatte.

c) nur in zwei Fällen hatten die erkrankten Schwestern Poliomyelitis-Kranke gepflegt.

Poliomyelitis und Schule

Bis zum 1. September 1947 dauerten für die Berliner Schulen die Sommerferien. Da als Bekämpfungsmaßnahme die Schließung der Schulen nicht angeordnet wurde, ist die Frage zu beantworten, ob durch den Schulbesuch der Weiterverbreitung der Poliomyelitis Vorschub geleistet worden ist. Weder die wöchentliche Zahl der Neuzugänge an Erkrankten aller Lebensalter zeigte nach dem Schulbeginn einen Anstieg, noch verschoben sich die Anteile der einzelnen Altersgruppen unter den Erkrankten zu ungunsten der schulpflichtigen Kinder. Die von Monat zu Monat beobachtete fortlaufende Abnahme des Anteils der Kinder an der Gesamtzahl der Erkrankten wurde bereits beschrieben.

In den Ermittlungsberichten werden immer wieder Angaben über den Besuch einer Schule gemacht. Diese Angaben sind zumeist unzutreffend, da, wenn die Kinder in den Ferien erkrankten, selbstverständlich keine Beziehung zu der Schulklasse bestehen kann.

Während der Ferien bestand jedoch eine andere Kontaktmöglichkeit. Täglich wurden mehrere tausend Kinder mit der S-Bahn zu Ferienspielplätzen an die Peripherie der Stadt gefahren. Lediglich in vier Erkrankungsfällen aus dem Bezirk Friedrichshain wurde bekannt, daß die Kinder den Ferienspielplatz in Treptow besucht hatten. Die Ferienspielplätze können als besondere Infektionsquellen ausgeschlossen werden.

Wiederum eine andere Situation boten die Kinderheime. Zur Zeit der Epidemie waren in den Heimen der Stadt Berlin etwa 5 200 Kinder (Mitteilung des Hauptjugendamtes) untergebracht. Es ist in keinem Heim zu einer Epidemie gekommen.

Nach Ausschluß wesentlicher Infektionsquellen muß nach weiteren Infektionsmöglichkeiten gesucht werden. Die Verkehrsmittel waren vor, während und nach der Epidemie immer in gleicher Weise überfüllt. Vielleicht muß dem S-Bahnring bei der Ausbreitung der Seuchenwelle, zangenförmig um die Stadtmitte herum, ein gewisser Einfluß auf die Ausbreitung nach dem Westen Berlins zugeschrieben werden.

Die Hauptansteckungsquellen sind in der Familie selbst, bzw. im Leben der Haus- und Straßengemeinschaft mit all den vielen internen Beziehungen zwischen den einzelnen Menschen zu suchen. Die Poliomyelitis hat sich nur schrittweise durch persönlichen Kontakt in Berlin ausgebreitet. Man hat sich die Krankheit nicht einfach irgendwo „geholt", sondern die Krankheit ist zu dem einzelnen Menschen gekommen und hat ihn „erwischt". Welche Faktoren im einzelnen gerade die engere und weitere Familie (Wohnblock und Straße) zu den Kontaktinfektionen befähigen, ließ sich nicht ergründen. Das häusliche Milieu muß also etwa gegenüber der Schule oder dem Kinderheim andere, besondere, noch unbekannte Kontaktmöglichkeiten bieten. Eines jedoch steht fest: Als Übertragungsmodus kann nur die Schmierinfektion in Frage kommen, wobei zugegeben werden soll, daß in einzelnen Fällen auch eine Übertragung durch Tröpfcheninfektion möglich gewesen ist.

Nach den Untersuchungen über das am meisten gefährdete Geschlecht und die am meisten gefährdeten Altersgruppen bedarf noch eine Tatsache der Erörterung. Sind Einzelkinder mehr gefährdet oder Kinder im Geschwisterkreis?

Unter 439 besonders ermittelten Erkrankungsfällen befanden sich 209 Kinder unter 14 Jahren. Von diesen ist mit Sicherheit anzunehmen, daß sie noch ganz in der elterlichen Familie leben. Es wurde nachgeforscht, ob diese Kinder die einzigen in der Familie sind, oder ob und gegebenenfalls wieviele Geschwister bis zu 14 Jahren vorhanden waren. Die Familien wurden in drei Gruppen geteilt, Gruppe I mit einem Kinde, Gruppe II mit zwei Kindern, Gruppe III mit drei und mehr Kindern. Die Zahl der Erkrankten wurde nun mit der Zahl der in jeder Gruppe tatsächlich in Berlin vorhandenen Kinder verglichen, indem entsprechend im Verhältnis der einzelnen Gruppen ein Erwartungswert errechnet und dieser mit der Zahl der tatsächlich erkrankten Kinder verglichen wurde.

Tab. 7: *Poliomyelitisgefährdung und Kinderzahl* (Erläuterungen im Text).

	I	II	III	insgesamt
In Groß-Berlin vorhandene Familien (13.11.47)	232 501	103 830	46 176	382 507
i. v.H.	(60,7%)	(26,9%)	(12,4%)	
Erwartungswerte	127	56	26	209
Tatsächlich erkrankte Kinder	69	91	49	209
i. v.H.	(33,0%)	(53,5%)	(23,5%)	

In Familien mit zwei und mehr Kindern unter 14 Jahren treten unter diesen Kindern mehr Poliomyelitis-Erkrankungen auf als erwartet werden konnte. Somit scheint das Alleinkind bei einer Epidemie weniger gefährdet als die Kinder aus kinderreichen Familien.

Auslösende Ursachen der Poliomyelitis

Von der Tatsache ausgehend, daß von den vielen vom Virus befallenen Patienten nur eine Auswahl mit klinischen Zeichen erkranken, ist immer wieder nach den das klinische Bild a u s l ö s e n d e n Ereignissen gesucht worden. Dies ist umso wichtiger, als ja unsere Bekämpfungsmaßnahmen nur in beschränktem Maße eine Infektion verhindern können, wohl aber durch Vermeidung der auslösenden Ursachen den Patienten vor den verheerenden Folgen seiner Krankheit bewahren könnten.

Bei der Durchsicht der besonderen 439 Ermittlungen ergeben sich folgende Ursachen:

I. **Überanstrengungen.** Von 11 Patienten angegeben (die Zeitangaben beziehen sich auf das Manifestwerden der ersten klinischen Symptome).

1. Zwei Stunden nach einem Waldlauf mit anschließendem kalten Abguß erkrankt.
2. Am 15. 8. anstrengende Radfahrt. Am 16. 8. Schwäche und Schmerzen in den Beinen. Trotz der Beschwerden noch mehrere Zentner Kohlen transportiert, am 17. 8. Lähmungen.
3. Während einer anstrengenden Hamsterfahrt ohnmächtig geworden, anschließend erkrankt.
4. Eine Woche vor der Erkrankung auf einer Hamsterfahrt stark überanstrengt.
5. Drei Tage vorher schwere Gartenarbeit.
6. Unmittelbar vorher schwere Arbeit beim Abbau von Elektromaschinen.
7. Einen Tag vorher anstrengende Radfahrt.
8. Zwei Tage vorher „große Wäsche".
9. Einen Tag vorher Holz abgeladen.
10. Zehn Tage vorher schwere Waldarbeit.
11. Auf einer Reise schwer getragen, unmittelbar im Anschluß daran erkrankt.

Die Beurteilung der Überanstrengung ist bei den Härten der gegenwärtigen Lebensführung schwer, da sehr viele Arbeiten über den Rahmen der Friedens-Norm hinausgehen und auch je nach Konstitution und Ernährungszustand des Betreffenden verschieden beurteilt werden müssen.

15 Patienten gaben weiter Überanstrengungen an bei bereits b e s t e h e n d e n ersten Beschwerden. Dabei handelt es sich vorwiegend um Bahnfahrten aus dienstlichen Gründen oder zur Beschaffung von Lebensmitteln, die meist mehrere Tage in Anspruch nahmen.

II. **Durchnässungen.** In 6 Fällen angegeben, die bis zu 14 Tagen vor dem Auftreten der ersten klinischen Erscheinungen erfolgt waren.

III. **Zahnextraktionen und Operationen.** In 6 Fällen angegeben, davon

3 × Zahnextraktionen
1 × Wurzelspitzenresektion
1 × Eröffnung eines großen Zahngeschwüres
1 × schwere Gingivitis.

IV. **Traumen.** 13 × angegeben.

1. Kurz vor der Erkrankung aus dem Fenster gefallen.
2. Beim Spiel einen Ball hart an den Kopf bekommen.
3. Drei Wochen vorher Verletzung des linken Fußes durch Sturz, dieser Fuß wurde einzig von den Paresen betroffen.
4. 7-jähriges Kind auf der Straße von Passanten umgelaufen, dabei Prellungen davongetragen.
5. 14 Tage vor der Erkrankung Pneumothoraxfüllung.
6. Unmittelbar nach der Injektion von Keuchhustenvaccine erkrankt.
7. 14 Tage vorher eine Treppe (11 Stufen) heruntergefallen, danach traten starke Rückenschmerzen auf.
8. Vier Tage vorher von einer Kohlenlore gefallen, danach schon beim Laufen ein Bein nachgezogen.
9. 2 mal (9 und 7 Tage vorher) die Treppe (10 Stufen) heruntergestürzt.

10 u. 11. Einen bzw. zwei Tage vorher von einer Bremse gestochen worden.

12. 17 Tage vor der Erkrankung ohne sichtlichen Grund hingefallen.
13. Anfang September nicht wohlgefühlt, dann eine Woche beschwerdefrei. Unmittelbar im Anschluß an eine Ohrfeige erkrankt.

Eine Rückschau auf die angeführten auslösenden Momente zeigt, daß eine Fülle von Einzeltatsachen angeführt werden, jedoch lassen diese keinen sicheren Schluß auf bestimmte Ursachen zu. Ganz allgemein kann jedoch gesagt werden, daß Überanstrengungen und Traumen mit großer Wahrscheinlichkeit mit dem Manifestwerden der Krankheit beim Patienten in Zusammenhang gebracht werden können. Ein statistisch beweisendes Zahlenmaterial kann jedoch dazu nicht erbracht werden.

Bekämpfungsmaßnahmen in Berlin

Alle Bekämpfungsmaßnahmen mußten auf folgenden Erkenntnissen aufgebaut werden:

1., daß ein Virusnachweis unter den gegebenen Umständen in Berlin nicht möglich ist,
2., daß eine Vielzahl von nichtparetischen (abortiven) neben den klinisch faßbaren Erkrankungen vorkommt,
3., daß der Öffentlichkeit gewisse Konzessionen gemacht werden müssen. Drastische Maßnahmen werden eher verstanden als behördliche Lethargie,
4., daß die angeordneten Maßnahmen in einem sinnvollen Verhältnis zu den Lebensbedingungen der 3,5 Millionenstadt stehen müssen, und daß die Maßnahmen auch Aussicht haben, wirklich durchgeführt zu werden.

Gesetzliche Maßnahmen und Anordnungen

Die Poliomyelitis gehört nach der Verordnung der Stadt Berlin über die Bekämpfung übertragbarer Krankheiten vom 4. Juni 1945 zu den anzeigepflichtigen Krankheiten. Jeder Erkrankte, sowie jeder Verdachtsfall muß in einer Krankenanstalt untergebracht werden.

Die Anordnungen des Magistrats von Groß-Berlin — Landesgesundheitsamt — erstreckten sich im wesentlichen auf folgende Punkte:

1. Meldewesen.
2. Aufklärung.
3. Unterbringung und Versorgung der Erkrankten.

4. Verbote von Massenansammlungen Jugendlicher und Kinder. Theater- und Kinoverbot.
5. Einstellung der Impfungen und des Turnunterrichtes in den Schulen. Verbot der Teilnahme Jugendlicher an sportlichen Wettkämpfen.
6. Stillegung der Planschbecken, Schließung der Freibäder.
7. Bekämpfung der Fliegenplage.
8. Regelung der konsiliarischen Tätigkeit von Orthopäden auf den Poliomyelitis-Stationen und Organisation der orthopädischen Nachbehandlung.
9. Zentrale Lenkung der Bekämpfungsmaßnahmen: Poliomyelitiskomitee.

Schon frühzeitig schuf sich das Hauptamt für Seuchenbekämpfung beim Landesgesundheitsamt einen ständigen Mitarbeiterkreis, das Poliomyelitiskomitee, das sich aus Klinikern, Epidemiologen und Orthopäden zusammensetzte und mit dem alle Bekämpfungsmaßnahmen durchgesprochen wurden.

Im einzelnen wurden im Laufe des Jahres 1947 folgende Verordnungen erlassen:

Mit dem 4. 8. 1947 wurde angeordnet:

1. Die Stillegung aller Planschbecken.
2. Kindergärten, Kinderheime und Schulklassen sind bei Einzelerkrankungen nicht zu schließen.
3. Der Neuzugang an Erkrankungsfällen ist täglich durch die Bezirksgesundheitsämter dem Landesgesundheitsamt fernmündlich zu melden.
4. Zur Aufnahme erkrankter Kinder und erkrankter Erwachsener werden je vier Krankenanstalten bestimmt.
5. Sportliche Wettkämpfe der Jugendlichen werden verboten.
6. Schutzimpfungen sind einzustellen.

Am 26.8. wird der Turnunterricht in den Schulen untersagt, ferner wird das Ablassen der Planschbecken angeordnet.

Am 28. 8. empfiehlt die Allierte Kommandantur — Public Health Committee — in einem Schreiben an das Landesgesundheitsamt:

1. Schließung aller Schwimmbäder, Verbot des Schwimmens und Badens in offenen Gewässern.
2. Kontrolle der Presse durch das Landesgesundheitsamt zur Vermeidung von Unruhe und Panik. und weist
3. auf besondere Infektionsgefahren und Wege zur Vermeidung hin

a) keine Bildung größerer Menschengruppen,
b) keine unnötige Benutzung der überfüllten Verkehrsmittel
c) Schutz der Lebensmittel vor Fliegen.
d) Aufklärung der gesamten Bevölkerung über die Anfangssymptome der Erkrankung.

Am 4. 9. ergeht eine Verordnung über die orthopädische Nachbehandlung in bestimmten Krankenanstalten.

Am 5. 9. wird verboten:

1. Der Besuch von Theater- und Kinovorstellungen von Jugendlichen bis zu 14 Jahren.
2. Massenansammlungen von über 50 Jugendlichen oder Kindern.

Am 27. 9. rät die Allierte Kommandantur — Public Health Committee — im Rahmen der Fliegenbekämpfung zur Überwachung der Lebensmittelbetriebe.

Am 15. 11. 47 werden die einschränkenden Verfügungen betreffend Benutzung von Schwimmbädern, Besuch von Theatern, Durchführung des Turnunterrichtes wieder aufgehoben.

Schon mit den ersten Erkrankungen wurde die Frage laut, wie lange eine Poliomyelitis als infektiös zu gelten habe. Nachdem zu Beginn der Epidemie die Patienten noch acht Wochen auf den Seuchenstationen zu belassen waren, ehe sie zur Nachbehandlung an orthopädische Fachabteilungen verlegt wurden, mußte einerseits aus Platzmangel und konnte andererseits auf Grund der gewonnenen Erfahrungen der Aufenthalt auf den

Infektionsstationen mehr und mehr gekürzt werden, bis sich das Poliomyelitiskomitee schließlich für eine 16 Tage dauernde Isolierung entschied.

Schulen und Kindergärten wurden nur dann geschlossen, wenn mindestens drei Erkrankungsfälle in einer Klasse beobachtet wurden.

Wenig günstig hatte sich die uneinheitliche Berichterstattung durch die Presse ausgewirkt. Die sensationellen Artikel, die allenthalben erschienen, brachten Unruhe unter die Bevölkerung, während die sachlichen Berichte des Landesgesundheitsamtes von den einzelnen Zeitungen nicht gebracht wurden. Einzelne Bezirksgesundheitsämter haben die Eltern der Kinder in ihren Bezirken zusammengerufen und konnten durch Vorträge über das Wesen der Poliomyelitis wesentlich zur Beruhigung der Bevölkerung beitragen.

Um die Kenntnis der Ärzte über die Poliomyelitis zu vertiefen, wurde mit Beginn der Epidemie sofort ein Merkblatt herausgegeben. In den Bezirken wurden Fortbildungsvorträge für Ärzte abgehalten, ferner veranstaltete das LGA einige Diskussionsabende.

Das Jahr 1948

In diesem Jahr bestand die Möglichkeit, durch studentische Hilfskräfte des Landesgesundheitsamtes jeden einzelnen Erkrankungsfall sofort epidemiologisch zu ermitteln.

Im Jahre 1948 wurden in Groß-Berlin 495 Erkrankungen an Poliomyelitis gemeldet, das bedeutet eine Gesamtmorbidität von 1,55 auf 10 000 Einwohner (die Morbidität für 1947 betrug 15,25; das Verhältnis von 1948 zu 1947 betrug 1 : 9,83, rund 1 : 10). Es starben 1948 27 Patienten, d. h. die Erkrankung zeigte eine Letalität von 5,42 %.

Der Ablauf der Poliomyelitis-Kurve des Jahres 1948 (vergl. Abb. 16) ist durch zwei Besonderheiten charakterisiert. 1. bis Anfang Mai wurden immer wieder endemische

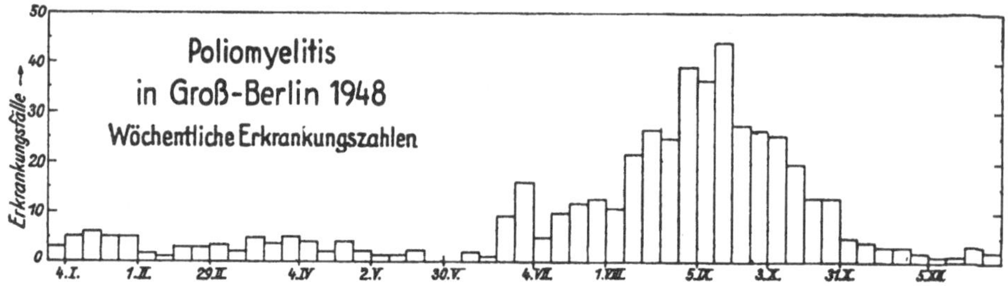

Abb. 16

Fälle beobachtet (wöchentlich 4—5). Ende Mai ist Berlin für 14 Tage ganz frei von Poliomyelitis-Neuerkrankungen. 2. von Mitte Juni ab kommt es rasch zu einer Häufung an Neuzugängen. Der Gipfel liegt in der dritten Septemberwoche mit 43 Erkrankungsmeldungen. Ebenso rasch wie der Anstieg erfolgte der Abfall bis Ende Oktober. Dann ist die gleiche Erscheinung wie im Vorjahr zu beobachten. Von Anfang November bis zum Jahresende treten je Woche 2—3 Erkrankungen auf. Es muß also damit gerechnet werden, daß die Poliomyelitis vorerst in Berlin endemisch bleibt, und daß es 1949 im Herbst wieder zu einer mehr oder minder epidemischen Ausbreitung kommen wird.

Während 1947 die Bezirke Friedrichshain, Lichtenberg, Weißensee, Treptow und Prenzlauer Berg (praktisch gesehen also der Osten Berlins) die größte Morbidität aufwiesen, ist es 1948 lediglich der Bezirk Spandau, der mit einer Morbidität von 6,28 an die Morbiditätszahlen von 1947 heranreicht. Mit dem auf S. 20 beschriebenen Faktor Q wurde die Morbidität in den einzelnen Bezirken für 1948 untersucht (Abb. 17). Es zeigt sich dabei, daß auch im Bezirk Schöneberg eine höhere Morbidität auftrat, als nach der allgemeinen Morbidität für Berlin zn erwarten gewesen wäre. Die Abbildung zeigt deutlich, daß 1948 im wesentlichen nur der Westen Berlins von der Poliomyelitis betroffen worden ist.

Die Altersgruppen der Erkrankten erfahren gegen 1947 eine weitere Zunahme der Gruppen über 20 Jahre im wesentlichen zu Lasten der Kleinkinder im Alter von 0—5 Jahren (Abb. 18).

Das Geschlechterverhältnis bei der Morbidität ist 1948 Männer : Frauen = 1,26 : 1 (1947 1,47 : 1).

Die hygienischen Verhältnisse des Jahres 1948 erfuhren gegenüber dem Vorjahre insofern eine Änderung, als durch die Stromabschaltung in den Westsektoren Berlins die Notauslässe wieder in Tätigkeit traten. Es flossen täglich etwa 100 000 cm^3 ungeklärte, unverdünnte Abwässer in die offenen Gewässer. Dabei entstand sofort die Frage, ob die erhöhte Morbidität im Bezirk Spandau mit den verunreinigten freien Gewässern in Verbindung zu bringen sei. Ein Zusammenhang ließ sich in keinem Fall

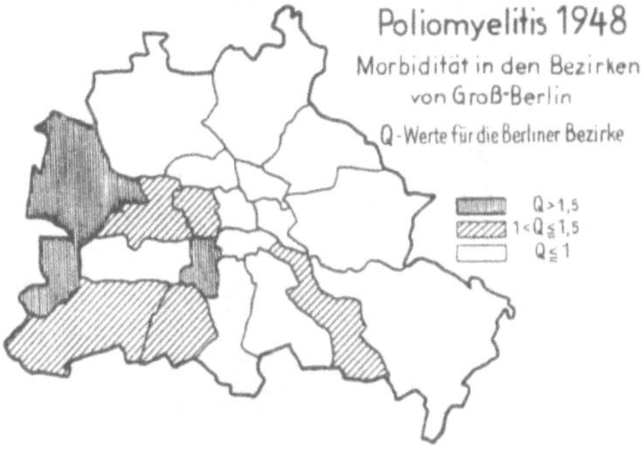

Abb. 17

ermitteln. Die Erkrankungsfälle verteilten sich völlig wahllos über das ganze Stadtgebiet. Die an die Havel grenzenden Ortsteile des Verwaltungsbezirkes Reinickendorf, insbesondere das tiefgelegene, von vielen Kanälen durchzogene Neu-Heiligensee, das auf Grund seiner geographischen Lage noch mehr exponiert ist als Spandau, wiesen keine Erkrankungen auf.

Gleichzeitige Erkrankungsfälle in einer Familie wurden 1948 etwa in dem gleichen Umfang beobachtet wie 1947. Es darf aber als auffällig gelten, daß 1948 viel seltener unspezifische Infekte in der Umgebung von Erkrankten gesehen wurden als im Vorjahr.

Ein besonders charakteristisches Bild gehäuften Auftretens der Poliomyelitis in einer Familie ergibt sich aus folgenden Ausführungen:

Im September 1947 erkrankte in Berlin-Staaken (Verwaltungsbezirk Spandau) der 16-jährige Heinz H. an einer Poliomyelitis, ohne daß damals weitere Erkrankungen in der gleichen Familie auftraten. Am 17. 7. 48 erkrankte der 15-jährige Bruder Helmut, und am 27. 7. 48 erkrankte die 12-jährige Schwester Erika H. Erika hatte bis zum 10. 7. einen Konfiirmationsunterricht besucht. Von den Teilnehmern an diesem Unterricht erkrankte am 17. 7. Gisela G. Gisela war mit Erika H. nach Beendigung des Konfirmationsunterrichtes in einem Ferienlager vom 12.—17. 7. in Lobethal bei Bernau gewesen. Sie erkrankte unmittelbar nach der Rückkehr. Anscheinend handelte es sich bei Heinz H. um einen Virusträger aus dem Jahre 1947, der 1948 seinen Bruder und seine Schwester und durch diese ein weiteres Mädchen infizierte.

In ganz ähnlicher Weise muß in drei weiteren Fällen ein Virusträgertum angenommen werden. Nachdem 1947 ein Familienmitglied erkrankt gewesen war, wurden 1948 weitere Familienmitglieder befallen.

Im Jahre 1948 konnte auch eine kleine Endemie in einem Krankenhaus beobachtet werden. Einer größeren Krankenanstalt des Berliner Westens ist eine Heilstätte für tuberkulosekranke Kinder angeschlossen. Diese Heilstätte hat eine Knaben- und Mädchenabteilung. Die Kinder kommen zum Essen, Spielen und zum Schulunterricht zusammen. Auf der Mädchenabteilung erkrankte am 11. 9. 48 die 11-jährige Ingeborg K.

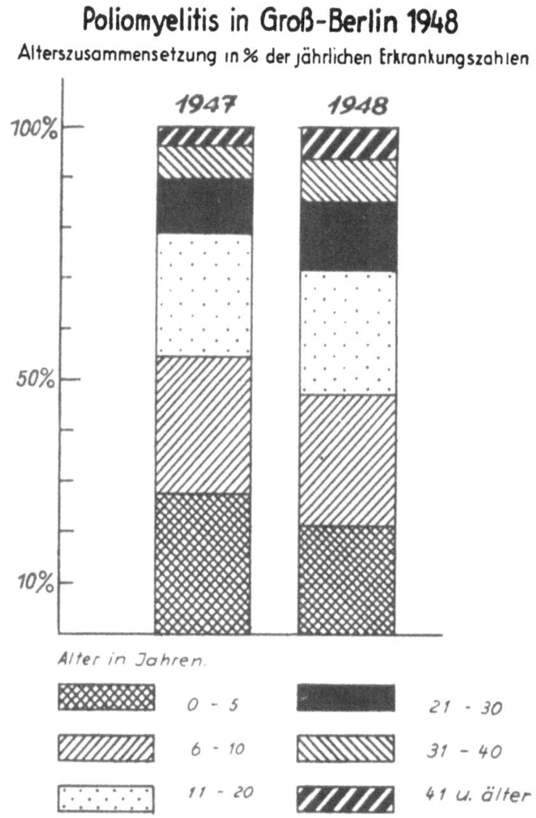

Abb. 18

(in der Heilstätte seit 1. 7. 48). Am 20. 9. erkrankte auf der gleichen Abteilung die 7-jährige Dagmar K. (in der Heilstätte seit Januar 47). Am 8. 10. erkrankte wiederum auf der Mädchenabteilung die 4-jährige Brigitte J. (in der Heilstätte seit 1. 7. 48). Am 8. 10. erkrankte ferner die 20-jährige Schwesternschülerin Eva-Maria K. Diese Schwesternschülerin teilte ihr Zimmer mit einer Schwester, die auf der Knabenabteilung der Heilstätte tätig war. Sie selbst arbeitete nicht in der Heilstätte. Irgendwelche Infektionswege in die in sich geschlossene Heilstätte ließen sich nicht ermitteln. Eine Nachfrage bei den Angehörigen der Kinder ergab, daß auch in deren Verwandschaft und Bekanntschaft keine Poliomyelitis-Fälle aufgetreten waren.

Bekämpfungsmaßnahmen 1948

Nachdem das Vorjahr reichlich Erfahrungen, besonders im Hinblick auf die Anordnung von sinnvollen Maßnahmen, vermittelt hatte, konnten 1948 schon frühzeitig Richtlinien erlassen werden. Unter dem 30. Juni 1948 erließ das LGA eine Zusammenfassung aller einschlägigen und noch gültigen Verordnungen.

1. Für die Aufnahme der Erkrankten werden acht Krankenanstalten (vier für Kinder und vier für Erwachsene) bestimmt.

2. Schulklassen usw. sind bei Einzelerkrankungen nicht zu schließen. Lehrer, Schüler und Schulbedienstete dürfen, wenn in ihrer Wohngemeinschaft ein Fall von Poliomyelitis aufgetreten ist, 14 Tage lang die Schule nicht besuchen.

3. Für die Freibäder, die nicht aus den offenen Gewässern gespeist werden, wird kein Badeverbot ausgesprochen. Die übrigen Flußbäder sind wegen der Verunreinigung durch die Abwässer ohnehin schon geschlossen.

4. Der Poliomyelitisfilm des LGA, der unter der Mitwirkung namhafter Berliner Kliniker gedreht worden ist, wird vor Ärzten, Angehörigen der Heilberufe und anderen interessierten Berufsgruppen vorgeführt.

5. Zu besonderen epidemiologischen Ermittlungen stehen mit Beginn des gehäuften Auftretens im Spätsommer dem LGA fünf Medizinstudentinnen in klinischen Semestern zur Verfügung[1]).

Durch diese wurde unter Mithilfe der Bezirksgesundheitsämter und einzelner Krankenhausärzte jedem Erkrankungsfall nachgegangen. Ein besonderer Ermittlungsbericht zur Epidemiologie des Erkrankungsfalles wurde angelegt, und für die Mitglieder der Wohngemeinschaft wurde ein Gruppenpaß ausgefertigt, in den regelmäßige Temperaturmessungen für die Dauer von 14 Tagen einzutragen waren. Die betreffenden Familien wurden alle 2—3 Tage von einem Arzt oder von den Medizinstudentinnen besucht. Die Familie bekam ein Merkblatt ausgehändigt und wurde außerdem über die ersten Erkrankungszeichen der Poliomyelitis eingehend belehrt.

6. Die Desinfektionsmaßnahmen wurden wieder in Erinnerung gebracht. Präparate der Kresolreihe sind gegenüber dem Virus wenig wirksam, dafür sind Chloramin- und Formaldehydpräparate zu verwenden. Auf die Wichtigkeit der Fliegenbekämpfung wurde hingewiesen.

7. Zur gesammelten Bearbeitung des klinischen Bildes der Poliomyelitis wurde ein Poliomyelitis-Zählblatt, das die Krankenanstalten bei jedem Poliomyelitis-Fall auszufüllen haben, herausgegeben.

Ein besonderes Meldeverfahren trug Sorge dafür, daß die Restzustände nach Poliomyelitis rasch in orthopädische Nachbehandlung kamen. Die Krankenanstalten meldeten jede Entlassung dem Amtsarzt des Wohnbezirks des Erkrankten, der seinerseits sofort, unabhängig, ob Lähmungen resultierten oder nicht, die orthopädische Versorgungsstelle benachrichtigte. Von dieser aus wurde die Betreuung des Patienten weiter übernommen.

Diese Bekämpfungsmaßnahmen können als wesentlich sinnvoller angesprochen werden als die des Vorjahres. Sie stellen auch den Versuch dar, mehr durch gezielte als durch allgemeine Maßnahmen (Kinoverbot für Jugendliche usw.) die Weiterverbreitung der Erkrankung einzudämmen.

Trotz regelmäßiger Temperaturmessungen und regelmäßiger Hausbesuche, wie sie auf dem Gruppenpaß gefordert wurden, konnte in keinem Fall eine weitere Erkrankung bereits in ihrem Initialstadium entdeckt werden. Es wird zu prüfen sein, ob der Gruppenpaß, der etwa bei der Typhusbekämpfung sich sehr gut bewährt hat, bei neuerlicher Häufung von Poliomyelitis-Erkrankungen weiter benutzt werden soll oder nicht.

Zweijährige Erfahrungen über die Poliomyelitis in Berlin liegen nun vor. Die Bekämpfungsmaßnahmen wurden immer wieder mit denen des Auslandes abgestimmt.

---

[1]) Verfasser dankt herzlich den Damen: Frl. Sigrid Evers, Frl. Gertrud Müller, Frl. Hildegard Neumann, Frl. Irmgard Schubert und Frl. Ingeborg Schulz für die fleißige Mithilfe. Einen besonderen Dank schuldet Verfasser noch Herrn stud. math. Peter Dombrowski für seine Mitarbeit an den graphischen Darstellungen.

Eine u n m i t t e l b a r e Bekämpfung des Erregers oder eines eventuellen Zwischenwirtes ist heute noch nicht möglich. Es ist aber alles getan worden, was unter den derzeitigen Umständen m i t t e l b a r zur Verhütung der Weiterverbreitung und zur Erleichterung des Loses der Erkrankten getan werden konnte.

Die Arbeit entstand im Hauptamt für Seuchenbekämpfung beim Landesgesundheitsamt von Groß-Berlin unter dem Dezernat von Dr. P f a b e l und dessen Nachfolger Dr. H a b e n i c h t.

Literatur

Ballowitz:	Z.Hyg. **126** 115 (1944)
Camerer:	in Kleinschmidt: Die übertragbare Kinderlähmung, Leipzig 1939
Casey u. a.	J.amer.med.Assoc. **129**: 1141 (1945), Ref.Klin.Wschr. 1947:49
Coerper:	in Kleinschmidt
Daley:	Proc. Soc. Med,. London **XLI**: 100
Fanconi:	Schwz. Arch. Neur. **LIII,** H 2
Gebhardt u. Mc.Kay:	J. Pediatr. (Am.) 1946,1
Gottberg:	in Kleinschmidt
Kellener	Brit.Med.J. 1947:291
Melnik	Amer. J. Hyg. **45** No. 2 (1947)
Misgeld	Ärztl. Wschr- **3 :,** 143 (1948)
Paul:	Amer. J. Hyg. **45** No. 2 (1947)
Pette	Dtsch.Med.Wschr. 1947 625
De Rudder:	Die akuten Zivilisationsseuchen, Leipzig 1934
Smith u. a.	J.amer.m.Assoc. **125** 1150 (1945), Ref.Klin.Wschr. 1947:49
Wernstädt:	Erg.inn.Med. **26** 248 (1924)
Windorfer:	Med.Klin. 1948:245
Zellweger:	Schweiz.med.Wschr. **75** 673 (1944)
— — —	Leitartikel: Maßnahmen gegen Poliomyelitis, Brit.med.J. 1947 306, Ref.i. Dtsch.med.Wschr. **72** 619
— — —	United Nations-Bulletin of communicable Diseases **V** No. 3 (1946).

Anatomische und physiologische Voraussetzungen der Diagnostik und Therapie der Poliomyelitis

Von Albrecht Tietze

Sämtliche motorischen Kerne des Zentralnervensystems entstammen der Grundplatte des ektodermalen Medullarrohres (Rose). Bei der Entwicklung des Medullarrohres aus den gleichförmigen Zellen des sich zur Medullarrinne einstülpenden Ektoderms differenziert sich aus einem in den Seitenwänden der Rinne gelegenen — gegen die dorsalen Zellen durch einen Sulcus getrennten — Zellhaufen ventral die Grundplatte. Sie ist ein einheitliches Gebilde. Aus ihr formen sich im Rückenmark und Hirn die Elemente, die einzeln und gruppenweise die Bewegungen des menschlichen Körpers gewährleisten, soweit sie quergestreifte Muskulatur benötigen. Dieser entwicklungsgeschichtlich einheitlichen Zellart muß physiochemisch etwas Gemeinsames innewohnen; denn wo diese Zellen auch in späterer Zeit liegen, zu ihnen findet das Poliomyelitis-Virus seinen Weg und an ihnen entscheidet sich das Schicksal des Kranken.

Es ist zwar nicht so, daß sich das Virus nur am Zentralnervensystem und dort nur an den Abkömmlingen jener eben erwähnten Zellart findet. Der Virusnachweis ist an den Schleimhäuten der oberen Respirationswege und im Magendarmkanal eindeutig gelungen (vgl. S. 2). Aber nur die Ganglienzellen der Motorik reagieren bei Befall mit Poliomyelitis-Virus mit einer Auflösung der Zellen. Das Virus kann sich im Nervengewebe überall vermehren. Eine für das Schicksal des Kranken entscheidende, irreversible Dauerschädigung erzeugt es nur an dieser Zellart.

Es muß eine spezifische Affinität des Poliomyelitis-Virus zum Inhalt, der Funktion oder dem Stoffwechsel dieser schon so früh differenzierten Zellart bestehen.

Zu diesen Zellen strebt das Poliomyelitis-Virus; gleich, wo man es in den Körper eintreten sieht, an ihnen haftet es, sie zerstört es. Daher kann man das Gesetz erkennen, daß vom Poliomyelitis-Virus zwar Darm, Lymph- und Blutbahnen, innere Organe, Nervenfasern, Hirnhäute durchwandert werden, daß aber alle diese keine endgültigen, ihre Funktion deletär beeinträchtigenden Schäden davon tragen, sondern, daß eine völlige Zellauflösung oder schwere Beeinträchtigung der Zellen in erster Linie an den Abkömmlingen jener Grundplatte zu erkennen sind. (Systemfaktor Pettes.) Abb. 1.

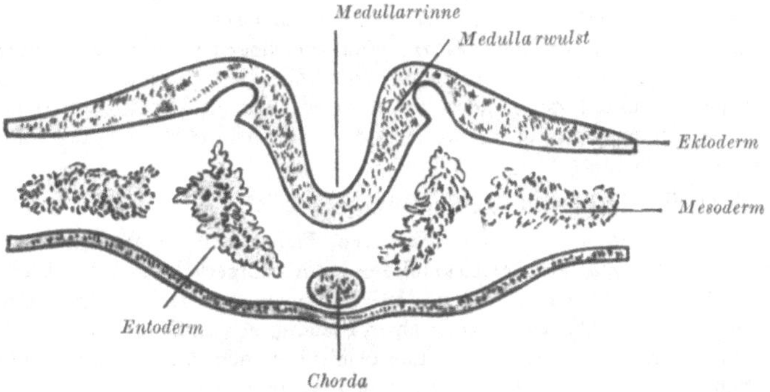

Abb. 1 (nach A. Jakob u. Rose, aus dem Handbuch der Neurologie, Band I, Springer 1935)

Beeinflussung von Lähmungslokalisation und Prognose durch funktionelle oder arteficielle motorische Aktivität.

Auf Grund zahlreicher klinischer und experimenteller Erfahrungen, sowie neuer Beobachtungen in Berlin muß man darauf schließen, daß diese motorischen Zellen bei ihrer **Aktivierung** im Innern Veränderungen erfahren, die vielleicht chemischer Art sind und vor allem dem Virus noch stärkere Haftungsmöglichkeiten geben.

Es werden häufig gerade jene Muskeln mit Vorliebe ergriffen, die kurz vor der Erkrankung besonders in Anspruch genommen wurden. Mitunter wird die Krankheit erst nach besonderen körperlich und seelischen Anstrengungen ausgelöst. Diesen bekannten Erfahrungen haben wir hinzuzufügen, daß die deutsche Bevölkerung heutzutage in größerem Maße als je zuvor in ihrer Gesamtheit körperlich tätig ist. Das Heranschleppen von Lebensmitteln, Brennmaterialien, das lange Stehen auf allen Transportmitteln beansprucht die quergestreifte Muskulatur jedes Einzelnen mehr als früher. Wir hören deshalb in vielen Anamnesen von besonderen körperlichen Anstrengungen wie: weiter Fußmarsch, Tragen von Kartoffelsäcken unmittelbar vor der Erkrankung. Russel und Hargreaves haben statistisch nachweisen können, daß körperliche Anstrengungen in der Prodromalzeit die Prognose allgemein und besonders in bezug auf Ausdehnung und Persistenz der Lähmungen deutlich verschlechtern.

Für die Propagierung der Lähmungen durch besondere Ermüdung der Vorderhornzellen spricht das Hinzukommen neuer Lähmungen, wenn die Vorderhornzellen durch Strychnin aktiviert werden (Tietze Th. d. Gw. 1949/4.)

Fall I: J. B. ♀, 47 Jahre, 3303'48.

Anamnese: Seit einigen Jahren wiederholt Gallenblasenentzündungen mit Anfällen von Erbrechen. Am 30. 8. Fieber bis 39°. Erbrechen. Bauchschmerzen. Vermutungsdiagnose Cholecystitis-Recidiv. **Am 4. 9. Entfieberung.** Seither kein Fieber. Am 6. 9. bemerkt die Patientin, die sich erstmalig von einem Nachtstuhl erheben will, daß ihr das Aufstehen schwer fällt. Die Ärztin nimmt eine Nervenentzündung an und verordnet: Strychn. nitr. ac. arsenic. aa 0,06 M. p. qu. s. Nr. LX viermal täglich 3 Pillen. Am 7. und 8. 9. nimmt die Kranke diese Pillen ein, am 8. 9., also **4 Tage nach der Entfieberung,** linksseitige Fazialislähmung und Fortschreiten der Lähmung beider quadricipes femoris. Hinzukommen einer totalen Lähmung des linken extensor hall. longus.

Fall 2: E. B., 13 Jahre altes Mädchen, Nr. 3922'48.

Am 8. 9. fieberhafte Erkältung, 9. 9. Entfieberung, nimmt weiter am Unterricht teil. Am 11. 9. fährt sie bei sehr kaltem Wetter mit einem Milchwagen nach Hause. Am 11. 9. abends wieder Fieber; am 12. läuft sie 3 km bis zu einer Lastwagenhaltestelle und fährt ins Internat zurück. Am 15. Schwere in den Beinen, Aufnahme ins Krankenhaus Ludwigslust; dort wird eine Poliomyelitis diagnostiziert, Patientin ist abgefiebert und fiebert seit 15. 9. nie wieder. Es besteht eine Schwäche der unteren Gliedmaßen und der Rumpfmuskulatur. Man verordnet am 18. 9. auf Grund eines Poliomyelitis-Merkblattes (Dos. unbekannt) Strychnin. In rascher Verschlechterung treten jetzt völlige Lähmungen sämtlicher Muskeln der unteren Extremitäten auf. Am 9. 10. Aufnahme im Krankenhaus Westend, schlaffe Lähmung sämtlicher Muskeln der unteren Extremitäten, der Bauchmuskeln und des Erector trunci bis Th 10.

Fall 3: E. S., 32 Jahre alte Ehefrau, Nr. 3402'47.

19. 9. Erkrankung mit Kopfschmerzen, Fieber nicht gemessen. Nach zwei Tagen Schwäche im rechten Arm. Hat vor der Erkrankung starke körperliche Arbeit leisten müssen (Lasten getragen). Am 21. 9. Krankenhausaufnahme, 39° Fieber, Liquor 55/3 Zellen, Pandy positiv, 643 mg% NaCl, Sacharum 119 mg%, Parese des rechten Fazialis, rechten Deltoideus, der Extensoren und Flexoren des rechten Unterarmes, der rechten Interossei. Fehlende Patellar- und Achillessehnenreflexe beiderseits. Patientin fiebert am 23. 9. ab, die Atmung ist frequenter und flacher, erhält deshalb zweimal 1,0 Movellan, etwa eine Stunde nach der zweiten Injektion tetanische Krämpfe der nicht gelähmten Muskulatur, rasche Verschlechterung, exitus letalis.

Sektionsbefund: Akute Hirn- und Rückenmarksschwellung, Hyperaemie der Hirn- und Rückenmarkshäute, Atemmuskellähmung. Akut geblähte und gestaute Lunge. Dilatation der rechten Herzkammer. Cholelithiasis mit chronischer Cholezystitis und kleinen Gallensteinen in Gallenblase und ductus cysticus. Gastroduodenitis. Allgemein kräftiger jugendlicher Habitus, guter EZ.

Mikroskopisch: In medulla spinalis, Olive und Pons eine starke teils diffuse, teils fleckförmige perivaskuläre Rundzelleninfiltration sowie massenhafter Untergang von Ganglienzellen.

Diese Fälle bestätigen die alte Erfahrung (Henoch, Joppich), daß Strychnin und seine Derivate eine Verschlimmerung der Lähmungen bewirkt. Es ist deshalb in der fieberhaften Periode und auch noch mindestens zwei Wochen nach der Entfieberung kontraindiziert. Daß das Schicksal des Poliomyelitikers nicht in wenigen Stunden entschieden wird, sondern daß der Zustand der Labilität, des wechselvollen Kampfes zwischen Virus und Vorderhornzelle noch geraume Zeit nach der Entfieberung bestehen muß, lehren die Spätlähmungen, von denen später noch zu berichten ist. Man muß die deletäre Wirkung des Strychnins auf die Vorderhornzellen mit dem schädigenden Einfluß besonderer körperlicher Beanspruchungen eines Gliedes vergleichen. Man kann eine gemeinsame Erklärung darin finden, daß der Ganglienzelle in der Ruhe mehr Abwehrkräfte zur Verfügung stehen als nach erfolgter Betätigung. Die nach der Betätigung der Ganglienzellen angehäuften Stoffwechselprodukte dürften demnach die Neuronophagie begünstigen.

Deshalb sind sich alle Kliniker darüber einig, daß die quergestreifte Muskulatur im Verlaufe der Poliomyelitis möglichst inaktiv gehalten werden muß. Die Lagerung des Kranken, die Schienung der Extremitäten zur Entspannung der bedrohten oder gelähmten Muskulatur ist erforderlich, nicht nur weil Deformitäten vermieden werden sollen, sondern vor allem, weil der Stoffwechsel der motorischen Zelle ganz allgemein während der fieberhaften Periode und **noch 14 Tage nach der Entfieberung** möglichst gedrosselt bleiben muß, um eine starke Haftung des Virus und damit die Gefahr stärkerer Neuronophagie zu vermeiden.

Es sind leicht zu durchschauende anatomische und physiologische Ursachen, die die Forderung einer zweckmäßigen Ruhelagerung des Poliomyelitiskranken erklären. Zu dieser Therapie möglichst weitgehender Drosselung der Motorik gehört die Entleerung von Urin und Stuhl aus dem Bauchraum, um dem Zwerchfell — der Atemmuskulatur überhaupt — und der Bauchpresse die Arbeit zu erleichtern. Legt man den Kranken vom ersten Tage ab in ein flaches Schrägbett mit fester Matratze (siehe Abb. 2), entleert man ihm Blase und Mastdarm, schient man Arme und Beine, dann erleichtert man der Muskulatur die Arbeit. Man kann immer wieder beobachten, wie rasch sich allein unter diesen Maßnahmen die Paresen zurückbilden oder fortschreitende Lähmungen aufgehalten werden.

Deshalb muß man bei der Beurteilung medikamentöser Heilerfolge daran denken, daß bei jedem Falle auch schnellste Remissionen der Lähmungen „spontan" möglich sind. Hierbei spielt aber nicht allein die zweckmäßige Lagerung eine Rolle, sondern auch die Möglichkeit einer rascheren Entquellung des Zentralnervensystems.

Es fällt bei den Sektionen das starke Ödem des Rückenmarks auf (H. Heinlein), das bei allen Fällen der Berliner Epidemie bestätigt wurde, sofern es sich nicht um Spättodesfälle (z. B. Eiserne Lunge) handelte. Maßnahmen, die dieses Ödem beeinflussen könnten, z. B. große Infusionen hypertonischer Lösungen, die Fiebertherapie (Munk), Kataplasmen, Schwitzpackungen sind deshalb vom physiologischem Standpunkte aus als therapeutisch zweckmäßig zu bezeichnen, wenn auch im Tierexperiment bisher keine Beweise hierfür erbracht worden sind.

Zu den Maßnahmen der **Vorderhornzellruhe** gehört auch die rechtzeitige Anwendung der Eisernen Lunge, die demnach nicht nur zur Aufrechterhaltung der bereits erloschenen oder erlöschenden Atemfunktion angewandt werden sollte. Nach unseren Erfahrungen hat es sich als sehr zweckmäßig erwiesen, bei einer beginnenden Mitbeteiligung der zervikalen und oberen dorsalen Segmente die Kranken für Stunden in die Eiserne Lunge zu tun, um den gefährdeten Kerngebieten Ruhe zu gönnen [s. S. 104].

Reaktionen der motorischen Ganglienzellen.

Man kann den Aufbau der einen Muskel repräsentierenden Kernsäulen und Kerngruppen (Zentren) im Rückenmark mit einem Hochwald an einem Berge vergleichen (Abb. 3). In ihm gibt es größere und kleinere Kernbäumchen. Auf ein und derselben Isobathe wachsen zahlreiche, verschieden hohe Bäume. Der Virusbefall selbst ist dem der Förleule in diesem Walde ähnlich, er kann von unten nach oben, von oben nach

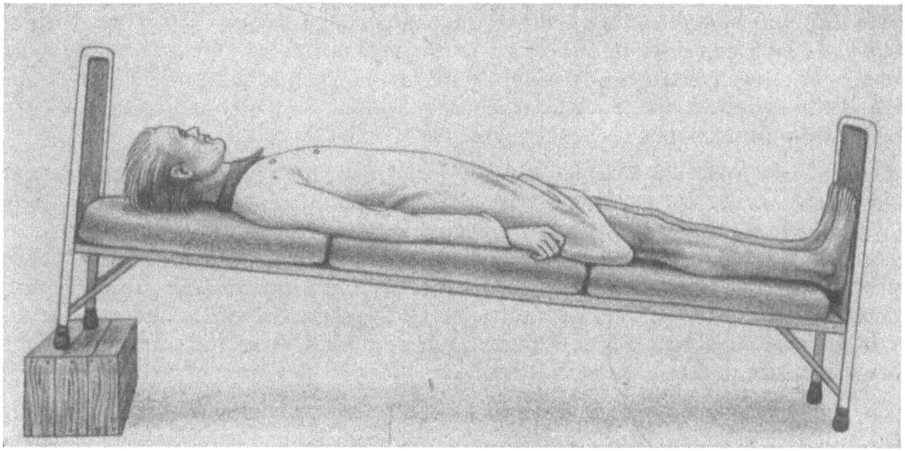

Abb. 2

unten fortschreiten. Es können im ganzen Walde wenige, ja, ein einzelner Baum befallen werden, es können aber auch ganze Schläge auf einmal zugrunde gehen.

So kann das von außen nach dem Zentralnervensystem strebende Virus vom Sakralmark bis ins Kleinhirn und Hirn oder vom Olfactorius bis ins Sakralmark dringen. Es kann auf diesem Wege alle, aber ebenso nur einzelne Kernsäulen befallen und vernichten. Wahrscheinlich kann es sogar nur wie ein Schatten über diesen Hochwald gleiten; die Bäume wie im Sturme biegen, aber keinen brechen. Es ist auch als gesichert anzunehmen (s. S. 5), daß u. U. der „Kernwald" von der „Förleule", d. h. das Zentralnervensystem vom Virus überhaupt nicht erreicht wird, nämlich wenn die Erreger der Poliomyelitis vor Betreten des Zentralnervensystems durch Immunkörper abgefangen werden.

Individuelle, sehr komplexe Ursachen der Immunität und Konstellationen exogener Art wie die eben geschilderten der unzweckmäßigen Aktivierung sind entscheidend für das Einzelschicksal des Erkrankten. Die Unmöglichkeit, diese Dinge in ihrer Gesamtheit rechtzeitig zu übersehen, bedingt die Unsicherheit der Prognose jedes Einzelfalles. Die Erfahrung lehrt, daß neben der vorhergehenden Aktivierung der Motorik Lebensalter, Konstitution und Zeitpunkte der Erkrankung eine große Rolle spielen. Je älter die Kranken sind, desto hartnäckiger und ausgedehnter pflegen die Lähmungen

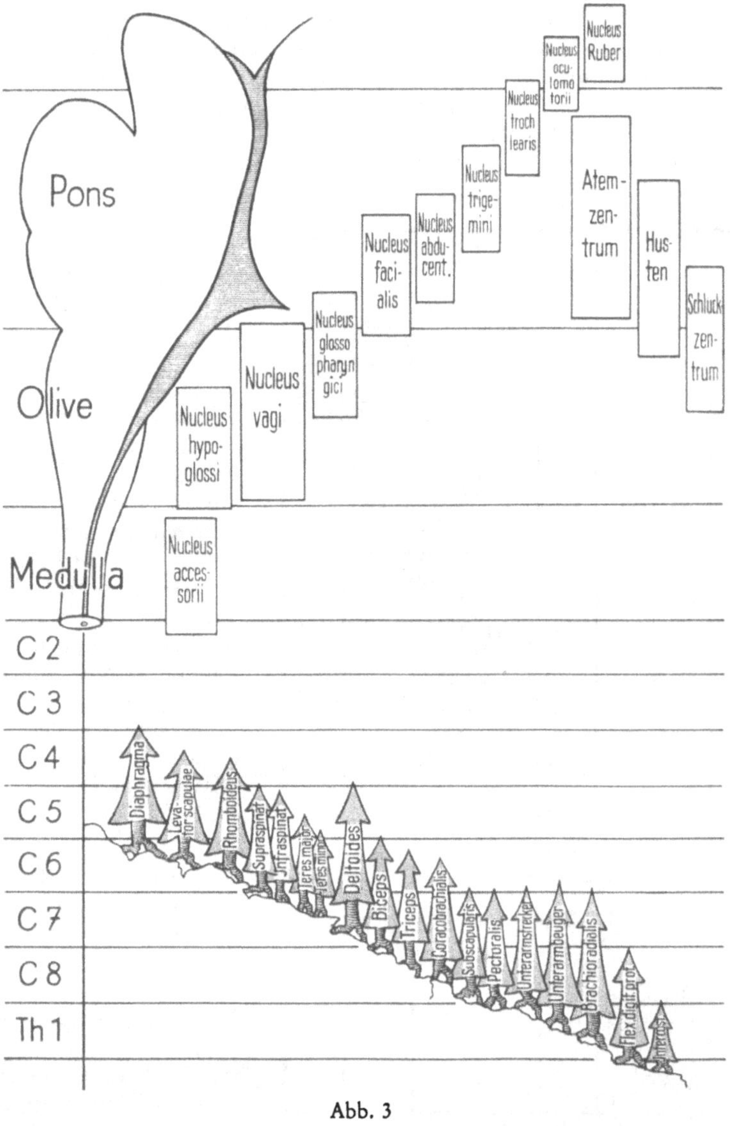

Abb. 3

zu sein. Kräftige „blühend" Aussehende (motorisch aktive?) erscheinen gefährdeter als „trockene" und leptosome Typen. Mit Absinken der Epidemie werden die „schweren" Fälle seltener. Die Nachepidemie 1948 hatte in Berlin eine Letalität von 5,42% gegen 9,04% 1947.

Es ist sehr zweckmäßig, daß der untersuchende Arzt sich über Befallsort, -ausdehnung und -richtung durch immer wieder neue Untersuchungen Aufschluß verschafft. **Jede Einteilung der Poliomyelitis in bestimmte topische Formen wie spinale, bulbäre und zerebrale ist schematisch und verleitet leicht zu oberflächlicher Betrachtung des Einzelfalles.** Es werden besonders leichte Paresen einzelner Muskeln auch in gut geleiteten Kliniken übersehen. Deshalb empfehlen wir die Durchuntersuchung der Muskelfunktionen mit dem Kernsäulenschema in der Hand. Muskel für Muskel wird mittels der beiliegenden Tabellen aufgesucht und elektrisch oder in seiner Betätigung geprüft (Abb. 4, 5, 6, 7). Die Eintönigkeit des Krankheitsbildes nach Überwindung der Infektionskrankheit gibt dem Arzt genügend Zeit, den anatomischen Aufbau der Vorderhörner und den Segmentbezug der einzelnen Muskeln zu rekapitulieren. Darüber hinaus aber wird eine viel wichtigere Frage beantwortet, nämlich die, welche Muskeln überhaupt von der Lähmung betroffen sind, wie weit diese fortgeschritten ist und welche Maßnahmen zur Wiederherstellung noch ergriffen werden können. Die so wichtige richtige Lagerung des Erkrankten hängt allein von der Genauigkeit dieser Muskelfunktionsprüfungen ab, denn ein überdehnter, durch die Poliomyelitis geschwächter Muskel kann sich nicht restituieren. So gehen nachträglich noch Muskeln zugrunde, die man hätte retten können. Es kommt darauf an, jede Muskelfaser zu kennen, bei der sich eine Wiederherstellung der Funktion anbahnt (vgl. Faradisation, Massage und Übungsbehandlung, S. 97).

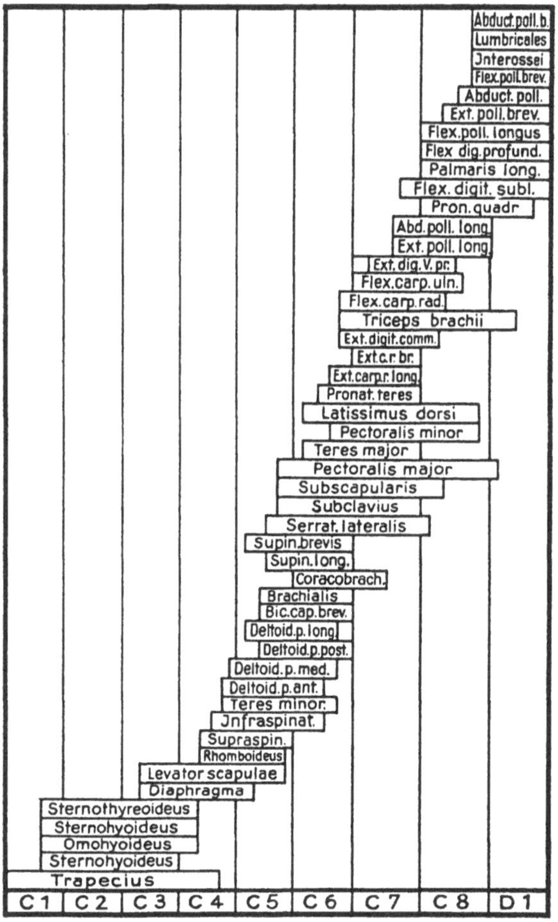

Abb. 4 (nach Förster, aus dem Handbuch der Neurologie, Band III, Springer 1935)

Es liegt auf der Hand, daß die schweren Krankheitserscheinungen im Vorderhorn und an den motorischen Zellen der Oblongata, Pons, Hirnstamm und Hirnrinde starke Umgebungs-Reaktionen zur Folge haben müssen. Ebenso wie das Virus auf seinem Wege von der Eintrittspforte bis zur motorischen Ganglienzelle die verschiedensten Reaktionen an den Schleimhäuten (s. S. 10), Infiltrate an den Meningen, Eiweißveränderungen im Liquor, Ödeme des Hirns und Rückenmarks bewirkt, sieht man auch in der unmittelbaren Nachbarschaft der Vorderhornzellen solche Reaktionssymptome, die im klinischen Bild ihren Niederschlag finden müssen (Katarrhe, Meningismus, psychische Erregungszustände, Somnolenz, Hyperkinesen (selten), Projektionen auf Herz, Kreislauf usw.). Obwohl pathologisch, anatomisch die **reaktiven** Veränderungen am Rückenmarksquerschnitt nicht nur am Vorderhorn zu sehen sind und nach Pette, Steifler, Schenk kein Unterschied im Befallensein der motorischen und sensiblen Hirnnervenkerne besteht, bleibt es doch auffallend, daß die sensiblen und vegetativen Qualitäten nur vorübergehend, nie dauernd alteriert sind. Das kann nur dadurch erklärt werden, daß trotz aller Irritation sämtlicher Nachbarsysteme die motorischen Elemente eine besondere nachhaltige und entscheidende Affinität zum Poliomyelitis-Virus besitzen.

Die Zuordnung der „reaktiven" Vorgänge zur Poliomyelitis und ihre Abtrennung von den spezifischen Ereignissen und Veränderungen an den motorischen Ganglienzellen ist deshalb so erschwert, weil wir noch über keinen schnellen, sicheren und einfachen Poliomyelitis-Virus-Test verfügen. Dadurch ist vor allem die Unzahl der „Rand"-erkrankungen einschließlich der abortiven Form (GSELL, SCHAFER u. a.) während einer Epidemie oder in den Epidemiezwischenzeiten schwer zu beurteilen. Vom Standpunkt der Path. Anatomie aus ist der Beweis einer Poliomyelitis nur dann erbracht, wenn die mikroskopische Untersuchung am Zentralnervensystem die charakteristischen Veränderungen am Rückenmark erbringt. Der Hygieniker wäre zu einer Poliomyelitis-Diagnose schon berechtigt, wenn er im Darm, Urin, Blut, Lymphe, Liquor usw. das Poliomyelitis-Virus nachzuweisen imstande ist. Die sichere Diagnostik des Klinikers ist weit schwieriger (s. S. 73). Wenn die toxische Wirkung des Poliomyelitis-Virus bereits beim Haften des Virus an der Eintrittspforte beginnt und sich von da ab steigern kann, dann müßte man bei großen Epidemien, Fälle zu Gesicht bekommen, bei denen das Schicksal des Kranken überaus rasch nicht nur im benignen, sondern auch im malignen Sinne entschieden wird. So wäre es denkbar, daß es Fälle gibt, bei denen noch keine sichtbaren Veränderungen an den Vorderhornzellen vorhanden sind, obwohl diese funktionell bereits zum Erliegen kommen. Daß es zahlreiche Fälle gibt, bei denen dagegen die Poliomyelitis vorzeitig abgebrochen wird, bei denen also die Immunisierungsvorgänge sehr

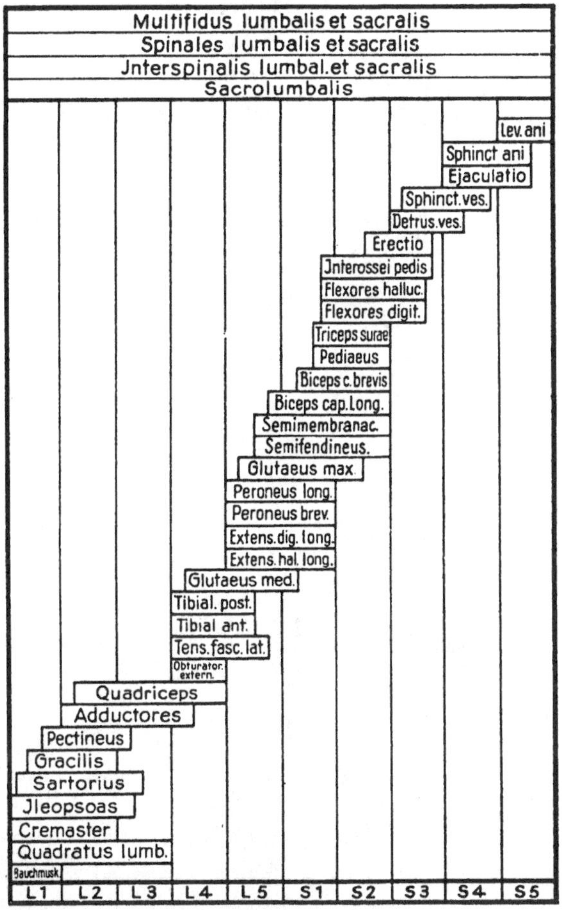

Abb. 5 (nach Förster, aus dem Handbuch der Neurologie, Band III, Springer 1985)

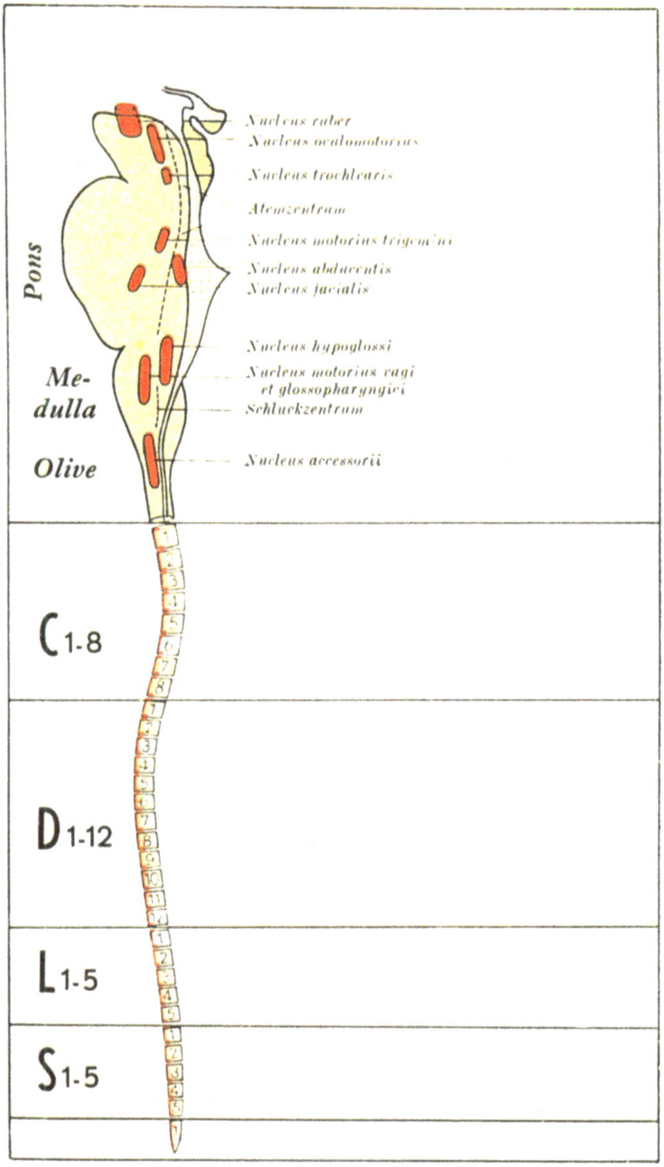

Abb. 6: Schema zur Eintragung der Befallsorte

prompt wirksam werden, ist nicht mehr zu bezweifeln (GSELL, JOPPICH, SCHÄFER, FANCONI, SABIN).

In Richtung der erstgenannten Möglichkeit eines der histologisch sichtbare Schädi-

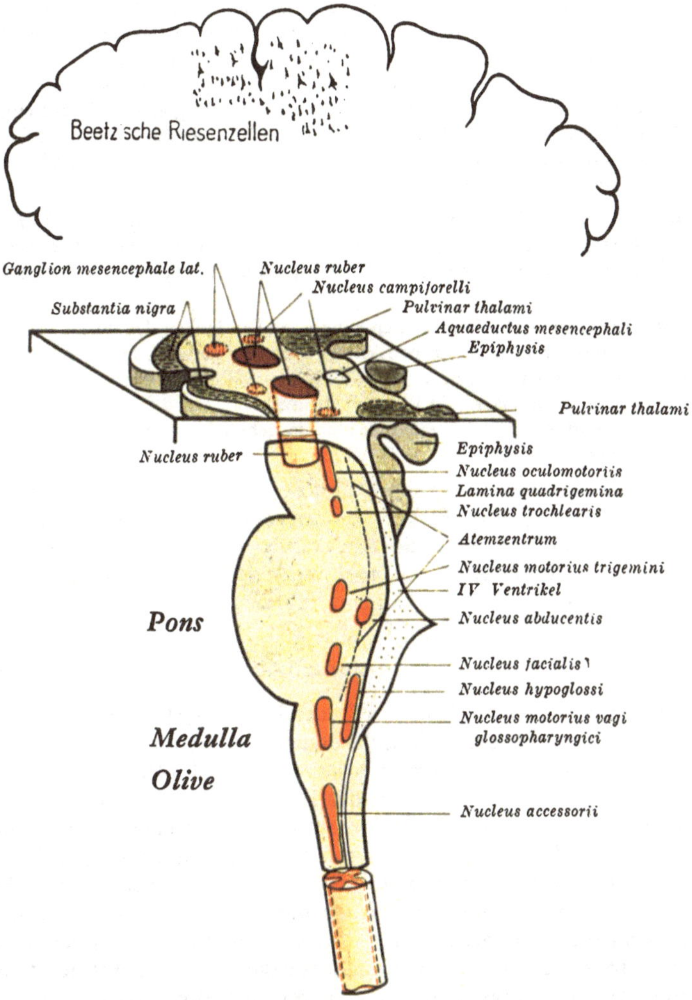

Abb. 7: Schema zur Eintragung der Befallsorte

gung vorauslaufenden funktionellen Versagens sprechen zwei Fälle der Berliner Epidemie, die ich mit allem Vorbehalt anführe:

Fall 4: H. H., 7454'47, 60 Jahre alter Fräser, Spandau.

Bislang gesund. 4. 8. 47 Abriß des linken Daumennagels, deshalb arbeitsunfähig. Wohnt in einer Laube, betätigt sich in seinem Gärtchen. 29. 8. 47 Schwäche in den Beinen, kein Fieber. 31. 8. 47 Lähmung beider Beine. Aufnahme im Krankenhaus. Innere Organe: Kein Fieber, Rachenrötung vermehrt. Lungen, Herz, Leber, Nieren, Milz o. B. Neur. Keine Sensibilitätsstreuung, schlaffe Lähmung beider unteren Extremitäten. Schwäche der Bauch-, Rumpf-, Armmuskulatur. Meningismus aber keine Zellvermehrung im Liquor (!), Pandy Zucker, NaCl, Mastix, WaR usw. o. B. Rascher Fortschritt der Lähmungen, Atemlähmung, exitus letalis. Sektion (Dr. Brandenburg): Mäßige allgemeine Hyperämie im Zentralnervensystem aber histologisch kein abnormer Befund.

Fall 5: E. St., 7712'47, 60 Jahre alte Witwe, Spandau.

Seit 20 Jahren Gelenkrheuma. Seit 1945 50 kg Gewichtsverlust. Zunehmende Verkrümmung der Wirbelsäule. Blutarmut. Seit ein paar Wochen Müdigkeit in den Händen beim Stricken. 3. 11. 47 Fahrt nach Berlin. Am 7. 11. 47 fühlt sie sich krank, nimmt ein heißes Bad, das ihr gut bekommt. 8. 11. will sie das Bad wiederholen. Auf dem Wege zur Badewanne bricht sie zusammen, schleppt sich ins Bett zurück, in dem sie an Armen und Beinen gelähmt am 10. 11. gefunden wird. Aufnahme in der Klinik. Innere Organe: außer einer oberflächlichen Atmung, kein path. Befund, kein hoher Blutdruck RR 120/80. Neurologisch: Meningismus, keine Sensibilitätsstörungen, schlaffe Lähmung der Beine, der Bauch- und Rumpfmuskulatur. Schwäche der Atemmuskulatur und Lähmung der oberen Extremitäten. Liquor: 700/3 Zellen Pandy opal. Mastix. WaR usw. o. B.

Sektion: Aufsteigende Lähmung in Form der Landryschen Paralyse (klin.). Poliomyelitis wurde histologisch ausgeschlossen. Ganglioneuritis (?). Hypostatische Pneumonie beider Lungenunterlappen. Dilatation beider Herzkammern. Hämorrhagische Enterokolitis. Mäßige geschwürige Atheromatose der Bauchaorta.

Histologische Diagnose: Histologisch konnte in allen Höhen des Rückenmarkes, sowie in Olive, Pons, Stammganglien und Großhirnrinde kein krankhafter Befund, insbesondere keine Poliomyelitis festgestellt werden. Leider wurden die Spinalganglien und Spinalnerven nicht herausgenommen und so einer Untersuchung entzogen. Es ist stark anzunehmen, daß die klinischen Befunde ihre Ursache in einer Ganglioneuritis haben. Aus der Anamnese geht hervor, daß die Patientin ein sogenanntes chronisches Gelenkrheuma gehabt hat.

In diesen Fällen sprechen für die Diagnose Poliomyelitis trotz Fehlens von einigen wichtigen Symptomen wie Fieber, Liquorveränderungen (!) und im ersten Falle normalem histologischer Befundes die rasch verlaufenden aufsteigenden schlaffen Lähmungen ohne Sensibilitätsstörungen und das Herkommen aus einer besonders stark Poliomyelitis verseuchten Gegend Spandaus.

Viruswirkungen außerhalb der Prädilektionsstellen.

Auf der Suche nach außerhalb des Zentralnervensystems sich abspielenden, virusspezifischen Vorgängen sind klinisch brauchbare Symptome auch in neuerer Zeit nicht entdeckt worden. Es lassen sich keine hämatologischen Regeln aufstellen, obschon im allgemeinen trotz der Höhe des Fiebers keine Leukozytosen oder septischen Verschiebungen im Blutbild zu finden sind. Die Unsicherheit auf hämatologischem Gebiete bei der Poliomyelitis geht schon allein daraus hervor, daß unabhängig von Schwere und Verlauf auch erhebliche Abweichungen im Sinne der Linksverschiebung und der Leukozytose vorkommen. Auch das Sternalpunktat hat keine besseren Erkenntnisse und Einblicke geschaffen. Wir haben es systematisch bei beiden Epidemien (1947/48) verfolgt. Es ist allerdings hinzuzufügen, daß ein Vergleich mit den Ergebnissen von 500 Hämogrammen bei anderen Infektionskrankheiten aus den Jahren 1945—1948 darauf hindeutet, daß die hämatologisch faßbare Abwehrbereitschaft der Bevölkerung sich gegenüber früher geändert haben muß.

Niemals sieht man Hautblutungen im Sinne einer toxischen Gefäßwandschädigung, allenfalls umschriebene Vasodilationen aber keine Gefäßlähmungen wie man sie bei Barbitursäurevergiftungen sieht. Roseoläre Exantheme sind wiederholt beschrieben worden und konnten in dieser Berliner Epidemie gelegentlich bestätigt werden.

An den inneren Organen selbst verlangen die katarrhalischen Darmerscheinungen besondere Beachtung und ein besonderes Interesse, deshalb ist der Fall 7712/47 besonders problemreich, zumal bei der Sektion eine hämorrhagische Enterokolitis aufgedeckt wurde.

Bleibende Schädigungen der Leber und der Niere*) sind nicht beobachtet worden, die Milz weist mitunter eine Vergrößerung auf. Daß Fieber, erschwerte Atmung und der Poliomyelitis-Infekt selbst Herz und Kreislauf in Mitleidenschaft ziehen, ist verständlich. Auffallend ist, daß man im Extremitäten EKG keine Veränderungen findet, während das BrustwandEKG Schädigungen des rechten Ventrikels und des intraventrikulären RLS nachweisbar macht (Borowski). Hierbei stehen die Eiserne Lungefälle an erster Stelle.

Die Annahme, daß die Kreislaufzentren in der oblongata, pons oder Stammganglien durch das Poliomyelitis-Virus zum Erliegen gebracht werden können, ist zwar sehr verbreitet, scheint mir aber nicht erwiesen. Ich habe bei 34 Fällen die Kreislaufverhältnisse bis zum Herzstillstand verfolgt und registriert. Vor dem Einführen der Eisernen Lunge sind die Kranken erstickt, d. h. die Atmung hörte immer längere Zeit vor dem Herzstillstand auf. Die Kreislaufzentren erweisen sich als besonders stabil. Bei künstlicher Belüftung kehrt, weil der Kreislauf den Atemstillstand überdauert, sogar das Bewußtsein wieder zurück. Auch Stein kommt auf Grund seiner Obduktionsergebnisse zu dem Schluß, daß die Todesursache stets eine zentrale Atemlähmung war. Er glaubt aber, daß zwischen den Fällen die ohne Eiserne Lunge starben und denen, die in der Eisernen Lunge beatmet wurden, ein Unterschied bestand.

Das Verhalten des Kreislaufes unter den Bedingungen der Eisernen Lunge verdient eine besondere Besprechung. Stein gibt die tatsächlichen Verhältnisse ungenau wieder. Von einer Zusammenpressung des Brustkorbes durch den Druckanstieg in der Eisernen Lunge kann keine Rede sein. In der Eisernen Lunge wird durch die Einleitung des Unterdruckes (Inspirationsphase) der Brustkorb gegen seine Eigenelastizität von innen her gedehnt. In der Exspirationsphase entsteht in der Eisernen Lunge derselbe Druck wie außerhalb, so daß die Eigenelastizität den Brustkorb zur Gleichgewichtslage zurückschnellt.

Störungen von seiten des Kreislaufes in der Eisernen Lunge müssen dann entstehen, wenn die künstliche Atmung auf Unter- oder Überventilation beruht. Unterventilation erkennt man an der Zyanose, Überventilation an dem Hellrotwerden des Gesichtes und der Lippen sowie an der rasch einsetzenden Bewußtseinstrübung und Pupillenverengerung (s. S. 54f).

Wie wenig der Kreislauf bei gut einregulierter künstlicher Beatmung in der Eisernen Lunge alteriert zu werden braucht, erkennt man an dem Verhalten des Blutdruckes und des EKGs sowie an den Erfolgen der Therapie, die Stein zu bestreiten scheint.

Der Tod in der Eisernen Lunge tritt nicht blitzartig auf. Wenn es schließlich zu einem Kreislaufversagen kommt, so darf man trotzdem dieses Versagen nicht der Erlahmung des Herzens und der Peripherie durch Virustoxine zuschreiben, etwa wie beim Typhus oder bei Diphtherie, sondern nur den Schwierigkeiten, eine Feinstregulation der Blutverteilung bei langandauernder künstlicher Beatmung zu erzielen. Außerdem spielen die sekundären Schäden wie Dekubitalsepsis und Pneumonie eine Rolle. Beachtet man dauernd die Ventilationsgröße, vermeidet man einen Dekubitus in der Eisernen Lunge, dann ist man auch bei schwerster peripherer (zervikaler) Atemlähmung in der Lage, die Gelähmten monatelang künstlich zu beatmen und zu retten.

Hieraus ergibt es sich, wie unnötig eine schematische, „prophylaktische“ Anwendung von Herzglykosiden oder von Kreislauftonicis ist. Erst die Komplikationen der sekundären Infektionen bringen Herz und Kreislauf wirklich in eine besondere Gefahr.

---

*) Misgeld sah auffallende Steindiathesen in den Nieren bei Fällen, die mit Sulfonamiden behandelt wurden.

Während im Beginn der Poliomyelitis sehr häufig Lähmungen von Blase und Mastdarm auftreten und dann die beschriebene Aufmerksamkeit verdienen (bessere und leichtere Atmung nach Entleerung von Blase und Mastdarm) spielt sich ihre Funktion trotz Weiterbestehens von Vorderhornschäden im zugeordneten Segment langsam wieder ein, so daß man niemals bleibende Defäkations- und Miktionsbeschwerden zu Gesicht bekommt, wieder ein Beweis für die Selektion einer bestimmten Zellgruppe. In keinem der geschlechtsreifen männlichen Fälle der Berliner Epidemie blieb eine Erektionsschwäche zurück.

Nach den Untersuchungen von Roswita SCHEIDEL erkrankten $^2/_3$ der Frauen im geschlechtsreifen Alter im Menstrum, 5 in der Schwangerschaft. Ein eindeutiger Einfluß auf den Ablauf der Poliomyelitis konnte nicht ermittelt werden.

Obwohl sich reaktive Veränderungen (leukozytäre Infiltrationen, Gewebsherde usw.) nicht nur an Rückenmark, oblongata, pons und Kleinhirn, sondern auch an den Stammganglien (mit Ausnahme des n. caudatus) abspielen (REDLICH, PETTE, KÖRNYEY, HECHST), sind doch klinisch keine experimentellen Ergebnisse über Fehlsteuerungen auf vegetativem Gebiete zu zeitigen. Erneut wurde die Frage der abnormen Schweißsekretion, des Wasser-, Kochsalz- und Zuckerstoffwechsels studiert und besonderer Bedacht auf etwaige Organerkrankungen durch zentrale Dysfunktionen im Sinne von SPERANSKY, VEIL und STURM gelegt, ohne den geringsten Beweis für die Richtigkeit jener Theorien zu erbringen.

Schon die viel genaueren experimentellen Ergebnisse, die HESS in Karlsruhe 1948 vortrug, zeigten, daß selbst erhebliche und dauerhafte Läsionen jener Regionen des Zentralnervensystems dem vegetativen Nervensystem sehr wenig oder kaum Schaden zufügen. Die Aufrechterhaltung jener lebenswichtigen zentralnervösen Steuerung ist offensichtlich ganz besonders gesichert. Deshalb können bei dem „spezifischen" Angriff des Virus auf seine Prädilektionszellen die „unspezifischen" Nebenreaktionen des benachbarten Gewebes die vegetativen Leistungsautomatismen nicht aus den Angeln gehoben werden.

Daß die Begleitsymptome, das Hirnödem, die Liquorveränderungen auch das psychische Verhalten der Poliomyelitiskranken in Mitleidenschaft ziehen können, bedarf keiner besonderen Erklärung. Das Bewußtsein kann in allen Graden bis zur tiefen Somnolenz getrübt sein. Halluzinatorische Erregungszustände trüben allein schon durch die damit verbundene vermehrte Psychomotorik die Prognose der Lähmungen; seelische Abweichungen aber bleiben in keinem Falle zurück. Das gleiche gilt von choreatischen Erscheinungen.

Galvanisation und Faradisation.

Die in alle Einzelheiten gehende Muskelfunktionsprüfung ist für das weitere Schicksal des im Fieberstadium gelähmten und nunmehr rekonvaleszenten Patienten von weittragender Bedeutung. Sie bildet die Voraussetzung für die Übungs- und orthopädische Nachbehandlung. Während schon von Beginn der Erkrankung an durch die zweckmäßige Lagerung und Schienung jede Überanstrengung der vom Virus befallenen Neurone vermieden werden sollen, soll nach Abklingen des akuten Stadiums nach Möglichkeit wieder das physiologische Gleichgewicht zwischen Agonist und Antagonist erreicht werden. Es muß nach Überwindung der ersten Krankheitsphase die Restitution der um ihre funktionelle Existenz noch ringenden Muskulatur aktiv unterstützt werden. Zunächst prüfe man jeden einzelnen Muskel faradisch und galvanisch mit der bipolaren Methode, bei der der Muskel der Länge nach zwischen zwei Elektroden durchströmt wird. Ist bei faradischer Reizung eine Kontraktion des

Muskels zu erzielen, und bei galvanischer Durchströmung bei Kathodenschließung eine blitzartige Zuckung eingetreten, dann ist der Muskel mit einer genügenden Anzahl intakter VHZ verbunden. Ist dagegen keine Kontraktion des Muskels durch faradischen Strom zu erzielen, so muß man, gleichgültig ob bei galvanischer Reizung noch prompte Zuckungen auftreten, bereits eine Kernschädigung annehmen.

Die nächste Etappe der Entartungsreaktion, die den Zerfall der Vorderhornganglienzellen ankündigt, ist die Umkehr des Pflügerschen Zuckungsgesetzes (KSZ > ASZ > AÖZ > KÖZ). Entsprechend der Möglichkeit, daß nicht immer alle in gleicher Höhe liegenden Kernbäumchen von Poliomyelitis-Virus benagt werden und im Hinblick auf die plurisegmentale Versorgung eines jeden Muskels wird aus dem Ergebnis der elektrischen Untersuchung geschlossen werden können, ob der funktionell gelähmte oder stark atrophische Muskel noch Aussicht auf Restitution hat. Der zu prüfende Muskel darf nicht in Überdehnungsstellung liegen.

Sehen wir nach faradischer keine, aber bei galvanischer Reizung noch prompte Muskelkontraktionen, dann kann man damit rechnen, daß noch einige Vorderhornzellen funktionsbereit sind und dann ist geduldiges Training dieses Muskels erfolgversprechend. Nur bei vollständigen galvanischen Entartungen ist weitere Behandlung des Muskels zwecklos.

Die Übungsbehandlung im Tauchbad, Massage und Gymnastik haben die Elektrobehandlung in den Hintergrund treten lassen. Es erscheint mir jedoch sehr fraglich, ob man ihrer gänzlich entraten kann. Meine Erfahrungen gehen dahin, daß Massagen und Training erst dann der Elektrotherapie überlegen sind, wenn das Volumen des betroffenen Muskels wieder zuzunehmen beginnt. Im Anfang wird man die eingetretene Muskelatrophie nur durch elektrische Reizung überwinden können, sofern der Muskel noch zur Kontraktion gezwungen werden kann.

Eine besondere **diätetische** Behandlung des akuten oder des Restitutionsstadiums kennen wir nicht. Daß der eingetretene Muskelschwund eine vollwertige mineral-, vitamin- und kalorienreiche Nahrung erfordert, wird niemand bezweifeln. Daß besondere Medikamente noch nach Monaten (zur Linden) Lähmungen verblüffend schnell zu beseitigen in der Lage sein sollen, wird jeden, der über Kenntnisse in Anatomie und Physiologie des Zentralnervensystems verfügt, mit Skepsis erfüllen.

Pathophysiologische Grundfragen apparativer Beatmung und Beziehungen zwischen Muskelaktivität und Lähmungserscheinungen

Von Paul Kühne

Einige Fragen aus der vorstehenden Arbeit (1) erscheinen wegen des ihnen innewohnenden immanenten Interesses einer gesondert zusammenfassenden und soweit möglich physiologisch unterbauten Darstellung würdig. Dies wäre zunächst die Frage der prognostischen Beeinflussung des Krankheitsverlaufes der Poliomyelitis durch Muskelaktivität während der Prodromalzeit. TIETZE hat die Vermutung ausgesprochen daß Stoffwechsel- und Ermüdungsprodukte, die bei Betätigung und dementsprechender Reizung der Ganglienzellen auftreten, die Neuronophagie begünstigten. Mit dieser Annahme nun lassen sich eine ganze Reihe von Phänomenen auf einen gemeinsamen Nenner bringen, die bei der historischen Entwicklung des Krankheitsbildes wie auch im klinischen Verhalten der Krankheit beobachtet werden.

Als Ausgangspunkt der Betrachtung muß zunächst wiederholt werden, daß es heute als gesichert zu gelten hat, daß die Prognose sowohl hinsichtlich der Letalität als auch der Ausdehnung und Persistenz der Lähmungen durch vorausgegangene körperliche und seelische Anstrengungen verschlechtert wird (2; 3). Es ist dabei offenbar ohne Belang, ob während der Anstrengungen Prodromalsymptome der Krankheit bestanden haben oder ob dem Ausbruch keine Vorkrankheit vorausgegangen war. Deshalb erscheint es zweckmäßig, den Begriff Prodromal**zeit** für diese Betrachtung einzuführen. Damit soll gesagt sein, daß es sich um Muskelaktivitäten handelt, die in der Phase der Inkubationszeit abgelaufen sind, der. die Prodromalsymptome, wenn sie auftreten, entsprechen.

TIETZE (1) berichtet nun weiterhin über eine Korrelation zwischen exzessiver Betätigung bestimmter Muskelgruppen in der Prodromalzeit und der Lokalisation der späteren Lähmungen. Diese Beobachtung ist dem Verständnis leicht zugänglich. Denn wenn eine allgemein-körperliche Muskelanstrengung die Prädisposition zu einem erschwerten Krankheitsverlauf einer sich fast ausschließlich an den motorischen Vorderhornzellen pathologisch entfaltenden Krankheit schafft, so sollte die lokale physiologische Reizung bestimmter Segmente bei exzessiver Betätigung der zugehörigen Muskelgruppen auch an den betroffenen Segmenten eine spezielle Prädisposition schaffen können.

An dieser Stelle darf allerdings nicht verschwiegen werden, daß uns bisher jeder experimentelle Beweis dafür fehlt, ob die angeregte Aktivität der Ganglienzellen selbst der entscheidende pathogene Faktor in dem vieldeutigen Begriff „Anstrengung" ist. Wenn man die Ermüdung dabei im Auge hat, müßte man von physiologischen Erfahrungen aus diesen Zusammenhang ablehnen, da sich im Experiment zeigt, daß in der Aktionseinheit Nerv-Muskel die nervösen Elemente gegenüber den muskulären praktisch unerschöpflich sind. Körperliche Ermüdung ist also wesentlich Muskelermüdung, während sich durch die Aktivität der nervösen Elemente offenbar keine länger bestehen bleibenden Stoffwechselschlacken in Ganglienzellen oder Synapsen anhäufen. Es ergibt sich also die Notwendigkeit, den Gedanken an in der Ganglienzelle durch

Anstrengung entstehende **Ermüdungs**produkte fallen zu lassen und statt dessen sein Augenmerk auf die bei der eigentlichen Tätigkeit der Zellen ablaufenden Vorgänge zu richten. Es muß dabei an erster Stelle an die Freisetzung von Acetylcholin und an die periodischen Schwankungen der Ionenpermeabilität der Nervenbahnen und Ganglienzellen umhüllenden Membranen, wie sie im Zusammenhang mit der elektrischen Natur der Nervenerregung auftreten, gedacht werden. Es ergibt sich so mit einiger Sicherheit, daß durch die „Anstrengung" nicht ein über längere Zeit weiterwirkender prädisponierender Zustand geschaffen wird, sondern daß die schädliche Einwirkung auf die Zeit der tatsächlichen Dauererregung der Ganglienzellen beschränkt sein muß. Der Begriff der **Prä**disposition wäre demnach nur sehr bedingt anzuwenden, denn es besteht ja eigentlich nur ein **dis**ponierendes Moment, das also bereits ein wesentlicher Teil des klinisch noch nicht manifesten Krankheitsablaufes ist.

Nach dieser notwendigen Eingrenzung des Begriffes der prädisponierenden Ganglienzellaktivität auf ein disponierendes Moment ohne nachdauernde Wirkung muß der beobachteten Korrelation zwischen aktiviertem Segment und Lokalisation der Lähmungen als einschränkende Bedingung die Beziehung zwischen Zeit der Aktivität und Prodromalzeit hinzugefügt werden. Es erhebt sich dadurch aber kein Grund, diese Zusammenhänge überhaupt in Zweifel zu ziehen.

Auch die beobachtete Korrelation zwischen der epidemiologisch-historischen Verschiebung des durchschnittlichen Erkrankungsalters von den Kleinstkindern zu den Jugendlichen und Erwachsenen hin (4; 5) und der von kaudal nach kranial vor sich gegangenen Verlagerung der vorwiegend von der Lähmung betroffenen Segmente (6) kann unter den hier aufgezeigten Gesichtspunkten verstanden werden. Mit dem Heranwachsen des Menschen verschiebt sich nämlich auch das Schwergewicht der muskulären Beanspruchung. Das Vorherrschen der Lauf- und Springbewegungen, also der Tätigkeit der Muskulatur der unteren Körperhälfte im Kindesalter geht allmählich in die überwiegend manuelle Tätigkeit der jugendlichen und vor allem der arbeitenden erwachsenen Bevölkerung über. Um Mißverständnissen vorzubeugen, muß gesagt werden, daß es nicht allein auf eine stärkere Beanspruchung der oberen Extremitäten beim durchschnittlichen Erwachsenen ankommt, sondern daß mit dem Verlust der Jugendlichkeit auch das Interesse an exzessiven Laufbewegungen nachläßt und vor allem die dafür nötige Zeit fehlt. Dies hieße also mit anderen Worten, daß die Kranialwärtsverlagerung der Lähmungslokalisation nicht Schwankungen des „Genius epidemicus" zuzuschreiben ist, sondern daß sie auf dem andersartigen muskulären Beanspruchungstyp des heute zahlenmäßig stärker betroffenen älteren Menschen beruht. Auch hier wäre also die prodromalzeitliche Aktivität der pathologisch reagierenden Vorderhornzellen Angelpunkt des Verständnisses.

Nachdem nun mit ziemlicher Sicherheit zu schließen ist, daß Aktivität der Vorderhornzellen nicht disponierend wirken kann, bevor Virus in den Körper eingedrungen ist, ja, daß dies wahrscheinlich erst im letzten „prodromalen" Teil der Inkubationszeit möglich ist, erhebt sich die Frage, wie weit derartige disponierende Faktoren noch während der eigentlichen manifesten Krankheit wirksam sein können. Von allgemeinen klinischen Beobachtungen aus eine Antwort auf diese Frage zu geben, fällt schwer, weil die durchgehend auferlegte Bettruhe Besonderheiten der Vorderhornzellaktivität nicht aufkommen läßt. Insofern läßt sich eine genaue zeitliche Grenze der Vorderhornzellanfälligkeit nicht recht bestimmen, während des ganzen meningitischen Stadiums dürfte diese allerdings bestehen. Die ungünstigen Erfahrungen mit dem motorisch erregenden Strychnin, von denen auch Tietze (1) einige Fälle anführt, sprechen allerdings im Sinne eines unfreiwilligen Experimentes für ein längeres Erhaltenbleiben des hier untersuchten disponierenden Faktors, weshalb auch auf die Gefahr der Auslösung prätetanischer Zustände durch künstliche Beatmung in der eisernen Lunge hingewiesen zu werden verdient.

Wird nämlich ein Atmungsgelähmter in der eisernen Lunge beatmet, so ist sein physiologisches Ventilationsbedürfnis nicht mehr der Schrittmacher des Atemrhythmus und der Ventilationsgröße. Die äußere Mechanik der Atmung bringt also die zwei Gefahren der Überventilation und der Unterventilation mit sich. Die Beeinträchtigungen durch solche in geringeren Graden nicht immer leicht zu erkennenden Zwischenfälle hängen nun im Gegensatz zu einer weitverbreiteten Meinung (7) nur zu einem geringen Teil mit der Deckung des O_2-Bedarfes zusammen. Wesentlicher ist die CO_2-Verarmung des Körpers bei Überventilation. Der letzteren muß überhaupt das stärkere Gefährdungsmoment zugesprochen werden.

Es sei deshalb hier kurz beschrieben, was Überventilation durch freiwillig beschleunigte und vertiefte Atmung am Gesunden bewirkt: etwa 10 Minuten nach Beginn des Versuchs stellen sich die ersten parästhetischen Sensationen ein, einige Minuten später wird das Trousseausche Zeichen auslösbar und bald darauf treten Spasmen der Extremitäten auf (8). Auch das Chvosteksche Phänomen wird positiv. Alle diese tetanischen Erscheinungen sind auf die Entionisierung des Kalziums im Blute zurückzuführen und damit Ausdruck einer erhöhten Erregbarkeit des Nervensystems.

Bei nicht gut kontrollierter Beatmung mit der eisernen Lunge können also Bedingungen geschaffen werden, die der Strychninmedikation durchaus ähnlich, nur an Intensität wesentlich überlegen sind. Jedenfalls bedeuten sie aber eine pathologische Alteration der Funktion eines durch den Angriff des Poliomyelitis-Virus bereits schwer geschädigten Organsystems. Wenn nun auch angenommen werden darf, daß Hyperventilationen in der eisernen Lunge im allgemeinen rechtzeitig genug erkannt werden, um das Eintreten tetanischer Zustände zu verhindern, so dürfte doch langdauernde aber mäßige Hyperventilation kein allzu seltenes Ereignis sein. Die anfängliche Symptomarmut der Hyperventilation zusammen mit dem psychologischen Moment, das eine Atem**lähmung** bzw. deren Behebung beim Pflegepersonal auslöst, dürften die Gründe dafür sein. So darf man mit einigem Recht erwarten, daß prätetanische Zustände in der eisernen Lunge keine Seltenheit sind. Tatsächlich sind während der Epidemie sogar gelegentlich Krampfanfälle in der eisernen Lunge beobachtet und richtig als alkalämische Tetanie gedeutet worden (7). Für das Vorherrschen der Überventilation spricht die an gleicher Stelle erwähnte Beobachtung, daß die Patienten meist eine auffallend hellrote Gesichtsfarbe während der künstlichen Beatmung zeigten. Damit entsteht aber nach klinischen Erfahrungen ein Gefahrenmoment, das lähmungsverschlimmernd wirkt.

Die Ursache der für die Tetanie bzw. die prätetanischen Zustände verantwortlichen Hypokalzämie liegt in der durch übermäßige Abatmung von CO_2 bedingten Alkalämie, der Verschiebung der potentiellen, wenn nicht gar der aktuellen Reaktion des Blutes zum Alkalischen hin. Dadurch wird zwar der Gesamtkalziumspiegel des Blutes nicht beeinflußt, wohl aber der reaktiv entscheidende ionisierte Anteil des Gesamtkalziums gesenkt zugunsten des molekular gebundenen Teiles. Das Absinken des CO_2-Druckes in der Alveolarluft und damit im Blute ist also der entscheidende Faktor für die Erklärung der durch Hyperventilation entstehenden Beeinträchtigungen. O_2-Überschuß wird hingegen in geradezu exzessiver Weise ohne Schädigungen ertragen. Atmung von reinem Sauerstoff über drei Tage ruft bei Menschen nur mäßige Beeinträchtigung hervor. (9). Bei therapeutischen Versuchen haben Anämiekranke 8—20 Tage lang Luftgemische von 70—100 % O_2-Gehalt geatmet (10). Im Tierexperiment entstehen gemeinhin erst bei Atmung von reinem Sauerstoff unter **Überdruck** Pneumonosen (11). Im Ganzen ergibt sich aus der Literatur, daß erst bei O_2-Partialdruck über 425—450 mm Hg (= 60% O_2 bei Atmosphärendruck) eine Gefährdung besteht (9) (12), Bedingungen, die bei apparativer Beatmung mit normaler Luft unter Normaldruck nicht erreicht werden können.

Die Senkung der Blutkohlensäure bewirkt gleichzeitig neben dem leichten aktuellen und starken potentiellen Absinken der Wasserstoffionenkonzentration eine stärkere Alkalinität des Urins als Folge der Retention fixer Säuren. Die Ammoniakausscheidung im Urin sinkt schlagartig bis auf ein Drittel ihres Ausgangswertes ab (siehe Abb. 1).

Abb. 1. Wirkungen freiwilliger Hyperpnoe auf Alveolarluft, Blut und Urin. Kompensierende Reaktionen auf Alkalämie.

Zeit in Minuten; Partialdruck CO_2 in mm Hg; CO_2 im Plasma in Volum% (ccm CO_2 Gas ausgetrieben durch Milchsäure aus 100 ccm Plasma); Blut und Harn pH (getrennte Skalen); Ammoniakausscheidung im Urin in ccm n/10 Lösung (1 ccm = 1,4 mg Ammoniumstickstoff.) Die Ausscheidung von Ammoniumsalzen gibt ein Maß ab für die Ausscheidung von sauren Stoffwechselprodukten, ihr Absinken zeigt daher die kompensatorische Retention von fixen Säuren bei Alkalämie durch CO_2-Verarmung an. Bei konstanter Stickstoffbilanz addieren sich Harnstoff-N und Ammoniumsalz-N zu einer Konstante, sodaß die Schwankungen der Ammoniumausscheidung nur kompensatorischen Charakter haben können bei der Aufrechterhaltung der Reaktion des Blutes, also eine synergistische Funktion der Niere zur CO_2-Abatmung durch die Lunge darstellen.

Gesteigerte Atmung beginnt bei 10 und endet bei 38 Minuten. (Grant und Godman, Amer. J. Physiol. 1920 nach Wright[8])

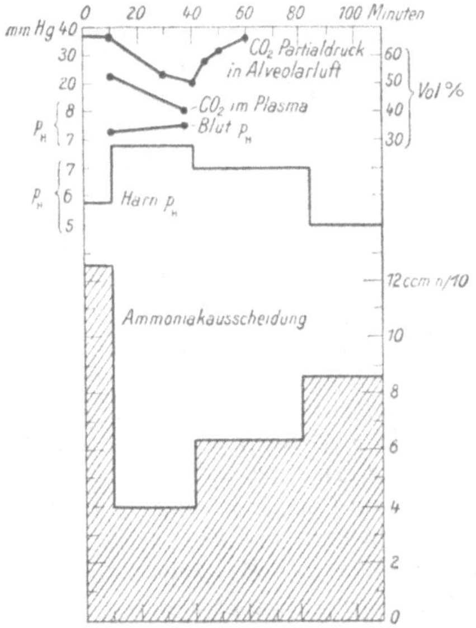

Abb. 1

Weitere Wirkungen der Überventilation beim Menschen sind (8) Leukozytose, Hyperglykämie, verstärkte Diurese (die wahrscheinlich eine Folge gesteigerter Durchblutung der Niere als Wirkung nervös erregter Vasodilatation ist), gesteigerte Phosphatausscheidung und das Auftreten von Azetonkörpern im Urin. Dies sind ziemlich erhebliche Veränderungen, deren Restitution zum Normalen auch beim Gesunden lange regulatorische Nachschwankungen von abwechselnder Hyper- und Apnoe mit sich bringt (siehe Abb. 2), weil der entscheidende Atmungsreiz (CO_2-Spannung des Blutes) sich sehr viel langsamer restituiert als der schwächere akzessorische Reiz (O_2-Mangel) auftritt. Es folgt dabei einer Apnoe immer eine O_2-Mangel-Hyperpnoe, die sehr bald wieder in eine Apnoe übergeht, weil das O_2-Bedürfnis zwar schon befriedigt, der CO_2-Verlust jedoch noch immer nicht ausgeglichen ist, im Gegenteil in den hyperpnoeischen Phasen sogar jedesmal eine nochmalige Senkung erfährt. Wenn man bedenkt, daß dem atmungsgelähmten Patienten in der Eisernen Lunge sämtliche Möglichkeiten der physiologischen Regulation genommen sind, so läßt sich leicht verstehen, wie stark und andauernd durch eine einmalige Überventilation sein Stoffwechsel und Blutchemismus dysreguliert werden können.

Es gehört aber zum Verständnis der Schädigungsmöglichkeit durch eine falsche Ventilationsgröße bei der Beatmung mit der Eisernen Lunge als wohl entscheidendster Faktor die regulative Koppelung von Kreislauf und Atmung hinzu. Die CO_2-Spannung

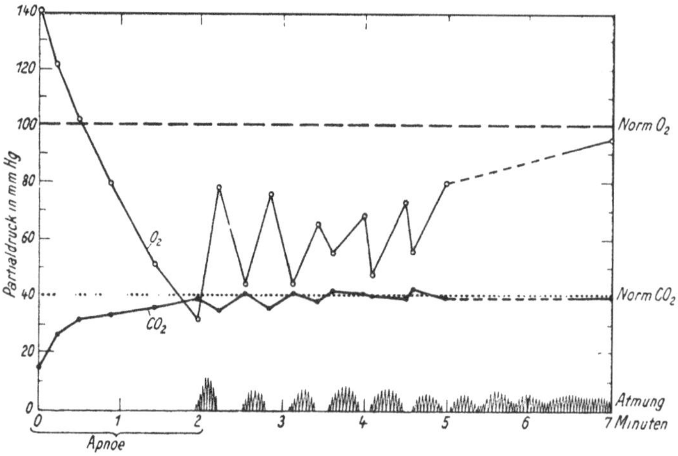

Abb. 2. Veränderungen des Atemrhythmus und der Partialgasdrucke in der Alveolarluft nach gesteigerter Atmung von 2 Minuten Dauer (Douglas und Haldane nach Wright[8])

des Blutes wirkt nicht nur auf die nervöse Steuerung der Atmung regulierend, sondern auch auf die Herz- und Vasomotorenzentren der Medulla. Der Reizmangel bei hyperventilatorischem Absinken der CO_2-Spannung löst Blutdrucksenkung und Vasodilatation der peripheren Gebiete aus (siehe Abb. 3). Noch erheblicher sind die Anforderungen an den Kreislauf durch Unterventilation, also O_2-Mangel plus CO_2-Anhäufung, die in Blutdrucksteigerung und Vasokonstriktion weiter Gebiete bestehen. Selbstverständlich machen bei beiden Ereignissen die nervösen Herzfrequenzimpulse die zugeordneten Schwankungen mit.

Dabei muß erwähnt werden, daß die Schwankungen des CO_2-Gehaltes des Blutes — beim Menschen offenbar stärker als bei den Versuchstieren — in den Arteriolen der Haut durch direkten Angriff Wirkungen auslösen, die den Impulsen der Kreislaufzentren entgegengesetzt sind, diese also, vor allem anfänglich, kompensieren. Daher ist weder die Durchblutungsgröße der Haut, noch der Blutdruck als einwandfreies Kriterium zur Regulation künstlicher Beatmung brauchbar.

So ist also für die Regulation — sowohl zentral wie peripher — der CO_2-Gehalt, für den Bedarf, also das eigentliche Ziel der Atmung, naturgemäß der O_2-Gehalt maßgebend. Unter physiologischen Bedingungen müssen sich die beiden Größen stets

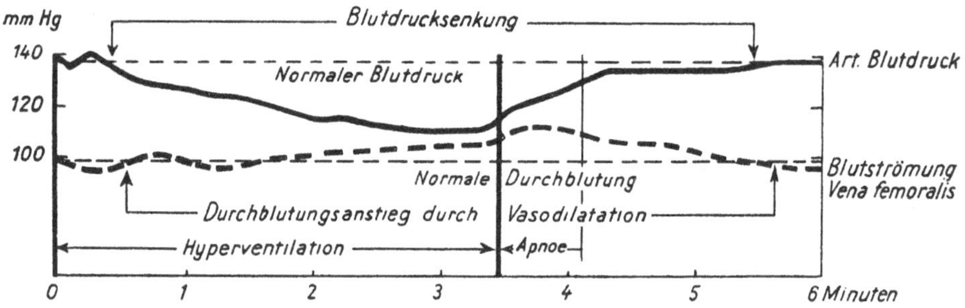

Abb. 3. Blutdruck und Durchblutung des Beines bei Hyperventillation mittels Atempumpe. Hund in Urethannarkose. (Schematisiert nach Rein[13])

decken. Bei unphysiologischer, apparativer Beatmung jedoch können sie divergieren. Während nämlich der Sauerstoffgehalt des Blutes durch physikalische Lösung von O_2 im Plasma wegen dessen minimaler Löslichkeit nicht wesentlich erhöht werden kann — das O_2 Bindungsvermögen des Hämoglobins ist ja bei normaler Atmung und normalem O_2 Gehalt der Luft bereits zu 95% ausgenutzt —, ist der Gehalt des vorwiegend im Plasma physikalisch und chemisch in Lösung gehenden CO_2 zu sehr erheblichen Schwankungen fähig. Während der O_2-Gehalt durch die große Sättigungsbreite des Hämoglobins lokal gesichert wird, liegt die Sicherung des CO_2-Spiegels im Atemzentrum, ist also zentralisiert. Wird jetzt der CO_2-Spiegel durch exogene Vorgänge unmäßig und für längere Zeit gesenkt, so kann die kompensatorische Blutdrucksenkung oder die in jedem Fall auftretende Verlangsamung des Blutumlaufes zusammen mit verbreiteten Arteriolensperrungen zu örtlichen Anoxien führen, weil ja der O_2-Reichtum des Blutes nicht in dem Maße gesteigert werden kann wie die CO_2-Verarmung. Es kommt hinzu, daß das Sauerstoffabgabevermögen des Hämoglobins der Höhe des CO_2-Spiegels proportional ist, also bei überventilatorischer CO_2-Verarmung trotz verlangsamten Blutzustromes vermindert ist. So wäre durchaus denkbar, daß der bei Überventilation schnell eintretende Bewußtseinsverlust paradoxerweise auf ungenügende O_2-Versorgung des gegen Anoxie empfindlichsten Gewebes, des Gehirns, zurückzuführen ist.

So dürfte es verständlich sein, wie verheerende Folgen auf den Zustand des Herz- und Kreislaufsystems eine schlecht und zu langsam einregulierte apparative Beatmung haben muß, wie sie m. E. zustande kommt, wenn als Kriterium der Regulierung die Gesichtsfarbe des Patienten genommen wird. Selbstverständlich macht sich, wenn Unter- oder Überventilation einige Zeit bestehen, die Cyanose als Folge einer CO_2-Übersättigung des Blutes ebenso bemerkbar wie das Hellrotwerden durch Verarmung des Blutes an dem dunkelgefärbten CO_2-Hämoglobin. Aber bis diese langsam eintretenden Wirkungen zustande kommen, ist im ersteren Falle bereits eine längere Zeit bestehende Hypertonisierung und im zweiten Falle eine Atonisierung eingetreten, die sich wegen Fehlens der physiologischen Steuerung sehr viel länger als beim Gesunden auswirken. Voraussichtlich dürften sich wegen Fehlens der physiologischen Kontrolle Phasen mäßiger Überventilation mit solchen mäßiger Unterventilation von jeweils längerer Dauer abwechseln und all ihre schädlichen Wirkungen mit abwechselnder Anoxämie und Stase in den Kapillargebieten kumulativ auslösen.

So muß also der Verlust der physiologischen Atmungssteuerung — der in der Praxis ausschließlich in der nervös regulierten Abatmungsgröße der CO_2 gegeben ist —, bei mangelnder Feinstregulation der Eisernen Lunge zu einer Kreislaufschädigung führen. Dabei dürfte m. E. der — aus weiter oben schon erwähnten Gründen — wahrscheinlich häufig über längere Zeit bestehenden mäßigen Überventilation und damit der Atonisierung die größere Schädlichkeit beigemessen werden. Wenn bei Kreislaufzwischenfällen und Anzeichen des Kreislaufversagens in der Eisernen Lunge gar die Ventilation verstärkt oder außerdem noch reiner Sauerstoff gegeben wird, so müßte dies, wie nach dem Vorstehenden klar ist, zu einer Katastrophe führen. Sauerstoffatmung mit 3% Kohlensäure hingegen wäre die Methode der Wahl in diesen Fällen, weil dadurch der CO_2-Gehalt der Alveolarluft auf seiner physiologischen Höhe von 40 mm Hg gehalten wird.

Es kann als Beweis für das Vorkommen solcher Komplikationen angesehen werden, daß seit der Einführung der Eisernen Lunge Kreislaufschädigungen oder gar Kreislaufversagen (sogar als Todesursache) bei der Poliomyelitis beobachtet worden sind, während bisher solche Zwischenfälle fast ganz unbekannt waren (7). Das Kreislaufversagen bei Poliomyelitiskranken in der Eisernen Lunge ist also nach den hier beschriebenen physiologischen Tatsachen die Folge einer durch ungenügend kontrollierte künstliche Zwangsbeatmung hervorgerufenen Dysregulation der Kreislaufsteuerung

Man geht sicher fehl, wenn man ein „zweites *Punctum moriens* des menschlichen Körpers im Erliegen des Vasomotorenzentrums“ vermutet, „nachdem durch die Eiserne Lunge das Leben nicht mehr von einem funktionierenden Atemzentrum abhängig ist“ (7). Der Ausfall des Atemszentrums kann nämlich durch die Eiserne Lunge erst dann ersetzt werden, wenn eine Feinstregulation für diese Apparatur gefunden worden ist, also der künstlichen Atem**muskulatur** auch ein künstliches Atem**zentrum** hinzugefügt wird. Bisher müssen die Erfolge der apparativen Beatmung auf spinale Fälle beschränkt bleiben, bei denen das Atemzentrum noch soweit intakt ist, daß eine gewisse Eigenregulation der Ventilationsgröße durch erhaltene Reste der Atemmuskulatur und durch bronchokonstriktorische bzw. -dilatatorische Veränderungen des „toten Atemraumes“ gegeben ist. Dies wird durch die an anderer Stelle in diesem Bande (14) niedergelegten klinischen Erfahrungen der Aussichtslosigkeit der Behandlung zentraler Atemlähmungen mit der Eisenern Lunge bestätigt.

Obwohl Eiserne Lungen oder verwandte Geräte in den USA. schon seit Jahrzehnten in Gebrauch sind, scheint bisher keine Lösung des Problems der Feinregulation der Atmung gelungen zu sein. Auch in dem zu den Eisernen Lungen während der Berliner Epidemie mitgelieferten ausführlichen Erfahrungsbericht (15) wird die Kontrolle der Ventilationsgröße der direkten und unbewaffneten visuellen und akustischen Beobachtung überlassen, letzthin, cum grano salis, also der Gesichtsfarbe.

Dennoch ist es keineswegs undenkbar, der künstlichen Atemmuskulatur der Beatmungsapparate auch ein künstliches Atemzentrum beizugeben. Wir wissen ja sehr gut, daß der physiologische Reiz für die vom Atemzentrum regulierte Ventilationsgröße praktisch ausschließlich im CO_2-Gehalt des Blutes besteht. Dieser steht aber in einem sehr rasch sich ausgleichenden Gleichgewicht mit dem CO_2-Gehalt der Alveolarluft. Beide Größen decken sich so weitgehend, daß der Ersatz des einen Wertes durch den anderen als Atemreiz nur eine sicherlich zu vernachlässigende, minimale Verzögerung der Einstellung ergäbe. Bei gleichmäßiger Ruheatmung aber teilen sich Schwankungen des schwer meßbaren CO_2-Gehaltes der Alveolarluft unmittelbar, wenn auch mit prozentual kleinerem Ausschlag, der Ausatmungsluft mit. In dieser ist sowohl CO_2 als auch O_2-Gehalt laufend elektrisch registrierbar. Es wäre nicht aussichtslos, die dazu entwickelte Apparatur (16) zur Regulation der Ventilationsgröße von Beatmungsgeräten nach Art der Eisernen Lunge zu verwenden, wobei sich durch Verzicht auf die O_2-Registrierung eine wesentliche Vereinfachung ergäbe.

Wegen der großen praktischen Bedeutung dieser Frage und der in Deutschland heute schweren Erreichbarkeit der einschlägigen Literatur sei eine Methode (16) der kontinuierlichen Registrierung des CO_2-Gehaltes hier kurz beschrieben: Das Prinzip der Meßmethode besteht in den in einem Hitzdraht vor sich gehenden Widerstandsveränderungen bei Kühlung durch einen Luftstrom. Und zwar wird die in einem Mischgefäß laufend durchmischte Ausatmungsluft durch das in der Abb. 4a beschriebene Meßröhrchen gesaugt. Die Ausgangskapillaren haben eine lichte Weite von 0,4 mm, die Eingangskapillaren von 1,0 mm. Zur Einstellung wird Frischluft durch das Röhrensystem gesaugt und mit Hilfe des Hahnes H die Strömungsgeschwindigkeit in den beiden Verzweigungen so reguliert, daß die Widerstandsveränderungen in beiden Hitzdrähten gleich sind. Wird jetzt CO_2 reichere Luft durchgesaugt, so tritt in dem unteren Röhrchen durch Absorption in der KOH eine Volumenverminderung ein. Dadurch verändern sich die Druckverhältnisse in den beiden Verzweigungen dergestalt, daß in der unteren Zuführungskapillare ein stärkerer „Zug“ entsteht, der dem CO_2-Gehalt proportional ist. Die „Änderungen sind unabhängig vom Vorhandensein anderer Gase, von der O_2-Verarmung, von der Wasserdampfspannung und der Temperatur der durchgesaugten Luftprobe“. Eine strenge Konstanz muß daher nur für die Geschwindigkeit des abgesaugten Luftstromes verlangt werden.

Dies sind geradezu ideale Bedingungen im Sinne einer Vereinfachung der Gesamtapparatur. Die Einsauggeschwindigkeit in der Originalanordnung wurde zwischen 20 und 25 cm³/Min. festgelegt. Die Meßschaltung der Abb. 4b ist so zu verstehen, daß die durch den Luftstrom geführten Hitzdrähte von einem Akku mit je 0,04 Watt beheizt werden. Das Galvanometer wird vor Beginn der Messungen durch den regulierbaren Widerstand W auf 0 eingestellt.

Diese Form der Registrierung dürfte sogar eine automatische Einstellung des Beatmungsgerätes ermöglichen. Selbst wenn ein vollkommener Ersatz des Atem-Zentrums dadurch nicht zu erreichen sein würde, so wäre doch die Gefahr von Schädigungen zweifellos sehr erheblich zu vermindern und der Versuch zu wagen, auch zentral atemgelähmte Patienten über die Zeit der akuten Lähmungen hinüberzuretten. Die physiologischen Grundlagen der Atmungssteuerung jedenfalls stellen ungemein günstige und vielversprechende Umstände für einen solchen Versuch dar, weil der Regulationsreiz mit geringer Verzögerung und großer Genauigkeit außerhalb des Körpers kontinuierlich meßbar ist.

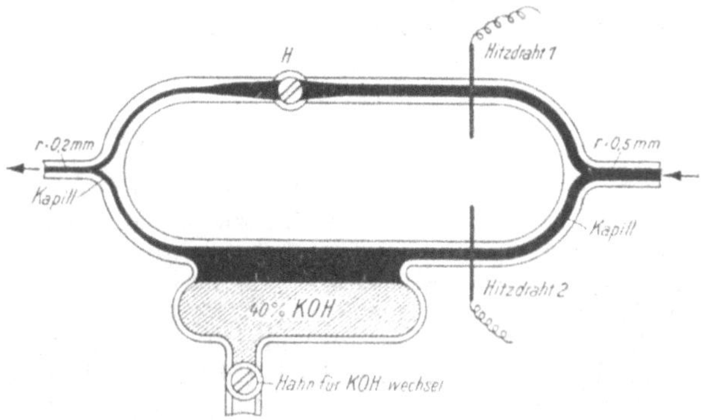

Abb. 4a

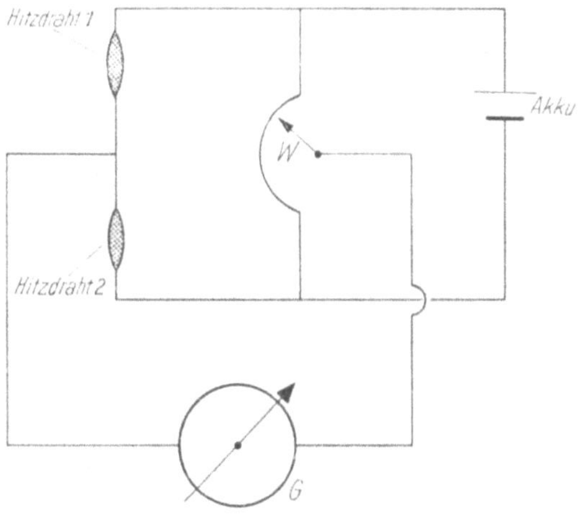

Abb. 4b

Abb. 4a und 4b. Meßröhrchen und Schaltschema für kontinuierliche Registrierung des CO_2-Gehaltes der Ausatmungsluft. Erklärung s. Text. (Nach 16)

Nachtrag:

Inzwischen ist es gemeinsam mit D. Kolmar gelungen, eine noch weit einfachere Meßapparatur zu entwickeln, zu deren Betrieb es nur einer Wasserstrahlpumpe bedarf. Durch Vergleich mit einem „Sollbehälter" von 3,4 % CO_2 Gehalt können in kurzzeitiger Meßung am Krankenbett Abweichungen der Ausatmungsluft vom Normalverhalten festgestellt und zur Regulation der Ventilationsgröße der Eisernen Lunge benutzt werden. Die bisherigen klinischen Erfahrungen, die während der Epidemie 1949 gewonnen wurden, bestätigen insbesondere die Vermutung, daß die unkontrollierte Ventilationsgröße gemeinhin zu hoch eingestellt wird. Auch sonst werden die Ausführungen des Aufsatzes durch diese Untersuchungen experimentell gestützt. Soweit sich bisher übersehen läßt, gelingt es mit dieser Methodik, zumindesten Patienten mit geringer „Hilfsmuskelbreite", also schwacher Bremswirkung gegen den Überventilationseffekt vor Schädigungen zu bewahren. Über die Apparatur und ihre klinische Erprobung wird a. a. O. demnächst ausführlich berichtet.

Literatur

(1) Tietze, dieser Band S. 41. (2) Russel, Brit. Med. J. 1947, **2**, S. 1023. (3) Hargreaves. Brit. Med. J. 1948 **2**, S. 1022. (4) Henneberg, dieser Band S. 1. (5) Anders, dieser Band S. 12, (6) Roggenbau, dieser Band S. 73. (7) Stein, Ärztl. Wschr. 1/2, 1129 (1947). (8) Wright, Applied Physiology, Edit. 5, Oxford University Press (1935), pp. 442, 404, 405. (9) Ruff u. Strughold, Grundr. d. Luftfahrtmed., Leipzig, 2. Aufl., 1944. (10) Reinhard, Moore, Dubach, Wade. J. clin. Invest. **23**, 682, (1944), zit. n. Dacie und White, J. clin. Path. **2**, 1 (1949). (11) Seelkopf u. v. Werz, Naunyn-Schmiedebergs Arch., **205**, 351 (1948). (12) Binet und Bochet, Presse méd. 1938, 944. (13) Rein, Physiolog. d. Menschen, 7. Aufl., Springer (1943). (14) Misgeld, dieser Band, S. 104. (15) Wilson, J. L., Sonderabz. o. bibliogr. Angabe. (16) Rein, Abderhaltens Handb. d. biolog. Arbeitsmethoden, Abtlg. IV, Teil 13, H. 7, S. 795.

Die Differentialdiagnose der Poliomyelitis

Von Gerhard Joppich

In den Berichten über die letzten größeren Poliomyelitisepidemien wird wiederholt darauf hingewiesen, daß die Diagnose bei den meisten Kranken richtig gestellt worden sei. Während der Epidemie in Köln (1938) wurden beispielsweise 84% der Erkrankungsfälle richtig erkannt der Klinik überwiesen (SCHAEFER[1]), und in Berlin war es 1947 ganz ähnlich (MISGELD[2]). Dies könnte den Eindruck hervorrufen, daß die Differentialdiagnose der Poliomyelitis — selbst ihrer aparetischen Form — den Ärzten keine Schwierigkeiten biete. In Wirklichkeit ist das aber keineswegs so. Der hohe Prozentsatz richtiger Diagnosen findet seine Erklärung darin, daß in Epidemiezeiten die Verdachtsdiagnose Poliomyelitis sehr naheliegend ist und sich naturgemäß auch oft bestätigt. Die Beobachtung lehrt, daß schon bei Abklingen einer Epidemie die „Nachzügler" nicht mehr erkannt werden. Wenn auch die zunehmende Verbreitung der Poliomyelitis die Ärzte diesen gefürchteten Feind der menschlichen Gesundheit hat besser kennenlernen lassen als es noch vor einem Menschenalter der Fall war, so müssen wir doch daran festhalten, daß die Differentialdiagnose der Poliomyelitis nach wie vor große Schwierigkeiten bereiten kann, und dies ist bei dem klinischen Charakter der Poliomyelitis und bei den sehr unbestimmten Krankheitserscheinungen der aparetischen Fälle auch nur zu gut verständlich. Man muß bekennen, daß auch mit dem besten diagnostischen Rüstzeug oft genug die Poliomyelitis nur wahrscheinlich gemacht, aber nicht bewiesen werden kann.

Abortive Poliomyelitis

Nicht nur schwierig, sondern unmöglich ist beispielsweise die Diagnose der **abortiven Poliomyelitis.** Mit dem Epitheton „abortiv" bezeichnet man ja allgemein abgeschwächte und unvollständig ausgebildete Bilder sonst wohlcharakterisierter Krankheiten. Als man erkannte, daß die spinale Kinderlähmung auch **ohne** Lähmungen verlaufen könne, wurde von LEERGARD[3] folgerichtig der Begriff der **abortiven** Poliomyelitis für diese lähmungsfreien Fälle geprägt. In den folgenden Jahren häuften sich dann Beobachtungen, aus denen hervorzugehen schien, daß das Poliomyelitisvirus sogar Krankheitserscheinungen so allgemeiner und uncharakteristischer Art hervorzurufen im Stande ist, daß bei ihnen etwas „poliomyelitisches", d. h. auf eine Erkrankung des **Rückenmarks** hinweisendes nicht mehr festzustellen ist. Gemeint sind jene fieberhaften Erkrankungen des Respirations- und des Darmtraktes, die in der Umgebung von Poliomyelitiskranken beobachtet werden. Es erhob sich die Frage, ob auch diese der Poliomyelitis zugezählt werden dürfen. Das Für und Wider dieses Problems wurde bereits erörtert. Hier interessiert nur die differentialdiagnostische Seite, und diese läßt sich kurz und bündig mit der Feststellung beantworten, **daß mit klinischen Methoden und bei dem heutigen Stand unseres Wissens ein poliomyelitischer Katarrh** — wenn es so etwas gibt — **von einem nicht poliomyelitischen nicht zu unterscheiden ist.**

Die Vorkrankheit

Das gleiche Problem spielt bei der Erkennbarkeit der sogenannten poliomyelitischen Vorkrankheit eine Rolle. Hierunter werden jene Krankheitserscheinungen verstanden, die in der Hälfte oder bei zwei Dritteln aller Fälle der eigentlichen Poliomyelitis voraufzugehen pflegen und die Veranlassung gewesen sind, vom **Dromedartyp** der Poliomyelitis zu sprechen.

Die Mehrzahl dieser Vorkrankheiten besteht aus Katarrhen des Nasenrachenraumes, seltener der Bronchien, sodann aus Durchfällen, zuweilen aus einer Obstipation, schließlich aber auch aus ganz uncharakteristischen, fast symptomlosen eintägigen Fieberzacken, bei denen außer einem gewissen Krankheitsgefühl mit Kopfschmerz, Übelkeit oder Gliederschmerz keinerlei klinischer Befund erhoben werden kann. Wie bei jener „abortiven" Poliomyelitis finden wir wiederum **keine** Hinweissymptome auf das Zentralnervensystem, wenn wir von den vieldeutigen Kopf- und Gliederschmerzen und dem Erbrechen absehen. Tatsächlich läßt auch die Liquoruntersuchung, sofern sie während solcher Vorkrankheiten vorgenommen werden kann, jede pathologische Veränderung vermissen, und das ist deswegen bemerkenswert, weil die Erkrankung der Meningen und dementsprechend die Veränderungen des Liquors bei der experimentellen Affenpoliomyelitis zu den ersten Erscheinungen der Krankheit überhaupt gehören.

Es gibt aber Vorkrankheiten oder Vorbelastungen, mit denen man diagnostisch mehr anfangen kann, wenn auch in dem negativen Sinne, daß sie ihre **Nichtzugehörigkeit** zur Poliomyelitis erweisen. Wir meinen hier Traumen, Überanstrengungen, Durchnässungen, Reisen oder bestimmte Infektionskrankheiten, welche in der Vorgeschichte der Poliomyelitis nicht so selten angetroffen werden. Über Poliomyelitis nach Trauma wird im Schrifttum allein nahezu ein halbes Tausendmal berichtet (NOTTER[4]). Die Existenz dieser ganzen Vorkrankheitsgruppe hat die Meinung erweckt, daß die Vorkrankheit überhaupt nichts weiter sei als ein zufälliger **vorbereitender Schaden,** der dem verbreiteten und im ganzen wenig virulenten Poliomyelitisvirus erst den Weg ins Zentralnervensystem bahne, und zwar vermutlich auf dem Wege einer Immunitätsschwankung etwa im Sinne der Parallergie von MORO und KELLER. Obwohl diese Anschauung durch experimentelle Untersuchungen gestützt werden konnte (H. MÜLLER[5,6]), LEWINSON, MILZER und LEWIN[7]), besitzt sie doch ihre Gegner, die auf Grund klinischer und bakteriologischer Untersuchungen die Meinung vertreten, daß die Vorkrankheit doch wohl durch das Poliomyelitisvirus selbst hervorgerufen werde und das im Verlauf von Viruskrankheiten so häufige **Stadium der Allgemeininfektion** darstelle. Diese gewiß mehr theoretischen und bisher noch nicht entschiedenen Probleme müssen hier deswegen Erwähnung finden, weil sie unmittelbar die praktisch wichtige Frage berühren, ob man eine Poliomyelitis bereits im Stadium der Vorkrankheit diagnostizieren kann. Ist die Vorkrankheit nichts als ein variabler Auslösungsfaktor, so erübrigen sich alle differentialdiagnostischen Erwägungen. Wird sie dagegen durch das Poliomyelitisvirus hervorgerufen, so könnte sehr wohl die Möglichkeit gegeben sein, Hinweissymptome auf eine beginnende Poliomyelitis zu finden. Daß die Mehrzahl der Vorkrankheiten aus allgemeinen rhinopharyngitischen, enteritischen oder nur febrilen Symptomen besteht, wurde bereits erwähnt. In der Klinik dieser Erscheinungen poliomyelitische Symptome aufzudecken, ist nicht gelungen. Nun kommen allerdings die Kranken wegen dieser der Poliomyelitis vorausgehenden banalen und ephemeren Unpäßlichkeiten zumeist nicht in ärztliche Beobachtung, und selbst, wenn dies der Fall ist, denkt der Arzt wohl kaum an eine Poliomyelitis. So mag es sein, daß direkte Hinweissymptome übersehen werden. Ein erfahrener Kenner der Poliomyelitis, wie W. KELLER[8] ist geneigt, für manche Fälle die Möglichkeit einer Diagnose in diesem Stadium einzuräumen, FANCONI bestreitet dies. Die Frage ist noch nicht geklärt und bedarf noch weiterer Bearbeitung. Für die Praxis muß man daran festhalten, **daß die Diagnose der Poliomyelitis im Stadium der Vorkrankheit nicht möglich ist.**

Das präparalytische, meningitische Stadium

Anders wird dies in dem Augenblick, in dem das Zentralnervensystem selbst zu erkranken beginnt. Es wurde schon erwähnt, daß gleich von Anfang an zellige Infiltrate an den Meningen auftreten, ja vielleicht den Veränderungen im Rückenmark selbst vorauseilen. Dementsprechend sind es **meningitische Symptome,** die das Krankheitsbild einleiten. Man spricht von einem meningitischen, aparetischen oder praeparalytischen Stadium. Die poliomyelitische Meningitis zeigt im Grunde keine anderen Symptome als jede andere auch: Es besteht Fieber, Kopfschmerz, häufig Gliederschmerz (spontan oder auf Bewegung), Erbrechen, meist deutliche Nackensteifigkeit, das Kernig'sche sowie das Brudzinski'sche Phänomen und dergleichen. Die Stärke der Erscheinungen ist wechselnd — von ausgeprägter Nackensteifigkeit bis zu geringfügigen Symptomen —, die nur bei sorgfältiger Untersuchung aufgedeckt werden. In Ergänzung der üblichen Untersuchungsverfahren haben sich hier einige diagnostische Beobachtungen bewährt, nämlich das sogenannte Kniekussphaenomen: Fordert man den Kranken auf, mit Nase oder Mund die eigenen leicht gebeugten Kniee zu berühren, so gelingt das nicht; das **Dreifuß-** oder **Amoss**zeichen, welches darin besteht, daß das erkrankte Kind beim Sitzen auf flacher Grundlage die Arme nach hinten aufstützt. In einem gewissen Umfang ist die Ausprägung des klinischen Bildes abhängig von der Stärke der Meningitis, d. h. Kinder mit stark verändertem Liquor zeigen stärkere meninigtische Symptome als solche, bei denen der Liquor anfangs wenig oder gar nicht verändert ist. Aber dieser Parallelismus ist keineswegs immer zu beobachten, und man findet daher gelegentlich Kinder, die bei stärker veränderter Spinalflüssigkeit nur minimale meningitische Zeichen aufweisen, ja diese sogar ganz vermissen lassen und umgekehrt. In diesem Stadium ist die Entnahme des Liquor cerebrospinalis zur Diagnose der Poliomyelitis unerläßlich. Sie ergibt in der Regel eine mehr oder minder hochgradige Zellvermehrung, die zwischen 10/3 und 1000/3 Zellen und darüber schwankt. Die Zellen bestehen ganz im Beginn mehr aus Neutrophilen, rasch aber beginnen die Lymphocyten zu überwiegen. Die Pandy'sche Reaktion ist anfangs nur schwach positiv oder sogar negativ, nach einigen Tagen wird sie positiv. Die qualitative Untersuchung der Eiweißvermehrung im Liquor nach Kafka bestätigt den Anstieg des Gesamteiweißes der normalerweise bis 35mg% beträgt und auf 100 oder mehr mg% ansteigen kann. Hierbei ändert sich meist der sogenannte Eiweißquotient, der das Verhältnis Globulin/Albumin angibt und im Durchschnitt 0,25 (nach Fanconi 0,1—0,45) beträgt. Auch die Kolloidreaktionen (Normomastix- und Goldsolkurve) zeigen pathologische Kurven. Das Bild entspricht also dem einer **serösen Meningitis,** wie wir es auch bei der tuberkulösen Meningitis, bei sympathischer Meningitis infolge Hirnabszeß, Nebenhöhleneiterung, Subduralabszeß, bei der sogenannten Virusmeningitis oder dergleichen antreffen. Man hat nach Merkmalen gesucht, die die verschiedenen Meningitiden voneinander unterscheiden. Es hat sich hier aber herausgestellt, daß es eine **sichere** und **beweisende** Liquordiagnose der Poliomyelitis bis jetzt nicht gibt. Das Virus der Poliomyelitis wurde im Liquor nur ausnahmsweise und nur ganz im Beginn der Erkrankung angetroffen. Ein bakteriologisches Verfahren läßt also, selbst wenn in Zukunft der Virusnachweis technisch vereinfacht werden könnte, keine Verbesserung der Liquordiagnose erwarten.

Hierdurch bekommen die Angaben Fanconi's[9], daß die Diagnose der Poliomyelitis auch **vor Ausbruch der Lähmungen durch klinische Methoden** in einer größeren Anzahl der Fälle gelinge, besonderes Gewicht. Nach seinen Angaben kann man im meningitischen Stadium der Krankheit die bevorstehenden Lähmungen bereits an gewissen Schwächezuständen erkennen, weshalb Fanconi eine eigentliche **praeparalitische** Phase sensu strictiori vom meningitischen Stadium abgetrennt wissen will.

Diese praeparalytische Phase läßt sich durch eine Herabsetzung der Muskelkraft bei aktiven und passiven Bewegungen feststellen. Zuerst wird die sogenannte **Nackenschlaffheit** erwähnt. Wir zitieren am besten FANCONI selbst: „Hebt man, ohne daß der Kranke die Absicht merkt, die Schultern hoch, so fällt der für die hypotonischen Nackenmuskeln zu schwere Kopf vorübergehend schlaff zurück, wobei oft durch die Innervation des Platysma die untere Gesichtshälfte angstvoll verzerrt wird. Der Kopf kann bei starker willkürlicher Innervation wieder nach vorn gehoben werden, während er bei der Nackenlähmung in schlaffer Rückwärtsneigung verharrt." Ferner rechnet FANCONI geringfügige Innervationsstörungen, insbesondere im Gebiet des Nervus facialis hierher, sowie das sogenannte **Nabelwandern.** Dieses besteht darin, daß der Nabel bei der Aufforderung, den Kopf zu heben, nicht fixiert bleibt, sondern als Zeichen einer muskulären Korrelationsstörung nach irgendeiner Seite abweicht. Unter 139 Poliomyelitisfällen beobachtete FANCONI die Muskelschlaffheit in 77%, das Nabelwandern in 20%, Facialisungleichheit in 25% der Fälle, also doch so häufig, daß eine Poliomyelitisdiagnose schon im meningitischen Stadium in der Mehrzahl der Fälle möglich war. Man muß indessen zugeben — FANCONI betont dies selbst —, daß diese Symptome nicht unbedingt spezifisch für Poliomyelitis sind, sondern auch bei anderen Krankheiten, so bei der sogenannten Chorea paralytica oder Feer'schen Krankheit beobachtet werden und zudem eine so spezielle Erfahrung in der Behandlung und Beurteilung kranker Kinder voraussetzt, daß wohl nicht jeder Arzt eine wirklich brauchbare diagnostische Ausbeute im meningitischen Stadium damit erzielen wird.

Die Differentialdiagnose der initialen Poliomyelitis ist auch deswegen so schwierig, weil die Zahl der Krankheiten, die in Betracht gezogen werden müssen, groß ist und sich keineswegs auf solche neurologischen Charakters beschränkt. Im Gegenteil: Die heterogensten Leiden, wie Pneumonie, Osteomyelitis, Cystopyelitis, Polyarthritis, Typhus, Sepsis, Skorbut u. a. haben Anlaß zu einer Verwechslung mit der Kinderlähmung gegeben und umgekehrt. Gewiß kann eine sorgfältige Untersuchung hier meist Klarheit verschaffen. So sprechen hohe **Leukozytenwerte** und starke **Linksverschiebung** im Blutbild eher gegen eine Polioymelitis, bei welcher normale oder nur geringfügig erhöhte, zum Teil sogar erniedrigte Leukozytenwerte bei fehlender oder geringer Linksverschiebung beobachtet werden. Auch die **Blutsenkungsgeschwindigkeit** zeigt normale oder nur leicht erhöhte Werte. Es gelingt dadurch, Krankheiten, wie die Polyarthritis mit ihrer stets sehr erhöhten Blutsenkungsgeschwindigkeit, die Osteomyelitis mit ihrer ausgeprägten Blutleukozytose und dergleichen auszuschließen. Auch werden wir die bei der Poliomyelitis immer wieder beschriebenen starken **Schweiße** sowie die **Hyperaesthesie** beachten, die früher geradezu als Kardinalsymptome betrachtet wurden, neuerdings freilich etwas zurückzutreten scheinen. Wir können indessen alle die vielen Einzelheiten der klinischen Abgrenzung hier übergehen, weil die Untersuchung der Spinalflüssigkeit allein die Mehrzahl dieser Krankheiten ausschließen läßt. Beschränken wir uns auf diejenigen, bei denen die Lumbalpunktion eine Meningitis serosa anzeigt, so bleibt auch dann noch ein ansehnlicher Kreis hierher gehörender Krankheiten übrig.

Spezielle Differentialdiagnose

A. Tuberkulöse Meningitis

Als erste muß die **tuberkulöse Meningitis** Erwähnung finden. Auch hier handelt es sich um eine seröse Meningitis mit allen ihren klinischen Symptomen (Kopfschmerz, Erbrechen, Fieber, Nackensteifigkeit usw.) sowie einem entsprechenden Liquorbefund:

mononucleäre Pleozytose, positive Eiweißreaktion und meist ein sogenanntes **Fibringerinnsel.** Dieses wird oft als beweisend für die tuberkulöse Genese angesehen. Das ist aber nicht ohne Einschränkung richtig; denn es kann sehr wohl bei der Meningitis tuberculosa fehlen, bei einer anderen Meningitis, beispielsweise auch bei der Poliomyelitis, positiv sein. Zugegeben aber sei, daß es bei der Tuberkulose am häufigsten beobachtet wird. Ferner ist die **Tryptonphanprobe** (s. S. 85) bei der tuberkulösen Meningitis oft positiv, bei der Poliomyelitis in der Regel negativ. Auch ist der **Liquorzucker** bei der tuberkulösen Meningitis vermindert, bei der Poliomyelitis dagegen normal oder erhöht, jedenfalls nur selten erniedrigt. Die Tuberkulinprobe ist in ihrem Werte dadurch eingeschränkt, daß sie auch bei tuberkulöser Meningitis negativ sein kann, namentlich bei ihrer perkutanen Anwendungsweise. Das Fahnden nach Tuberkuliden, eine Röntgenaufnahme der Lunge zur Aufdeckung einer Miliartuberkulose oder eines anderen tuberkulösen Prozesses müssen herangezogen werden. Auch ist der Beginn der tuberkulösen Meningitis meist schleichend, der der Poliomyelitis akut, auch evtl. biphasisch. Mühsam, aber beweisend ist der Nachweis von Tuberkelbazillen im Liquor. So gelingt es schließlich, die Krankheitsbilder voneinander abzugrenzen, wenn man auch zugeben muß, daß hierüber Tage vergehen können. Dies ist im Zeitalter der Streptomyzinbehandlung fühlbarer als ehedem.

B. Mumps

Neben den Tuberkelbazillen spielen andere Bakterien in der Ätiologie der serösen Meningitis zahlenmäßig nur eine untergeordnete Rolle. Wenn wir von der sogenannten sympathischen oder konkomittierenden Meningitis hier absehen (s. S. 82), kommen praktisch nur einige Spirochäten, wie die Syphilisspirochäte, die Spirochaeta icterogenes und die Spirochäte der Schweinehüterkrankbeit in Betracht. Syphilis und Ikterus infektiosus (Weil) wird in der Regel kaum mit der Poliomyelitis verwechselt werden, die Schweinehüterkrankheit kann dagegen schwerer abzugrenzen sein. Sie ist aber hierzulande doch so selten, daß sie außer Betracht bleiben kann. Größere Bedeutung kommt den **ultravisiblen Virusarten** zu, von denen eine ganze Reihe die Fähigkeit besitzt, das Nervensystem anzugreifen. Hier sei zuerst der Erreger der **Parotitis epidemica** genannt. Eine Meningitis bei Mumps ist nicht so selten, wie man vielfach glaubt. Systematische Liquoruntersuchungen haben gezeigt, daß 20% aller Mumpskranken eine Meningitis serosa aufweisen. Für die Differentialdiagnose spielt diese von allem dort eine Rolle, wo die Parotitis so geringfügig war, daß sie übersehen wurde. Auch kommt es vor, daß nicht die Glandula parotis, sondern die Glandula submaxillaris befallen ist, was dann meist nicht richtig gedeutet wird. Ja, es kann jede Drüsenbeteiligung fehlen. „Mumpsmeningitis ohne Mumps“ kommt vor. Sie kann ausschließlich im Zusammenhang mit Erkrankungen unter Geschwistern, Schulgefährten oder dergleichen erkannt werden. Ihre Abgrenzung von der poliomyelitischen Meningitis ist wegen ihrer guten Prognose von praktischer Bedeutung.

C. Aseptische Meningitis

Weniger geklärt sind die ätiologischen Verhältnisse bei der sogenannten **idiopathischen aseptischen Meningitis** (Meningitis lymphocytaria benigna, mononukleäre gutartige Meningitis), welche sowohl sporadisch wie in kleinen En- und Epidemien auftreten kann und anscheinend auch in Deutschland nicht selten ist. Erst jüngst wurde wieder über epidemisches Auftreten in Westdeutschland berichtet[10]. Das klinische

Bild wird gekennzeichnet durch eine fieberhafte Meningitis von 2 bis 14tägiger Dauer und gutartigem Verlauf. Im Liquor findet sich eine Vermehrung mononucleärer Zellen, meist auch eine Eiweißvermehrung, dagegen keinerlei mikroskopisch oder kulturell nachweisbare Erreger. Man darf also annehmen, daß es sich um eine Viruskrankheit handelt. Tatsächlich ist ein Virusnachweis vereinzelt geglückt, indem man mit dem Liquor von Kranken die sogenannte Choriomeningitis der weißen Maus hat hervorrufen können, deren Erreger ein durch ARMSTRONG und LILLIE entdecktes Virus ist. Auch wurden im Serum solcher Kranken nach der Genesung Antikörper gegen das ARMSTRONG-Virus gefunden, freilich nur in einem kleinen Teil der Krankheitsfälle, so daß offenbar noch ein oder mehrere andere Virusarten als Erreger solcher aseptischen Meningitiden in Betracht gezogen werden müssen. Naturgemäß wird auch immer wieder die Frage aufgeworfen, ob es sich bei solchen Fällen nicht doch um aparetisch verlaufende Poliomyelitiserkrankungen handele. Das ist aber deswegen nicht anzunehmen, weil auch bei epidemischem Auftreten der aseptischen Meningitis niemals der Eintritt von Lähmungen beobachtet wurde. Auch die Vorkrankheit der Poliomyelitis sowie die Umgebungskrankheiten fehlten. Das epidemische Bild ist also ein anderes. Überdies hat man feststellen können, daß Kinder, die eine Poliomyelitis durchgemacht hatten, später noch an idiopathischer Meningitis erkrankt sind.

D. Encephalitiden

Die schon erwähnte Fähigkeit vieler Virusarten, das Zentralnervensystem anzugreifen, bleibt bei den meisten nicht auf die Hirnhäute beschränkt, sondern erstreckt sich gleichzeitig auch auf die weiße oder graue Substanz. Das dann entstehende Bild der akuten **Encephalitis** bzw. **Encephalomyelitis** ist durch Bewußtlosigkeit, tonisch-klonische Krämpfe, hohe, ja hyperpyretische Temperaturen, zentrale Kreislauf- und Atemstörungen und weitere, von der Lokalisation des Prozesses abhängige Symptome gekennzeichnet. Die Tatsache, daß solche Encephalitiden im Anschluß an die meisten Viruskrankheiten des Kindesalters auftreten können, so nach Masern, Varicellen, Mumps, die Vaccination, selbst nach Röteln, hat zu der Meinung Anlaß gegeben, daß alle diese Komplikationen durch ein einziges, sehr verbreitetes Encephalitisvirus hervorgerufen werden, dem die Grundkrankheit den Weg bereitet habe. Hierzu paßte die Gleichartigkeit des pathologisch-histologischen Bildes, das in jedem Falle den Charakter der Entmarkungsencephalomyelitis darbietet und eine Unterscheidung der einzelnen Encephalitiden nicht erlaubt. Freilich ist diese Anschauung in letzter Zeit erschüttert worden (KLEINSCHMIDT[11], HERZBERG[12], VOLLAND[13] u. a.). Für die Erreger der Parotitis epidemica, der Varizellen und für das Kuhpockenvirus darf die Fähigkeit, eine Encephalomyelitis und seröse Meningitis **unmittelbar** zu erregen, als gesichert gelten. Obzwar Lokalisation und Art des Schadens im Zentralnervensystem bei allen diesen postinfektiösen Encephalomyelitiden von denen der Poliomyelitis abweicht, ist im **klinischen Bilde,** wenigstens anfangs, eine Unterscheidung schwierig; denn auch die Poliomyelitis kann ja eine **encephalitische Verlaufsform** haben (Polioencephalitis). Wir meinen hier nicht nur die bulbär-pontinen Formen, die auch schon der Polioencephalitis zugerechnet werden können, sondern namentlich jene **mit Beteiligung der Großhirnrinde selbst** verlaufenden Krankheitsfälle; auch sie beginnen mit Bewußtlosigkeit oder Somnolenz, ja mit tonisch-klonischen Krämpfen. Der Hinweis, daß die voraufgegangenen Infektionskrankheit die Differentialdiagnose ermögliche, wird dadurch abgeschwächt, daß ja auch der Poliomyelitis gelegentlich solche Infektionskrankheiten voraufgehen. Es gibt überdies **sporadisch auftretende Encephalitiden,** die vielleicht als Nachzügler der **Encephalitis lethargica,** vielleicht als Einzelfälle der **Encephalitis japonica** oder **Encephalitis St. Louis** aufgefaßt werden müssen, welche alle auch hierzulande vorkommen (PETTE[14]). Die Untersuchung der Spinalflüssigkeit ergibt bei allen diesen Kranken dasselbe Bild: eine Vermehrung der monozytären Zellen und des Eiweißes, meist eine Erhöhung des Liquorzuckers, keinerlei Erreger. Und schließlich sei hier noch die sogenannte **Keuchhustenencephalopathie** erwähnt. Obwohl es sich bei dieser gar nicht um einen entzündlichen, sondern durch Kreislaufstörungen hervorgerufenen Prozeß handelt, werden auch hier — mit Vorliebe in der 2. und 4. Woche des Keuchhustens — dieselben Krankheitserscheinungen hervorgerufen: Bewußtlosigkeit, Krämpfe, Fieber. Wacht der Kranke dann überdies noch mit Hirnnervenlähmungen aus der Somnolenz auf, so ist für den Arzt die Differentialdiagnose tatsächlich oft unmöglich. Man darf sicher sein, daß im **Rahmen von Poliomyelitisepidemien alle solche Erkrankungen meist der Poliomyelitis zugerechnet werden.** Vielleicht ist die Tatsache, daß gerade der Keuchhusten in der Vorgeschichte der Poliomyelitis nicht so selten angetroffen worden ist (HÄSSLER[15], HOEN[16], JOPPICH und KUSKE[17]) auf diese Weise zu erklären.

E. Hirnabszeß

Eine weitere Krankheit, die in ihrem Beginn das Symptomenbild der Polioencephalitis vortäuschen kann, ist der **Hirnabszeß.** Auch dieser kann sich mit Bewußtlosigkeit und Krämpfen einleiten; bei der Lumbalpunktion findet man vielfach eine Pleocytose mit Überwiegen der Lymphocyten, positive Eiweißreaktion und normalen Zuckergehalt des Liquors. Nach einiger Zeit bilden sich diese bedrohlichen Initialerscheinungen zurück: Der Kranke erwacht aus seiner Benommenheit, und es schließt sich nun ein wochenlanges Krankheitslager an, in dessen Verlauf der Abszeß sich abgrenzt und einschmilzt. Es zeigen sich dabei spastische Lähmungen, ein- oder beiderseitige Stauungspapillen, Verminderung oder Verlust der Sehkraft, Veränderungen im Encephalogramm und dergleichen. In diesem Stadium bietet die Abgrenzung gegenüber der Poliomyelitis keine Schwierigkeiten mehr.

F. Sympathische Meningitis

Die einen Hirnabszeß begleitende Meningitis ist solange steril und eine „serosa", als der Abszeß die Meningen nicht unmittelbar erreicht und infiziert hat: **sympathische oder begleitende Meningitis.** Letztere finden wir nicht nur bei bakteriellen Entzündungen **im Gehirn** selbst, sondern auch bei solchen, die sich am knöchernen Schädel und in seinen Höhlen abspielen. Hierher gehört die sympathische Meningitis infolge eines otogen entstandenen Subduralabszesses, infolge einer Schädelosteomyelitis und infolge von Erkrankungen der Nebenhöhlen und der Siebbeinzellen. Von differentialdiagnostischer Bedeutung sind nur die letztgenannten, vor allem die Entzündung der Stirnhöhlen, die sich äußerlich nicht zu manifestieren braucht und sehr wohl imstande ist, eine Begleitmeningitis hervorzurufen. Der sich über längere Zeit hinziehende Verlauf und das Röntgenbild klären die Diagnose. Merkwürdigerweise machen auch Erkrankungen im Bereich der Siebbeinzellen unter Umständen nur sehr geringe äußere Erscheinungen, dafür aber besonders frühzeitig eine Meningitis sympathica. Hier decken Opticussymptome (Herabsetzung der Sehkraft, Einschränkung des Gesichtsfeldes) die Ursache der Meningitis noch rechtzeitig auf und veranlassen den rettenden chirurgischen Eingriff. Nach unseren Erfahrungen können gerade diese Erkrankungen größte diagnostische Schwierigkeiten bereiten. Erfreulicherweise sind sie relativ selten und auf das spätere Kindesalter beschränkt.

G. Ruhr

Es mag sonderbar erscheinen, daß eine dem Zentralnervensystem so fernliegende Erkrankung wie die **Dysenterie** ebenfalls im Formenkreis der Poliomyelitis auftaucht und differentialdiagnostischer Erörterung bedarf. In Wirklichkeit spielt sie ihrer zahlenmäßigen Häufigkeit wegen sogar eine bevorzugte Rolle. Auch die Dysenterie kann mit zerebralen Symptomen einhergehen, die in Bewußtseinsverlust und in Konvulsionen bestehen und deren Ursache dann verkannt wird, wenn die Darmerscheinungen ihnen erst später folgen. Zudem sind uns Durchfälle ja auch bei der Poliomyelitis geläufig, wenn sie auch eine andere Beschaffenheit zu haben pflegen als bei der Ruhr. Nicht zuletzt erschwert der bei beiden Krankheiten gemeinsame Häufigkeitsgipfel im Spätsommer die Unterscheidung. Hier ist die Lumbalpunktion geeignet, die Sachlage zu klären, die selbst bei der sogenannten „toxischen" Ruhr zwar meist einen erhöhten Druck, aber nur selten eine nennenswerte Zell- und Eiweißvermehrung aufweist.

H. Postdiphtherische Lähmungen

Bekanntlich verbleibt ein Teil der Poliomyelitisfälle im meningitischen Stadium und heilt ohne Lähmungen aus. Treten Lähmungen ein, so ist die Differentialdiagnose der Poliomyelitis in den meisten Fällen gesichert; denn es gibt — im Kindesalter wenigstens — nur sehr wenige Erkrankungen, die mit schlaffen Lähmungen einhergehen. Kommt die Poliomyelitis bei einem Neugeborenen — etwa bei gleichzeitiger Erkrankung der Mutter — in Betracht, so werden Verwechslungen mit geburtstraumatischen-Lähmungen und angeborenen Nervenlähmungen, z. B. des Nervus facialis, kaum Schwierigkeiten bereiten, weil diese Lähmungen ja am Tage der Geburt schon bestehen, während die Poliomyelitis, die intrauterin nicht übertragen wird, bisher noch niemals an dem ersten Lebenstage beobachtet wurde. Der jüngste Poliomyelitispatient scheint ein von Frörig[18] beschriebener 8 Tage alter Säugling zu sein, dessen Mutter 2 Tage nach der Entbindung an poliomyelitischen Paresen erkrankte. Das Kind bekam eine paretische Poliomyelitis. Später muß namentlich die **postdiphtherische Lähmung** differentialdiagnostisch Berücksichtigung finden. Eine postdiphtherische Lähmung schließt sich in erster Linie an eine schwere **toxische** Diphtherie an, die nicht übersehen, wenn auch falsch gedeutet werden kann. Gelegentlich aber sieht man postdiphtherische Lähmungen auch nach mittelschweren Diphtherien auftreten, namentlich dann, wenn sie zu spät, unvollkommen oder gar nicht mit Serum behandelt worden sind. Letzteres kommt vor, wenn die Diphtherie verkannt worden ist, eine Gefahr, die insbesondere bei der Nasendiphtherie des Säuglings, auch bei der heute seltenen und darum nicht mehr so bekannten **Nabel**diphtherie des Neugeborenen droht. Die postdiphtherische Lähmung zeigt mit der poliomyelitischen im klinischen Bilde weitgehende Übereinstimmung, weil es sich beide Male um **schlaffe** Lähmungen handelt, die ziemlich genau dieselben Gebiete bevorzugen, nämlich die unteren Extremitäten und die beide besonders wegen des Übergreifens auf die Atemmuskeln gefürchtet werden. Von differentialdiagnostischem Wert sind Paraesthesien und **Sensibilitätsstörungen,** die der Poliomyelitis fehlen, bei postdiphtherischer Lähmung dagegen vorkommen. Freilich werden sie fast nur bei Erwachseen und älteren Kindern beobachtet, während sie bei kleineren Kindern so gut wie immer vermißt werden. Außerdem beginnen die postdiphtherischen Lähmungen **schleichend.** Es fehlt ihnen der fieberhafte akute Beginn, bei der Lumbalpunktion findet sich **keine** Vermehrung der Zellen, sondern höchstens eine Vermehrung des Eiweißgehaltes (Guillain - Barré 'sches Syndrom). Je nach Lage der Dinge wird man sich durch den Nachweis von Diphtheriebazillen oder durch die Ausführung der Schick-Reaktion katamnestisch Klarheit über die Ursache der Lähmung zu verschaffen suchen.

J. Polyradiculitis

Ein ganz ähnliches Krankheitsbild, bei dem oft mehr **ataktische** Erscheinungen und eine hochgradige **Muskelschwäche** als eigentliche Lähmungen das Bild beherrschen, zeigt die verhältnismäßig seltene **Polyradiculitis,** eine Nervenerkrankung, die sich einige Tage oder Wochen nach einer Infektionskrankheit oder einem anderen infektiösen oder nicht infektiösen toxischen Prozeß schleichend entwickeln kann. Die Muskeln — auch hier meist der unteren Extremitäten — werden kraftlos, die Sehnenreflexe verschwinden, und zwar symmetrisch, die Kranken werden ungeschickt und ataktisch. Die klinische Untersuchung ergibt dann zuweilen einen deutlichen Meningismus, vor allem aber eine ausgeprägte Adynamie der befallenen Muskelgebiete. Unter Zugrundelegung einer differentialdiagnostischen Tabelle von ZELLWEGER[19] kann man folgende Symptomatologie von Poliomyelitis und Polyradiculitis einander gegenüberstellen:

	Polyradiculitis	Poliomyelitis
Vorkrankheit	geht mehrere Tage bis Wochen voraus	Meist 2—5 Tage vorausgehend, selten länger
Beginn	schleichend	fieberhafter, akuter Beginn
Meningismus	wechselnd	immer
Ausbreitung	symmetrisch, meist ascendierend	asymmetrisch, regellos
Prognose quod sanationem	gut	dubiös
Liquor	Pandy'sche Reaktion pos.	anfangs Zellvermehrung bei fehlender oder geringer Eiweißvermehrung
	keine Zellvermehrung	hernach Eiweißvermehrung bei Rückgang der Zellvermehrung

K. Feersche Krankheit

Der Vollständigkeit halber sei erwähnt, daß auch die SELTER-FEER-SWIFT'sche Krankheit (vegetative Neurose des Kleinkindes) eine hochgradige Adynamie, ja selbst Lähmungen hervorrufen kann. Hier ermöglicht das übrige klinische Bild: der schleichende Beginn, die Blutdruckerhöhung, die trophischen Hauterscheinungen eine Abgrenzung gegen die Poliomyelitis.

In den letzten Jahrzehnten hat die Kenntnis der zentralnervösen Infektionskrankheiten Fortschritte gemacht; neue Krankheitsbilder wurden beobachtet und beschrieben. Dies hat die Differentialdiagnose der Poliomyelitis ständig erweitert und damit erschwert. Als recht hinderliche Tatsache kommt hinzu, daß das ZNS nur mit einer gewissen Monotonie der Symptome zu reagieren vermag, so daß die verschiedensten Ursachen belebter oder unbelebter Natur immer wieder gleiche oder ähnliche Krankheitsbilder hervorrufen. Selbst die Lumpalpunktion, die einen so bemerkenswerten diagnostischen Fortschritt brachte, vermag die Klärung allein doch auch nicht herbeizuführen. Dies ist vielmehr nur durch sorgfältige Beobachtung aller klinischen und anamenstischen Tatsachen möglich.

Literatur

1. K. H. Schaefer in Kleinschmidt: Die übertragbare Kinderlähmung. Leipzig 1939
2. Misgeld, Ärztl. Wschr. 1948, S. 143.
3. Leergard zit. bei Gsell: Abortive Poliomyelitis. Thieme 1938.
4. Notter, Zschr. f. Kinderhk., Bd. 63, S. 697.
5. H. Müller, Zschr. f. Kinderhk., Bd. 62, S. 162 (1940).
6. derselbe, Mschr. f. Kinderhk., Bd. 87, S. 263 (1941).
7. Lewinson, Milzer und Levin, zit. bei Stauffenegger, Zschr. f. Kinderhk., Bd. 65, S. 454, 1948.
8. W. Keller, Kinderärztl. Praxis, 10, S. 249 (1939).
9. Fanconi, Poliomyelitis und Grenzgebiete. Basel, 1945, S. 191.
10. Rey, Med. Klinik, S. 609, 1949.
11. Kleinschmidt, Mschr. f. Kinderhk., 87, S. 272 (1941).
12. Herzberg, Vortrag Berlin 1948.
13. Volland, Virch. Arch. 15, S. 173 (1947).
14. Pette, Die akut entzündlichen Erkrankungen des Nervensystems. Thieme, Leipzig, 1942.
15. Hässler, Mschr. f. Kinderhk. 42, S. 202 (1929).
16. Hoen in Kleinschmidt: Die übertragbare Kinderlähmung. Leipzig 1939.
17. Joppich und Kuske, Mschr. f. Kinderhk. im Druck.
18. Frörig, Nord. med. Tskr. 34, S. 1115 zit. bei Wallgreen, Mschr. f. Kinderhk. 96, S.375.
19. Zellweger, Poliomyelitis und Grenzgebiete, Basel 1945.

Klinik der Poliomyelitis

Von Christel-Heinrich Roggenbau

Die Aufgabe, die Klinik der Poliomyelitis zu beschreiben, darf sich nicht auf die Schilderung des gegenwärtigen Standes unseres Wissens und unserer Erfahrung über die Früherscheinungen und den Verlauf dieser Krankheit beschränken. Vielmehr scheint es bei Erledigung dieser Aufgabe angebracht, sich der Entwicklung unserer klinischen Kenntnisse zu erinnern. Eine solche Zielsetzung der Betrachtung hat einen doppelten Sinn. Einerseits soll durch solche Betrachtungsweise eine Vergleichsmöglichkeit geschaffen werden, die dem älteren Arzt gestattet, sein Erinnerungsbild, das er von der Poliomyelitis bewahrt, neuzuorientieren, evtl. zu korrigieren und zu ergänzen. Andererseits wird man durch Gegenüberstellungen, dessen was war, wie es wurde und was gegenwärtig ist, Antwort auf die Frage erwarten dürfen, ob wesentliche Veränderungen des Krankheitsbildes, das ursprünglich als spinale Kinderlähmung bezeichnet wurde, ob eine weitere Verschiebung der Gesamtsymptomatologie kranialwärts, eine weitere „Kopfwanderung" des Prozesses stattgefunden hat.

Die erste medizinische Schilderung der Poliomyelitis stammt aus dem Jahre 1784 von dem englischen Kinderarzt Michael Underwood. Doch ist es der Stuttgarter Arzt Jakob von Heine (1840), dem wir eine eingehende, alles Wesentliche erfassende Krankheitsbeschreibung dieses Leidens verdanken. Er berichtet über Lähmungszustände der unteren Extremitäten, die er als Folgezustand spinaler Kinderlähmung bezeichnet. Den Namen Poliomyelitis prägte Kussmaul. Mit diesem Namen sollte zum Ausdruck gebracht werden, daß es sich bei der spinalen Kinderlähmung um eine Entzündung der grauen Rückenmarksubstanz handelte. Mit der Zuwendung des Interesses an dieser Krankheit wurde schon sehr bald die Beobachtung gemacht, daß die Poliomyelitis nicht allein das Rückenmark befällt, sondern daß der Prozeß auch auf das Gehirn übergreifen kann (Strümpell). Durch die sorgfältigen Untersuchungen des Stockholmer Arztes Oskar Medin erfuhr schließlich das Krankheitsbild nach der klinischen Seite seine Erweiterung wie Abrundung. Medin unterschied bulbäre, polyneuritische, ataktische und enzephalitische Formen der Poliomyelitis. Allerdings war er noch der Meinung, daß eine Beteiligung höherer nervöser Abschnitte als atypisch zu gelten habe. Die Zugehörigkeit derartiger Lokalisationen zur „echten" spinalen Kinderlähmung war lange Zeit umstritten. Diese Frage wurde durch die anatomischen Untersuchungen von Harbitz und Schaal entschieden. Sie konnten zeigen, daß der Prozeß keineswegs nur das Rückenmark betrifft, sondern mit ziemlicher Regelmäßigkeit auch das Hirn und den Hirnstamm ergreift. Das allmähliche Vertrautwerden mit den pathologisch-anatomischen Veränderungen, die dem poliomyelitischen Prozeß eigentümlich sind, und wachsende Kenntnis von der Ausdehnung, die der Prozeß über das ganze Zentralnervensystem gewinnen kann, haben uns einerseits die Vielgestaltigkeit des Erscheinungsbildes, andererseits den wechselnden Verlauf der Krankheit verstehen gelehrt.

Daß die Poliomyelitis eine Infektionskrankheit ist, hat zuerst Strümpell auf Grund seiner klinischen Beobachtungen erkannt. Die späteren Erfahrungen haben seiner Behauptung recht gegeben. Sorgfältige Untersuchungen an dem Krankengut der großen Poliomyelitisepidemie 1905 in Schweden ermöglichten WIEKMANN den Nachweis der Ansteckungsfähigkeit. Heute ist feststehender Besitz, daß es sich bei der Poliomyelitis um eine Viruskrankheit handelt. Ein Virus als Krankheitserreger ist sichergestellt (s. S. 2).

Während man früher allgemein der Ansicht zuneigte, daß als Ausbreitungsgebiet des Krankheitserregers im menschlichen Organismus vorzüglich der Nasen-Rachenraum in Betracht komme und daß die Übertragung durch Tröpfcheninfektion erfolge, so ist durch neuere Forschungsergebnisse bewiesen, daß es nicht an erster Stelle die Schleimhäute des Nasen-Rachenraumes sind, die der Infektion als Eintrittspforte dienen, sondern daß hierfür hauptsächlich der Magen-Darmkanal in Frage kommt, welcher das Reservoir für die Virusausbreitung abgibt. Es sind nicht so sehr die Wege über das Nasen-Rachensekret als vornehmlich die über den Darm, den Darminhalt und alles das, was mit den Faekalien in Zusammenhang steht, welche für die Übertragung der Infektion verantwortlich zu machen sind. Welcher besonderen Umstände die Übertragung noch bedarf, ob Insekten oder Nagetiere die Rolle des Vermittlers spielen, darüber bestehen heute noch erst Vermutungen. Auch der Weg, den das Virus von den Schleimhäuten in das Innere des Organismus und in das Zentralnervensystem nimmt, ist heute noch nicht völlig geklärt.

Jede Infektionskrankheit hat ihre Inkubationszeit; d. h. die Zeit vom Einbruch des Virus in den Organismus bis zur Manifestation der ersten Krankheitserscheinungen. Mit Recht hat PETTE darauf hingewiesen, daß es der Klinik kaum möglich ist, die Inkubationsdauer der Poliomyelitis für den Einzelfall mit Sicherheit zu erkennen. Die Unsicherheit, in der sich die Klinik in dieser Frage befindet, macht die großen Unterschiede, die von den einzelnen Autoren auf Grund ihrer klinischen Beobachtungen für die Inkubationszeit angegeben werden, verständlich. PETTE hat im Zusammenhang mit seinen experimentellen Ergebnissen einen Zeitraum von 9 bis 12 Tagen als durchschnittliche Inkubationszeit für wahrscheinlich gehalten. Zu dieser Auffassung passen Beobachtungen während der Berliner Epidemie 1947/48.

So erkrankte der 14jährige Schüler Rolf G. im August 1948 gelegentlich eines Ferienaufenthaltes in Greifswald mit katarrhalischen Erscheinungen der oberen Luftwege. Zu diesen gesellten sich starke Kopfschmerzen und starkes Erbrechen. Die Krankheitserscheinungen waren flüchtig; sie machten einem Wohlbefinden Platz. Der Junge trat die Heimreise nach Berlin an, während der er sich recht abgespannt fühlte. Als er am 11. September zu Hause ankam, klagte er über heftige Kopfschmerzen. Am nächsten Tage wurden starke Schweißausbrüche bei ihm beobachtet. Mit hohem Fieber und Nackensteifigkeit wurde er am 13. September in das Krankenhaus eingeliefert. Mit Abfallen der Temperatur entwickelte sich eine schlaffe Lähmung des rechten Beines.

Sein 16jähriger Bruder Horst G. erkrankte am 11. Tage nach dem Zusammentreffen mit dem wegen Poliomyelitis im Krankenhaus befindlichen Bruder plötzlich aus voller Gesundheit heraus hochfieberhaft. Mit meningealen Symptomen wurde er in das Krankenhaus eingewiesen. Bei ihm klang der Krankheitsauftritt ohne Zurücklassung irgendwelcher Residuen ab.

Nicht ganz so übersichtlich und eindeutig scheinen mir die Verhältnisse bei einem anderen Geschwisterpaar zu liegen. Bei diesem Geschwisterpaar erkrankte der 14jährige Helmut G. am 11. Juli plötzlich mit Schüttelfrost und Fieber. Er fühlte sich am nächsten Tage beschwerdefrei Am 17. Juli trat unter starkem Schwindelgefühl und zunehmenden Kopfschmerzen Doppelsehen auf. Mit hochgradiger Nackensteifigkeit und Abduzenslähmung wurde er in das Krankenhaus eingewiesen. Seine 12jährige Schwester Erika G. wurde am 28. Juli 1948 mit starken meningealen Erscheinungen und Areflexie an den Beinen aufgenommen. Sie hatte sich am Abend vorher müde gefühlt und über Abgeschlagenheit, Schwindel und Schmerzen in den Beinen geklagt. Ich glaube wohl, daß man aus diesen beiden Beobachtungen den Schluß auf eine Inkubationsdauer von 11 bis 16 Tagen ziehen darf. Ich möchte darüber hinaus es nicht für unwahrscheinlich halten, daß die Inkubationszeiten sowohl von sehr viel kürzerer Zeitdauer sein können, aber auch längere Latenzstadien vorkommen. In einem dritten Fall von Geschwistererkrankungen lag ein Zeitraum von 10 Wochen.

Man hat stets darauf hingewiesen, daß der Ausdruck „Kinderlähmung" nur cum grano salis zu verstehen sei. Die Krankheit trete zwar mit Vorliebe bei Kindern auf, doch komme sie auch bei Erwachsenen vor. Das zweite Lebensjahr sollte es vor allem sein, das viele Opfer forderte. Nach anderen Beobachtungen sollte die Spitze der Morbiditätskurve zwischen dem ersten und fünften Lebensjahr liegen. Für die folgenden Lebensjahre sollte die Morbidität rasch abnehmen, so daß die Fälle, die zwischen dem achten Lebensjahr und der Pubertät einsetzten, schon eigentlich Raritäten darstellten (Bing). Dem gegenüber erwähnte Pette, daß zwar der Erwachsene vor der Poliomyelitis relativ geschützt sei, von einer ausnahmsweisen Erkrankung des Erwachsenen könne aber nicht die Rede sein. Die Berliner Erfahrungen gaben Pette recht. Es ist kein Lebensalter vor der Poliomyelitis sicher. Die Erkrankung betraf alle Altersstufen, vom Säuglingsalter bis hinauf ins Greisenalter. Der jüngste Kranke war wenige Monate alt, der älteste 66 Jahre. Der Erkrankungsgipfel lag beim männlichen Geschlecht im fünften Lebensjahr, beim weiblichen im siebenten. Die Mehrzahl der Erkrankungen umfaßte bei den Knaben das 3. bis 19. Lebensjahr, bei den Mädchen reichte es vom 3. bis zum 12. Lebensjahr. Dann allerdings neigte sich die Morbiditätskurve erheblich, hielt sich aber dennoch beim männlichen Geschlecht bis zum 22. und bei den Frauen bis zum 30. Lebensjahr in relativ beträchtlicher Höhe. Erst nach diesen Lebensjahren sank die Kurve stetig ab. Waren nach den Erfahrungen der Kölner Epidemie nur rund 5% der Kranken in einem Alter von 20 bis 46 Jahren, so waren es 1947 in Berlin rund 20% und 1948 in Berlin rund 30% aller Kranken.

Vom männlichen Geschlecht wird gesagt, daß es mit einer gewissen Regelmäßigkeit häufiger betroffen sei als das weibliche. Nach den Berliner Erfahrungen darf man wohl sagen, daß sich die Geschlechter ungefähr die Waage halten. 1947 waren es zwischen dem 3. und 10. Lebensjahr mehr Knaben und 1948 für das 4. bis 8. Lebensjahr mehr Mädchen. Zwischen dem 22. und 33. Lebensjahr erkrankten 1947 fast doppelt soviel Frauen wie Männer. Die genaue statistische Auswertung (s. S. 25 und S. 34) zeigt jedoch, wenn die echte Morbität der Geschlechter und Altersgruppen bestimmt wird, ein durchgehend gesichertes Überwiegen der männlichen Erkrankungsfälle.

Die übliche Einteilung des Verlaufs der Poliomyelitis unterscheidet vier Perioden. Man trennt das Frühstadium, das Lähmungsstadium, das Stadium der Rückbildung und das Endstadium gegeneinander ab. Statt Frühstadium sind gelegentlich auch Bezeichnungen, wie infektiöses Stadium, praeparalytisches oder meningeales Stadium im Brauch.

Das Frühstadium soll gewöhnlich allmählich, seltener akut auftreten. In dieser Hinsicht gibt es daher wohl kaum Regeln. Der Beginn des Leidens kann sowohl stürmisch, überraschend, wie aus heiterem Himmel, aus vollem Wohlbefinden heraus einsetzen oder die Beschwerden entfalten sich allmählich. Das Erscheinungsbild im Frühstadium ist so wechselnd und so vielgestaltig, und die ersten Zeichen sind wenig charakteristisch und vieldeutig, daß auch heute noch der Diagnose der Poliomyelitis zu Zeiten, in denen die Krankheit nicht epidemisch herrscht, große Unsicherheiten anhaften.

Bei einer großen Anzahl unserer Fälle wurde die Szene abrupt aus voller Gesundheit eröffnet. Die Kranken klagten über plötzlich einsetzende heftige Kopfschmerzen. Klagen über Kopfschmerzen wurden überhaupt kaum vermißt. Sie waren das aufdringlichste und neben Nackensteifigkeit das quälendste Symptom. Die Kofschmerzen wurden bald in die Stirn, bald in den Hinterkopf lokalisiert. Sie wurden als stechend, bohrend, ziehend oder auch wühlend bezeichnet. Die Schmerzen sollten gelegentlich in die Augenhöhle ausstrahlen oder auch in den Nacken ziehen. In vielen Fällen wurde nicht nur über Nackenschmerzen geklagt, sondern über den peinvollen Zustand der Nackensteifigkeit. Dieser plötzliche Krankheitsauftritt ging in der Regel mit großem Fieber einher, der gar nicht selten von Schüttelfrösten eingeleitet wurde.

In vielen Fällen hielt der Krankheitsauftritt nur einen Tag an. Am nächsten Tag fühlten sich die Kranken völlig wohl. Das Fieber war abgeklungen, die Schmerzen waren geschwunden. Die Kranken konnten ihrer gewohnten Tätigkeit wieder nachgehen. Die Hoffnung auf Genesung erwies sich jedoch in zahlreichen Fällen schon am nächsten Tag, in anderen nach einem Intervall scheinbarer Gesundheit von mehreren Tagen als trügerisch. Die gleichen Beschwerden wie im Anfang, vielleicht sogar in noch stärkerem Maße, zu denen noch andere Beschwerden kamen, wie Schmerzen im Rücken oder im Kreuz oder ziehende Schmerzen in den Gliedmaßen machten sich geltend. Und dieser zweite Krankheitsauftritt leitete zum zweiten Krankheitsstadium, zum paralytischen Stadium über.

In den Fällen, in denen ein mehr allmählicher Beginn das klinische Bild beherrscht, werden Klagen über Unlust, Mattigkeit, allgemeine Abgeschlagenheit und Appetitlosigkeit laut. Es wurde auch über Leibschmerzen geklagt, über Übelkeit, Brechreiz und Erbrechen. In einzelnen Fällen waren es Durchfälle, die isoliert das Krankheitsbild beherrschten, in anderen ein kontinuierliches hohes Fieber, so daß die Diagnose unmöglich war. Manche Kranke galten wegen ihres „Muskelkaters" oder einer Steifigkeit im Rücken, die jede Bewegung erschwerte, als Rheumatismus. Unter den Klagen spielten Diarrhoeen und Obstipationen eine Rolle, ebenso wie profuse Schweißausbrüche und Schlaflosigkeit. Häufiger noch als über Magen-Darmstörungen wurde von den Kranken über Katarrhe der oberen Luftwege, über Schnupfen, Husten, Heiserkeit geklagt. Auch von Katarrhen der Augenbindehäute war die Rede. Einzelne Patienten berichteten über plötzlich eingetretene Schwindelgefühle, andere über mannigfache unangenehme Gefühlsstörungen, Brennen der Haut, Kribbelgefühle, Reißen und Ziehen in den Gliedmaßen, am Rumpf, auch im Gesicht, über Abstumpfung des Gefühls wie Hypoaesthesien und Hypoalgesien. Hinter diese sensiblen Reizerscheinungen traten die motorischen Reizerscheinungen zurück. Es wurde von Muskelwogen und auch Muskelkrämpfen gesprochen. Nicht nur bei Kindern, sondern auch bei Erwachsenen traten im Frühstadium psychotische Erscheinungen auf. Diese psychotischen Störungen folgten den geläufigen Reihen der sogenannten exogenen Reaktionsformen. Es waren einfache Benommenheitszustände wechselnder Tiefe, aus denen es gelegentlich zu großen Gliederbewegungen, zu motorischer Unruhe kam oder auch Zutände halluzinatorischer Verwirrtheit. In einem Fall präsentierte sich die psychische Veränderung in maniformer Verfassung, so daß an einen Kleinhirnprozeß gedacht worden war. Alle diese aufgezählten Symptome konnten jedes für sich oder in bunter Fülle und fluktuierender Variation dem Krankheitswesen seinen Stempel aufdrücken.

Diese Beschwerden konnten wie das Fieber zweiphasisch auftreten. Diesen zweiphasischen Verlauf der Fieberkurve hat man als „Dromedartyp" der Fieberkurven bezeichnet. Gewiß wurde ein solcher Verlauf des Fiebers und der Beschwerden häufiger beobachtet, doch kann man nicht sagen, daß er die Regel wäre.

Die Dauer des Frühstadiums schwankte innerhalb eines Zeitraumes von 24 Stunden bis zu 14 Tagen. In der Mehrzahl der Fälle war es in den ersten 3 Tagen beendet. Mit dem Frühstadium konnte, ohne daß Folgen zurückblieben, glücklicherweise die Poliomyelitis ihr Bewenden haben. Leider schloß sich an das Frühstadium meist das der Lähmungen an.

Für die Frühdiagnose der Poliomyelitis ist von manchen Autoren auf Besonderheiten im Blutbild hingewiesen. So hat man dem Fehlen der Leukozytose im Fieber Bedeutung zuerkennen wollen. Die Herabsetzung der Leukozytenzahl in Verbindung mit Hyperidrosis und Hyperaesthesie sollte die Frühdiagnose Poliomyelitis möglich machen. Nach dem mir vorliegenden Krankengut vermag ich diese Ansicht nicht zu stützen. Die Leukozytosen überwogen. Wir stellten Leukozytenwerte bis 20000 und mehr fest.

Allerdings trafen wir auch Leukopenien an. Fast ebenso häufig aber wie eine Veränderung der Leukozytenzahl nach oben und nach unten waren normale Zahlenwerte. Allerdings ist eine gewisse Zurückhaltung gegenüber diesen Ergebnissen angebracht, weil der Zeitpunkt der Bestimmung in Bezug auf die Krankheitsdauer wechselnd war. Die als bemerkenswert bezeichnete Symptomentrias von Leukopenien, starker Schweißsekretion und Gefühlsstörungen habe ich in dem mir zugänglichen Krankengut nicht finden können. Im differenzierten Blutbild fand ich ein ungefähr gleiches Verhältnis von Linksverschiebung und regelrechtem Differentialbild. Bezüglich der Blutsenkungsgeschwindigkeit ist behauptet worden, daß sie, wenn überhaupt, nur mäßig beschleunigt sei. Diese Beobachtungen stimmen nicht mit den unsrigen überein. Nach unseren Beobachtungen war eine Senkungsbeschleunigung nicht nur unvergleichlich zahlreicher, sondern diese war z. T. auch recht beträchtlich.

Schwere Veränderungen zeigten sich in der Regel im Liquor (s. S. 82). Meist handelte es sich um eine Pleozytose bis zu $^{200}/_{3}$ Zellen. In einem Fall wurden $^{5200}/_{3}$ Zellen gezählt. Im Ausstrich fanden sich meistens Lymphozyten, bei sehr erheblicher Erhöhung der Zellzahlen waren segmentkernige Leukozyten in der Mehrzahl. PETTE hat darauf hingewiesen, daß die Zellzahl wahrscheinlich vom Zeitpunkt der Entnahme des Liquors abhängig sei, und er hat weiter hervorgehoben, daß die Höhe der Zellzahl ebenso wenig einen sicheren Schluß auf die Schwere der Krankheit zuließe wie die Pleozytose dem Grade der erlebten meningealen Reizerscheinungen parallel geht. Wir können diese Beobachtungen bestätigen. Mit den humoralen efunden ist es wie mit der Fülle der subjektiven Beschwerden und dem Fieber; sie lassen uns hinsichtlich der Prognose im Stich. Der Zuckergehalt im Liquor war nach unseren Untersuchungen mitunter erhöht.

Ausdruck mehr oder weniger schwerer Ganglienzellschädigungen sind die Lähmungen, die sich auf der Höhe des Fiebers oder in der Entfieberung, mitunter innerhalb eines Zeitraumes von 30 Minuten, meist jedoch allmählich innerhalb von Stunden entwickeln. Das Lähmungsstadium kann in einem Schub seine volle Ausdehnung erreichen oder zu dieser erst in Schüben gelangen. Die Intensität der Lähmungen schwankt zwischen den Polen eben angedeuteter motorischer Schwäche und vollständiger Ausschaltung. Unterschiedlich wie der Grad der Lähmungen sind auch Sitz und Ausdehnung der Lähmung.

Es sind der 2. und 3. Krankheitstag der bevorzugte Zeitpunkt für das Auftreten der Lähmungen, wie es bereits die Kölner Erfahrungen gelehrt haben.

Damit ist aber auch gleichzeitig ausgesagt, daß sowohl früher, was nach unseren Erfahrungen allerdings selten ist, als auch später, was keineswegs Seltenheit ist, Lähmungen zur Entwicklung gelangen können. Das darf hinsichtlich der Prognose nicht übersehen werden. Die Behauptung, daß die Prognosen unbedingt als günstig angesehen werden können, sofern nach Abklingen des Fiebers innerhalb der ersten 5 Tage keine Lähmungen aufgetreten seien, kann nach unseren Erfahrungen nur mit Einschränkung Geltung beanspruchen.

Das 6jährige Kind Wolfgang R. erkrankte am 21. August 1947 mit hohem Fieber. Es klagte über Kopf- und Schulterschmerzen. Am nächsten Tage waren alle Beschwerden geschwunden. Am 23. August traten Halsschmerzen auf. Der Junge war obstipiert. Als er zur Aufnahme gelangte, war er bereits entfiebert. Am 16. Krankheitstage, 10 Tage nach der Entfieberung, zeigte sich in kurzer Zeit eine einseitige Gesichtslähmung aller Muskeln, die 9 Tage andauerte und mit völliger Wiederherstellung abklang. Gesichtslähmungen treten überhaupt besonders gern in den späteren Krankheitstagen auf. Sie etablierten sich am 8., 9., 10., 11., 14., 15., 16., 21. Krankheitstage.

Der 9jährige Diether W. erkrankte am 27. Oktober 1947 in der Schule plötzlich mit heftigen Hinterkopfschmerzen und Steifigkeit des Nackens. Die Temperatur betrug 39,5°. Da das Fieber am nächsten Tag nicht absank, wurde er am 28. Oktober in das Krankenhaus aufgenommen. Der Befund war durch Nackensteifigkeit, Fieber, Pulsbeschleunigung, 5200/3 Zellen im Liquor,

Leukozytose und erhöhte Blutsenkungsgeschwindigkeit gekennzeichnet. Der Reflexbefund war bei der Aufnahme regelrecht. Das Fieber klang lytisch ab. Die Nachpunktion am 31. Oktober ergab 176/3 Zellen im Liquor. Der Kranke war am 1. Nobember fieberfrei. Am 11. Krankheitstage, 6 Tage nach der Entfieberung, trat eine Parese im rechten Unterschenkel, besonders der Fußheber, auf, die sich in wenigen Tagen restituierte.

Bei remittierendem Fieber traten die Lähmungen gern in Schüben, z. T. mit längeren, bis zu Wochen dauernden Intervallen und ausschließlich tödlichem Ausgang auf. Sie begannen oft mit leichter motorischer Schwäche, die am häufigsten in den Beinen empfunden wurde, 48 Stunden festsaß, sich dann besserte, um nach mehrtägigem relativ beschwerdefreien Intervall in die gleichen Körperteile zurückzukehren.

Der 13jährige Siegfried Z. erkrankte am 9. 9. 47 plötzlich mit Fieber, starken Kopfschmerzen und Nackensteifigkeit. Die Temperatur sank am folgenden Tage ab. Am 13. 9. stieg das Fieber erneut an, so daß Krankenhausaufnahme erfolgte. Befund: Opisthotonus, Temperatur 39^{0}, horizontaler und vertikaler Nystagasmus. Keine Reflexstörungen. Kritischer Temperaturabfall, Fortbestehen subfebriler Temperaturen. Am 15. 9. doppelseitige äußere Okulomotoriuslähmung. Am 24. 9. heftige ziehende Schmerzen in den Beinen und Erlöschen der Reflexe. Am 26. 9. einseitige Gesichtslähmung und Lähmung beider Beine.

Der 17jährige Horst O. erkrankte am 28. 7. 47 plötzlich mit hohem Fieber und Kopfschmerzen. Mit Abklingen der Temperatur nach 2 Tagen entwickelte sich eine Paraplegie der Beine, die nach kurzem Bestehen gute Restituierungstendenzen erkennen ließ, so daß Heilung erhofft wurde. Stattdessen trat am 9. Krankheitstage, am ersten Tage der Rückkehr zu normalen Temperaturen plötzlich eine Atemlähmung ein, die letal endete.

Die Lähmungen sind stets schlaffe Erscheinungen. Der Spannungszustand der Muskulatur ist herabgesetzt, die Eigenreflexe sind erloschen.

Es dürfte sich um ein Mißverständnis handeln, wenn davon die Rede ist, daß die Diagnose der Poliomyelitis schon vor Ausbruch der Lähmung durch gewisse klinische Zeichen, wie Herabsetzung der groben Kraft, Nackenschlaffheit, geringe Innervationsstörungen im Facialisgebiet und „Nabelwandern" möglich sei. Diese Symptome dürften bereits Repräsentanten des Lähmungsstadiums sein.

Der häufigste Sitz der Lähmungen sind die Beine. Paraplegie der Beine scheint nicht seltener zu sein als Lähmung eines Beines. Seltener ist die doppelseitige Lähmung der Arme. Es kommen halbseitige Lähmungen vor, zu Lähmungen von drei und allen vier Extremitäten. Es können ausgedehnte Körperteile, ganze Gliedmaßen, Gliedmaßenabschnitte und kleinste isolierte Muskelgebiete befallen sein. Der Befall variiert in weiten Grenzen. Blasenlähmungen, die sich meist in den ersten Krankheitstagen zeigen, haben durchweg flüchtigen Charakter. Von den Hirnnerven sind vorwiegend der Fazialis, dann auch Abduzens, Oculomotorius, Hypoglossus und Trigeminus — in der Reihenfolge der Häufigkeit ihres Betroffenseins — beteiligt. Die Fazialislähmung kann das einzige Symptom der Poliomyelitis sein. Häufiger begegnete uns die Fazialislähmung in Kombination mit Augenmuskellähmungen, sowie mit spinalen als auch mit bulbären Ausfällen.

Die Beobachtung von Augenzittern, horizontalem und vertikalem Nystagmus vermag ein Licht in die Frage nach der Ursache des Nystagmus bei Poliomyelitis zu bringen. Man pflegt den vertikalen Nystagmus als Frühsymptom von Vorgängen, welche die Vierhügelregion in Mitleidenschaft ziehen, zu betrachten und deutet den aufwärts gerichteten Nystagmus als Ausdruck einer Alteration, die das hintere Längsbündel betrifft. Die Frage, ob der Nystagmus bei Poliomyelitis nun eine Folge vestibulärer Schädigung ist oder mit einer Störung im Bereiche des hinteren Längsbündels in Zusammenhang zu bringen ist, dürfte nach der Beobachtung aufwärts gerichteten Nystagmus bei Poliomyelitis wohl so zu entscheiden sein, daß die Annahme beider Möglichkeiten berechtigt ist.

Mit der Erreichung des Lähmungsmaximums beginnt das Stadium der Rückbildung. Die Lähmung geht meist auf mehr oder weniger große Körper- oder Gliedabschnitte zurück, sie konzentrirert sich. Die immer wieder gestellte Frage, wann die Rückbildung einsetzen, welches Ausmaß sie umfassen, welche Grade sie erreichen wird, welche Muskelgebiete ausgeschaltet bleiben werden und in welcher Zeit die Reparation abgeschlossen sein wird, läßt sich im Lähmungsstadium niemals mit Sicherheit beantworten. Umfang und Güte der Restituierung sind durch die anatomischen Veränderungen vorgezeichnet. Die Art der anatomischen Veränderungen ist aus dem klinischen Bilde nicht erkennbar. Was an Ganglienzellen vernichtet ist, ist irreparabel. Die Muskeln, deren Neurone zerstört sind, verfallen der dauernden Lähmung. Glücklicherweise ist der Grad der Schädigung der Ganglienzellen in den einzelnen Rückenmarksegmenten nicht gleichmäßig. Neben vernichteten Zellelementen bleiben andere erhalten oder sind zwar akut geschädigt, doch können sie regenerieren. Und das bedeutet, daß die von ihnen abhängigen und ihnen zugehörigen Apparate ihre Funktionstüchtigkeit wiedergewinnen.

Von Duchenne stammt die Regel, daß Muskeln, die innerhalb der ersten 3 Wochen nach Einsetzen der Lähmung auf den faradischen Reiz nicht ansprechen, verloren gegeben werden müssen. Es gibt aber sicher Ausnahmen von dieser Regel. Nimmt allerdings auch die galvanische Erregbarkeit ab oder hört diese ganz auf, dann muß die Hoffnung auf Wiederherstellung aufgegeben werden.

Der Zeitpunkt des Beginns der Regression, Extensität und Intensität der Reparation und schließlich Dauer des Rückbildungsstadiums sind sehr unterschiedlich. Im allgemeinen ist zu sagen, daß sich die klinische Besserung um so früher zeigt, je leichter der Prozeß ist und umgekehrt. Die Rückbildung kann sofort mit der Entfieberung einsetzen, sie läßt aber ebenso häufig eine Zeitlang auf sich warten. Sie macht gelegentlich rasche Fortschritte, und in anderen Fällen schreitet sie nur langsam voran. Wann sie ihr Ende erreicht haben wird, läßt sich für den Einzelfall nicht vorausbestimmen. Man kann damit rechnen, daß das Ende des Regressionsstadiums nach $1/2$ bis 1 Jahr erreicht ist. Doch treten auch noch nach dieser Zeit Besserungen ein.

Mit der Beendigung des Regressionsstadiums beginnt das Endstadium der Poliomyelitis. Nunmehr ist ein Dauerzustand erreicht. Was uns im Endstadium der Poliomyelitis entgegentritt, ist nicht nur Abmagerung der Muskulatur bis auf Haut und Knochen, sondern die Auswirkung der Ausschaltung von Muskeln auf das Skelettsystem, die Bandapparate und Gelenke. Abhängig von dem Umfang und dem Sitz dieser Ausschaltungen, wie auch von dem Lebensalter entwickeln sich mannigfaltige Anomalien des Bewegungsapparates und Deformierungen der Körperform. Diese sind um so ausgeprägter, je mehr sich der Organismus noch in der Entwicklung befand, als er von der Krankheit ergriffen wurde. Es sind die trophischen Störungen im Bereiche der Knochen, ihr Zurückbleiben im Wachstum, welche das poliomyelitische Endstadium des Kindesalters charakterisieren.

Es ist vielerorts üblich, besondere Verlaufsarten der Poliomyelitis herauszuheben. Einem solchen Bestreben stand die Unterteilung des Verlaufs in eine spinale, bulbopontine, enzephalitische, ataktische Form usw. gegenüber. Ich möchte meinen, daß eine derartige Unterscheidung etwas Gekünsteltes hat und daß sich die Abgrenzung in distinkte Verlaufsarten immer nur für einzelne Fälle durchführen läßt. Im allgemeinen kann nur die Rede davon sein, daß das Krankheitsbild in dieser oder jener Richtung besonders akzentuiert ist. Weitaus in der Mehrzahl hat man es mit Mischformen zu tun. Es dominiert nicht ein Nebeneinander verschiedener Verlaufsarten, sondern es besteht ein Ineinanderübergehen. Die Symptome mischen sich in buntem Wechsel — die wechselnden Kombinationen prägen das klinische Bild der Poliomyelitis. Man muß mit

PETTE unterstreichen, daß der Verlauf der Poliomyelitis im Prinzip immer der gleiche ist. Er wird eingeleitet von meningealen Reizerscheinungen, zu denen Hirnsymptome treten. Ich glaube nicht, daß man die psychotischen Erscheinungen allein als Folge hypoxämischer Zustände auffassen darf. Das scheint mir zu geradlinig gedacht. Das Lähmungsstadium ist durch wechselnde Mischungen spinaler, pontiner und bulbärer Störungen gekennzeichnet. In dieser Hinsicht gibt es keine Regeln. Gewisse Gesetzmäßigkeiten lassen sich nur in Bezug auf den Lähmungstyp erkennen. Die proximalen Gliedabschnitte erweisen sich in der Regel stärker befallen als die distalen. Und neben den Prädilektionstypen kann man Lieblingslokalisationen der Lähmungen einzelner Muskeln und Muskelgruppen feststellen. An den Beinen sind besonders gern die Quadrizepsmuskulatur und die Peronaeusgruppe, an den Armen die Deltamuskeln befallen.

Will man eine besondere Verlaufsart der Poliomyelitis herausstellen, dann scheint mir das nur bei der nach Art der LANDRY'schen Paralyse verlaufenden Form wegen ihres meist foudroyanten Verlaufscharakters und sehr oft tödlichen Ausgangs berechtigt. Diesem Verlauf, bei welchem der Prozeß vom Lumbalmark bis zu den bulbären Regionen aufsteigt und mit tödlicher Atemlähmung seinen Abschluß findet, begegnet man häufiger im Säuglingsalter und in den späteren Lebensjahren.

Eine Prognose quoad sanationem et quoad vitam kann man im Frühstadium der Poliomyelitis niemals stellen. Ist das Lähmungsstadium eingetreten, dann darf im allgemeinen das Leben des Kranken als nicht mehr gefährdet angesehen werden. Das Leben des Kranken ist um so stärker bedroht, je älter die Erkrankten sind und wenn Säuglinge erkranken. Nach den Erfahrungen der Berliner Epidemie 1947/48 waren die Männer stärker gefährdet als die Frauen. Die Letalität betrug beim männlichen Geschlecht bei einem Lebensalter unter 1 Jahr 42,8%, bis zum 6. Lebensjahr 3,3%, bis zu 10 Jahren 5,8%, bis zu 15 Jahren 8,7%, bis zu 20 Jahren 16,9%, bis zu 40 Jahren 29,9% und bei den Altersstufen über 40 Jahre 31,1%. Bei den Frauen waren die Prozentzahlen für die gleichen Altersstufen 8,3%, 2,7%, 4,2%, 6.6% 7%, 15% und 10,7%. Diese Kranken gingen durchweg an Atemlähmung infolge Vernichtung bulbärer Kerngebiete zu Grunde.

Sie stellen das Hauptkontingent der Todesfälle. Die Letalitätsziffer betrug 1947/48 rund 9%. Diese Zahl drückt das Verhältnis der Behandelten zu den Gestorbenen aus. Diese Prozentziffer liegt unter der Durchschnittszahl, die sich für Berlin für die Jahre 1937 bis 1948 mit 12,6% errechnen läßt. Diese durchschnittliche Sterblichkeitsziffer für Poliomyelitis stimmt mit andernorts errechneten überein. Das Unterschreiten dieser Durchschnittszahl tödlicher Ausgänge während der Berliner Epidemie 1947/48 vermag einen Hinweis zur Beantwortung der eingangs angeschnittenen Frage zu geben. Die Annahme, daß die Poliomyelitis 1947/48 ihren Charakter geändert und ein Fortschreiten der Prozeßlokalisation kopfwärts stattgefunden habe, würde erwarten lassen, daß die Letalität angestiegen sei, da erfahrungsgemäß die Prognose um so schlechter ist, je höher der Prozeß lokalisiert ist. Dies ist jedoch nicht der Fall gewesen. Vorausgesetzt, daß nicht andere Faktoren (therapeutischer Art oder die einfache Tatsache, daß in nichtepidemischen Zeiten nur die schwereren Fälle diagnostiziert werden) für die Verschiebung verantwortlich sind, ließe sich daraus folgern, daß die erwähnte Annahme nicht zutrifft.

Literatur

Van Assen, Was lehren uns 151 Fälle von Poliomyelitis acuta anterior? Z. f. orthop. Chir. Bd. 50, 1928.

v. Baeyer, Der natürliche Ausgleich von Bewegungsstörungen. Z. orthop. Chir. Bd. 50, 1928.

Cohn, Toby, Die peripherischen Lähmungen. Berlin—Wien 1927.

Engelmann, Konservative orthopädische Behandlung der Kinderlähmung. Wien 1938.

Erb, W., Handbuch der Elektrotherapie im Handbuch der allgemeinen Therapie. Ziemssen 1882.

Erlacher, Direkte Muskelprüfung zur Prognose der poliomyelitischen Lähmungen bald nach dem Ausfall. Verh. dtscht. orthop. Ges. 1922.

Foerster, O., Spezielle Physiologie und spezielle funktionelle Pathologie der quergestreiften Muskulatur. Handbuch der Neurologie.

Foerster, O., Die Übungstherapie, Handbuch der Neurologie.

Hackenbroch, M., Die orthopädische Behandlung der Kinderlähmung in Die übertragbare Kinderlähmung, Leipzig 1939.

Kopitz, I., Beiträge zur Muskelpathologie. Arch. Orthop. Bd. 27, 1929.

Lange, Fritz, Die epidemische Kinderlähmung. München 1930.

v. Meyenburg, Handbuch der speziellen pathologischen Anatomie und Histologie, Bd. 9, Berlin 1929.

Mommsen, Orthopädie und Kinderlähmung. Stuttgart 1938.

Scherb, Funktionelle Umstellbarkeit, Hemmung und Reparation antagonistisch gebundener Muskeln bei Poliomyelitis. Z. orthop. Chir. Bd. 50, 1928.

Der Liquor cerebrospinalis bei der Poliomyelitis

Von Arno Nohlen

So lange wir die Diagnose der Poliomyelitis nicht grundsätzlich auf den Virusnachweis stützen, muß PETTE's Kriterium „Keine Poliomyelitis ohne Liquorveränderungen" seine alte Bedeutung bewahren. Vielleicht könnte man diesen Satz dahingehend modifizieren, daß man sagt: „Keine ‚**typische**' Poliomyelitis mit oder ohne Paresen ohne Liquorveränderungen". Damit werden die mehr epidemiologisch als praktisch-klinisch-wichtigen Formen der Poliomyelitis definitionsgemäß nicht erfaßt. Zu diesen gehören z. B. die abortive Form nach GSELL, die Poliomyelitis mit vorwiegenden Darmsymptomen (**gastrointestinale** Form) und alle anderen Erscheinungen, die rein zeitlich zum ersten Krankheitsgipfel (der sogenannten Vorkrankheit) und dem Intervall bis zum Eindringen des Virus in das ZNS gehören. Alle **rudimentären** Formen der Poliomyelitis nach Ed. MÜLLER, so z. B. auch die „Liquor-Poliomyelitis" nach JOPPICH und CAMERER hingegen würden unter diesen aus dem Liquorbefund definierten Krankheitsbegriff fallen.

1.) Der normale Liquor

Unsere Ergebnisse, soweit sie trotz der Ungunst der Zeit bei der großen Epidemie 1947/48 in Berlin gewonnen werden konnten, zeigen keinerlei wesentliche Differenzen zu den Angaben anderer Autoren, z. B. SAMSON, SCHAFER, KAFKA, PETTÉ, FANCONI usw.

Ich bringe im folgenden eine Tabelle des normalen Liquorbefundes, die sich im wesentlichen auf die Angaben FANCONI's stützt:

Tabelle I

Beschaffenheit des Liquors	klar, farblos	
Druck in ccm Wasser im Liegen	10—20 ccm	(Beim Kleinkind nicht mit Sicherheit zu bestimmen)
Gesamteiweiß nach Kafka	20*—35 mg%	
Globuline nach Kafka	2,5—9 mg%	
„ nach Samson	bis 6 mg%	

*) Bei Erwachsenen werden Normalwerte von 6 bis 18 mg% angegeben, während Werte über 20 mg% als pathologisch gewertet werden. Bei Kindern jenseits des 6. Lebensjahres liegen die Normalwerte ebenfalls unter 20 mg%. Entsprechendes gilt für den Globulin- und Albumingehalt, so daß auch hier die unteren Grenzwerte der Tabelle der oberen Grenze der Erwachsenenwerte entsprechen (z. B. BROCK, Biologische Daten III, Springer 1939). Die FANCONI entnommenen Werte liegen offenbar wegen der starken Beteiligung der Kleinkinder in seinem Material weit über den bei Älteren zu findenden Durchschnittswerten.

Albumine nach Kafka	15—25 mg%	
Globuline/Albumine = Eiweißquotient	0,1—0,45	Samson 0,15—0,3
Reaktion nach Nonne	negativ	
Reaktion nach Pandy	negativ	minimale Trübung
Zellzahl im cmm	0—3	Samson bis zu 10/3
Zucker	45—75 mg%	
Chloride als Cl berechnet	zwischen 400 und 450 mg%	
Tryptophan-Reaktion	negativ	
Goldsol-Reaktion	negativ	
Mastix-Reaktion	negativ	

Daneben gibt aber SAMSON in seinem Übersichtsreferat an, daß in den zwei ersten Lebenswochen die Gesamteiweißzahlen zwischen 40 bis 80 mg% liegen und bis zum 6. Monat auf 16 bis 24 heruntergehen.

Es ist ein Unterschied, ob man den Liquor aus dem Ventrikel, der Zysterne oder dem Lumbalsack entnommen hat. Man kann im allgemeinen sagen: je höher die Entnahmestelle, desto niedriger ist das Gesamteiweiß; dasselbe gilt für die Globulin- und Albuminwerte und die Zellenzahlen, während Zucker und Pandyreaktion keinerlei Unterschiede zeigen.

2.) Pathologischer Befund

Die von dem Poliomyelitisvirus nach seinem Eindringen in das ZNS gesetzten Liquorveränderungen sind offenbar gleichbleibend typisch, unabhängig von dem für die jeweilige Epidemie verantwortlichen Virusstamm.

Wichtig ist der Zeitpunkt der Liquorentnahme für die Diagnostik, weil der Zustand des Liquors von dem Alter der Erkrankung in typischer Weise abhängig ist. Die wiederholte Untersuchung erst kann also vor allem differential-diagnostisch entscheidende Beiträge liefern.

a) Die Beschaffenheit des Liquors

Der Liquor ist im allgemeinen klar, jedoch kommt es durch die Eiweißvermehrung bisweilen zu einer leichten Trübung, die sogar ihren Niederschlag in Fibrinflocken und Fibringerinnsel findet.

Der Liquordruck ist erhöht, pflegt aber nach unseren Erfahrungen durch wiederholte Punktionen zur Norm abzusinken.

Die Poliomyelitis macht eine Pleocytose. Die Zellzahl pflegt so lange erhöht zu bleiben, bis die Temperatur zur Norm abgefallen ist. Die Zellzahlen sind schwankend, zeigen aber die Tendenz zu schneller und merklicher Verminderung schon wenige Tage nach der Einwanderung des Virus in das ZNS. Die Pleoyctose ist im Beginn überwiegend polynucleär, später überwiegend mononucleär (Rundzellen). Untere pathologische Zellwerte liegen in unserem Material bei 12/3, Höchstzahlen bei 5200/3 Zellen.

FANCONI glaubt auf Grund seiner Werte annehmen zu können, daß hochsitzende, d. h. bulbäre und encephalitische benigne Formen kleinere Zellzahlen aufweisen als andere Erkrankungstypen.

An unserem großen Untersuchungsmaterial in Berlin konnten wir diese Angabe nicht verifizieren und möchten zur Erklärung von widersprechenden Ergebnissen auf die Diskrepanz der Zellzahlen je nach dem Entnahmeort verweisen. Überhaupt sind wir der Ansicht, daß der Grad der Pleocytose keine prognostischen Schlüsse gestattet.

In den ersten Tagen der Invasion in das ZNS steht die Pleocytose im Vordergrund bei mäßig erhöhten oder sogar noch normalen Eiweißwerten. Im Gegensatz dazu findet sich in der zweiten bis dritten Krankheitswoche eine zunehmende Eiweißvermehrung und ein Abnehmen der Zellzahlen. FANCONI bezeichnet die Umkehr dieser Verhältniswerte als typisch für die Poliomyelitis. Wir können diese Angaben im allgemeinen bestätigen, fanden aber Ausnahmen in eindeutigen Fällen paretischer Poliomyelitis, bei denen es genau umgekehrte Verhältnisse gab.

b) Gesamteiweiß

Die Gesamteiweißwerte schwanken zwischen 40 und 75 mg% (Spitzenwerte, vor allem in der zweiten und dritten Woche, bis über 100 mg% sind aber nicht selten). Fanconi fand über 75 mg% hinausgehende Gesamteiweißwerte in etwa 4% der bulbären, 10% der encephalitischen, 21% der meningitischen, 35% der spinalen, aber in 45% aller tödlich verlaufenden Formen. Er glaubt daraus gewisse prognostische Schlüsse ziehen zu können. Insbesondere wäre danach stärkere Eiweißvermehrung bei bulbären Symptomen quoad vitam als ungünstig zu bewerten. Es muß allerdings einschränkend gesagt werden, daß seine Beobachtungen an einem verhältnismäßig kleinen Material gewonnen worden sind.

c) Eiweißquotient

Die Eiweißvermehrung bei der Poliomyelitis beruht nach Fanconi vorwiegend auf einem Anstieg der Albuminfraktion, während die Globuline nur in etwa 30% der Fälle 10 mg% überschreiten. Der Eiweißquotient soll daher meist erniedrigt (unter 0,1) oder normal (0,1 bis 0,45) sein. Hoher Globulingehalt und erhöhter Eiweißquotient finden sich etwas häufiger bei paretischen und tödlich verlaufenden als bei den gutartigen Poliomyelitisfällen. So wurden bei paretischen Formen in 21,8% der Fälle erhöhte Globulinwerte gefunden, bei meningitischen nur in 14%, bei letalen Fällen allerdings nur in 10,5%, so daß aus den Globulinwerten keinerlei prognostische Folgerungen gezogen werden können. Dagegen fand Pette regelmäßig in den ersten Tagen der Poliomyelitis einen Anstieg der Globuline mit Erhöhung des Eiweißquotient. Da der Gehalt an Globulinen rascher zurückging als an Albuminen, glaubt Pette, aus dem quantitativen und qualitativen Ergebnis der einzelnen Eiweißfraktionen auf das Alter des Prozesses schließen zu können, eine Ansicht, die von Fanconi aber abgelehnt wird.

d) Goldsol- und Mastix-Reaktion

Beide Reaktionen sind als verwertbar anerkannt, wobei es unseres Erachtens dem Belieben des Untersuchers überlassen bleiben kann, ob er die Goldsolreaktion nach Lange oder die Mastix- oder Normo-Mastix-Reaktion nach Kafka und Jacobsthal heranzieht. Eine von beiden sollte aber unbedingt angestellt werden, da es Fälle gibt, bei denen der Ausfall dieser Reaktionen den einzigen pathologischen Liquorbefund abgibt.

Bei der Goldsolreaktion erfolgt der Farbumschlag in den mittleren Röhrchen, d. h. es entsteht eine mittlere Zacke. Die linksseitigen („Parenchym-“ oder „Paralysezacken“) sowie die rechtsseitigen („Meningitiszacken“) sind viel seltener. Dieses wird darauf zurückgeführt, daß der Poliomyelitisliquor gemeinhin einen nur mäßig erhöhten Eiweißgehalt hat, was sich nach Samson genau so auf die Mastixreaktion auswirkt. Samson fand allerdings nicht selten sogenannte Linkskurven, während die Seltenheit der meningitischen Kurven sich mit den Angaben der anderen Autoren deckt.

Ähnlich wie der Grad der Gesamteiweißveränderung nimmt auch die Zahl der positiven Goldsol- und Mastixreaktionen bei den verschiedenen Verlaufsformen in folgender Reihenfolge ab:

— letale — spinale — meningitische — benigne bulbäre Formen —
(Fanconi)

Bei bulbären Formen kann deshalb eine positive Goldsolreaktion im Sinne einer schlechten Prognose gewertet werden, dagegen ist aus dem Ausfall der Goldsol- und Mastixreaktion kein prognostischer Schluß auf das Auftreten oder die Schwere von Paresen möglich, da die Unterschiede zu geringfügig sind.

Die Stärke der Goldsolreaktion hängt mit der Verlaufsform insofern zusammen, als die spinalen Formen am häufigsten tiefe Kurvenminima aufweisen, an zweiter Stelle die letalen, dann die meningitischen und zuletzt wieder die bulbär-meningealen Formen. Prognostisch läßt sich aus dem Ausfall einer stark positiven Goldsolreaktion nichts aussagen. Bei normalem Globulingehalt kommt eine stark positive Goldsolreaktion nicht vor.

Auffallend ist die Abhängigkeit der Goldsolreaktion vom Eiweißquotienten, indem bei hohem Eiweißquotient, d. h. bei relativ hohem Globulingehalt, die Goldsolreaktion immer positiv ausfällt, auch wenn die absoluten Globulin- oder Eiweißwerte nicht oder nur wenig erhöht sind.

e) Tryptophanreaktion

Die Tryptophanreaktion wird als positiv bezeichnet, wenn nach Zusatz von 15 cmm konzentrierter Salzsäure und 2 Tropfen 2%iger Formaldehydlösung zu 2 ccm Liquor bei Überschichtung mit 0,06%iger Natriumnitritlösung ein violetter Ring entsteht.

Da sie oft bei der Meningitis tuberculosa positiv ist, bei der Poliomyelitis aber meist negativ kommt ihr nur eine differentialdiagnostische Bedeutung zu.

f) Liquorzucker

Hässler hat 165 Fälle der Leipziger Epidemie analysiert und dabei festgestellt, daß die Verlaufsform der Poliomyelitis um so deletärer ist, je höher der Liquorzuckergehalt ist. Er kommt zu dem Schluß, daß Werte über 100 mg% mit Sicherheit einen tödlichen Verlauf der Krankheit erwarten lassen. Der Grund ist nach seiner Ansicht im Sitz der Erkrankung in der Medulla oblongata zu suchen. Fanconi*) schließt sich der Ansicht an, vermutet jedoch, daß der bulbäre und encephalitische Charakter der Erkrankung für dieses Verhalten des Liquorzuckers verantwortlich sei.

Bei den 1947/48 in Berlin tötlich verlaufenen Fällen konnten wir diesen Zusammenhang nicht bestätigen. Es fand sich gelegentlich ein Liquorzucker, der über 80 mg% hinausging, Werte über 100 mg% konnten wir auch bei gehäufteren Lumbalpunktionen nicht beobachten. Zu gleicher Zeit vorgenommene Liquoruntersuchungen an Patienten mit anderen cerebralen Erkrankungen ergaben das jeweils typische Bild, z. B. bei der Encephalitis eine Erhöhung des Liquorzuckerspiegels. Dagegen haben wir in größerer Zahl erniedrigte Werte im Beginn der Krankheit gesehen (15 bis 20 mg%), die aber im Gegensatz zur Meningitis tuberculosa nicht bestehen blieben, sondern in wenigen Tagen in normale oder erhöhte Werte umschlugen. In den meisten Fällen blieben die Liquorzuckerwerte im Bereich der normalen Schwankungsbreite.

Der Chlorgehalt ist gelegentlich geprüft worden. Nach Fanconi war er in 88% der Fälle normal, in 3% erhöht und in 9% erniedrigt, so daß aus dem Verhalten des Chlorgehaltes keinerlei Schlüsse gezogen werden können.

Eine abortive Form der Poliomyelitis, wie sie Gsell ohne pathologischen Liquorbefund angibt, konnten wir in keinem Fall beobachten. Wenn man im Sinne Gsell's eine abortive Form der Poliomyelitis anerkennen will, muß dafür ein neuer Name geprägt werden. In das übliche Krankheitsbild der aparetischen Form der Poliomyelitis können wir dieses Bild nicht einreihen. Auch Fanconi hat an den zwei von ihm beschriebenen Fällen selbst Zweifel (bulbäre Form der Poliomyelitis?) und möchte sie als eine Krankheit sui generis ansehen.

---

*) Ähnliches wurde von Knauer während der Kölner Epidemie in Bonn beobachtet.

Die folgende Tabelle unterrichtet unter Verwendung der Berliner Erfahrungen über die Liquorveränderungen bei der Poliomyelitis.

Tabelle II

Liquor bei Poliomyelitis
(Durchschnittswerte)

	1. Woche	2. Woche	3. Woche
Druck	erhöht	zur Norm absinkend	meist normal
Farbe	klar, farblos bis leichte Trübung	meist klar und farblos oder leichte Trübung	klar, farblos
Beimengungen	Fibrinflocken und -gerinnsel	selten	selten
Gesamteiweiß	30—60 mg%	bis 80 mg%	bis 80 mg%
Globuline	9—10 mg%	bis 25 mg%	bis 25 mg%
Albumine	bis 60 mg%	bis 60 mg%	
Eiweißquotient	0,3—0,8	steigend	fallend
Pandy	positiv	positiv	positiv
Nonne-Apelt	oft negativ	positiv	positiv
Zellzahl	12/3 bis 2000/3	abnehmend	abnehmend
Zellart			
polynucleär	+++	++	+
mononucleär	+	++	+++ (Gesamtzahl aber deutlich abfallend)
Zucker	45—75 mg%	45—75 mg%	45—75 mg%
Chloride als Cl berechnet	meist normal (400—450 mg%) (1. bis 3. Woche)		
Tryptophan-Reaktion	meist negativ	meist negativ	meist negativ
Goldsol-Reaktion	in den Mittelwerten positiv bis Farbwert 4*)		
Normo-Mastix-Reaktion	positiv	positiv	positiv

Zusammenfassung

1. Der Liquordruck ist meist erhöht.
2. Im Beginn findet man eine geringe oder fehlende Eiweißvermehrung neben einer polynucleären Pleocytose. Nach der zweiten Krankheitswoche findet man eine Eiweißvermehrung und eine Abnahme der Pleocytose, die inzwischen fast ausschließlich mononucleär geworden ist (Rundzellen). Gegenteilige Befunde sind möglich.
3. Die Pandy'sche Reaktion ist positiv.
4. Später, vor allen Dingen von der zweiten Woche an, ist auch die Nonne-Apelt'sche Reaktion positiv.
5. Das Verhalten des Liquorzuckers ist meist uncharakteristisch. Manchmal ist er erhöht. Es finden sich anfangs auch erniedrigte Liqorzuckerwerte, die im Gegensatz zur Meningitis tuberculosa nach wenigen Tagen auf normale oder erhöhte Werte übergehen.
6. Die Farbe des Liquors ist im allgemeinen klar, bei hohem Zellgehalt leicht getrübt. Fibrinflocken und -gerinnsel kommen dann manchmal vor, unterscheiden sich aber durch ihre grobe Flockung vom Spinnwebgerinnsel der Meningitis tuberculosa.
7. Die Gesamteiweißwerte sind erhöht, aber nicht über 80 mg%. Die Gesamteiweißvermehrung ist anfangs durch eine Vermehrung der Albumine hervorgerufen, später sind auch die Globuline beteiligt.

*) Nach Samson aber auch häufig Linkskurven beobachtet.

8. Die Goldsol- und Mastixreaktion sind meist bei den mittleren Verdünnungen positiv.
9. Die Tryptophanreaktion und die Bestimmung des Chloridgehaltes zeigen keine pathologischen Ausschläge. Die negative Tryptophanreaktion kann allerdings als Kriterium bei der Differentialdiagnose gegen die Meningitis tuberculosa wertvoll werden.

Abschließend kann gesagt werden, daß die Veränderungen des Liquors wohl eindeutig die Diagnosenstellung der **als solche anerkannten Bilder der Poliomyelitis** gewährleisten und eine Abgrenzung von anderen Krankheiten ermöglichen. Prognostische Schlüsse aus den Gesamtbefunden halten wir aber trotz aller darauf verwandten Mühen nicht für eindeutig.

Es scheint schließlich noch im Hinblick auf eine einwandfreie Liquordiagnostik wichtig, darauf hinzuweisen, daß die Punktion des Lumbalkanals oder anderer Stellen des intrathekalen Systems von sich aus unter Umständen Pleocytose, Eiweißvermehrung und Hyperthermie auslösen kann. Solche in der Untersuchungstechnik begründeten Fehler lassen sich jedoch durch Kontrolluntersuchungen nach wenigen Tagen ausschließen.

Literatur

Fanconi, Zellweger und Botszejn, Benno Schwabe und Co. „Die Poliomyelitis und ihre Grenzgebiete", 1945, Basel.

Kafka, „Handbuch der biologischen Arbeitsmethoden", Berlin und Wien, Urban u. Schwarzenberg, 1923.

Kleinschmidt, H. und Mitarbeiter, „Übertragbare Kinderlähmung", S. Hirzel, Leipzig, 1939

Pette, H., „Handbuch der Neurologie", Band 13, Seite 89, 1936.

Pette H., Demme und St. Koernyey, Dtsch. Z. Nervenkh , 1928, Seite 125, 1932.

Samson, K., Erg. inn. Med., **41**. 553 (1931).

Stauffenegger, M., Z. Kinderhk. 1948, 553.

Weitere Literaturangaben sind in genannten Arbeiten nachzulesen.

Die Therapie der Poliomyelitis

Von Albrecht Tietze

Die Therapie der Poliomyelitis (P) gliedert sich in zwei Phasen. In der ersten gilt es das Virus zu blockieren oder zu vernichten, die Begleitreaktionen des Organismus zu überwachen, in der zweiten die Defekte zu überprüfen, darniederliegende Zellen wieder aufzurichten und Ausfälle der Motorik zu ersetzen. Jene erste Phase beginnt bei der Einlieferung in die Klinik. Die zweite nach der endgültigen Entfieberung und nach Überwindung der akuten Lebensgefahr. Wann die zweite endet, ist ungewiß, denn das Training der Muskeln und die orthopädischen Maßnahmen dauern jahrelang, die seelische Betreuung des Gelähmten aber darf niemals aufhören!

Zerstörte Vorderhornzellen und Gangliengruppen können nicht wiedergewonnen werden, aber die übriggebliebenen motorischen Zellen und die von ihnen abhängenden Muskelfasern können durch sinnvolle Übung zur erhöhten Leistung geführt werden, so daß man noch nach vielen Monaten mühevoller Kleinarbeit erfreuliche Heilungen sehen kann. Bei diesen Spätheilungen spielen auch psychische Einflüsse eine bedeutsame Rolle, deshalb muß die seelische Einwirkung auf den Patienten von allen an der Therapie Beteiligten mit Umsicht und Erfahrung betrieben werden.

Wir verfügen bislang über keine ursächlich wirkende viruzide Behandlungsmethode. Obwohl wir wissen, daß nach Überstehen einer Poliomyelitis — mit äußerst seltenen Ausnahmen — eine dauernde Immunität eintritt, und daß der menschliche Organismus das Herstellungsgeheimnis eines dauernd wirksamen Schutzes kennt, sind wir doch noch immer nicht in der Lage, diesen für die Prophylaxe und Therapie dem Körper zu entnehmen oder gar zu synthetisieren.

Alle Versuche, mit dem Serum oder Liquor Geheilter diesen hypothetischen Schutzstoff von Mensch zu Mensch zu übertragen, sind fehlgeschlagen, denn nach Joppich ergeben die Statistiken der Weltliteratur nunmehr endgültig, daß die Serumtherapie keinen Effekt hat, vielleicht sogar schlechtere Behandlungsergebnisse aufweist. Dabei sind die menschlichen Abwehrmechanismen gerade bei der Poliomyelitis beachtlich, denn die wirkliche Zahl der P-Virusinfizierten übersteigt erheblich die Zahl der P-Erkrankten. Es müssen demnach die spontanen Immunisierungskräfte des Menschen in den meisten Fällen genügen, um die Wirkung des Virus auf den menschlichen Körper erfolgreich zu paralysieren.

Es wurde darauf hingewiesen, daß auch bei einer anderen Viruskrankheit, den Masern, die Serumtherapie nach Ausbruch der Krankheit zwecklos sei, während die prophylaktische Serumanwendung zwar nicht immer, aber doch im allgemeinen gute Erfolge zeitigt. Man könne deshalb bei Poliomyelitis allenfalls mit dem Serum nur eine prophylaktische Wirkung erwarten. Es sind Versuche auf diesem Gebiete gemacht worden, die Ergebnisse sind aber schwankende (Fanconi, Joppich, Hamburger, Keller).

Daß das Blut der Träger solcher Schutzstoffe ist, ist nicht unwahrscheinlich, vieles spricht aber dafür, daß die Vorderhornzelle, auch wenn es wie bei den abortiven Formen oder bei den Virusträgern zu keiner Schädigung dieser Zellen gekommen ist, in sich selbst Abwehrkräfte aufstellt, die die Zelle fortan unangreifbar für das P-Virus macht. Solange man kein viruzides Medikament besitzt, muß man es versuchen, die etwas geheimnisvollen menschlichen Abwehrkräfte nach Möglichkeit zu steigern und alles zu vermeiden, was sie schädigen könnte. Deshalb bestehen die therapeutischen Maßnahmen der ersten Phase in Ruhigstellung der quergestreiften Muskulatur, in der Abwehr aller Reize, die die Muskulatur zu reflektorischer Tätigkeit veranlassen, in Beeinflussung des Fiebers und in dem Versuch, durch Reizkörper verschiedener Art eine Steigerung der Abwehrkräfte oder durch Entquellung eine Schonung des entzündeten spezifischen Gewebes zu erreichen.

Die Lagerung des Poliomyelitiskranken muß mit größter Sorgfalt vorgenommen und überwacht werden. Der Kranke muß so liegen, daß kein Muskel überdehnt wird. Wie schon Seite 44 demonstriert wurde, bewährt sich hierbei die festgepolsterte, aber elastische Ganzmatratze aus Roßhaar. Eine zu starke Stahlfederung der Bettstelle selbst wird durch Unterlagen eines Holzbrettes zwischen Bettstelle und Roßhaarmatratze vermieden. Kopfkissen, Keilkissen und Rückenstützen werden in der ersten Zeit aus dem Bett herausgenommen, dafür stellt man das Kopfende des Bettes auf 30 cm hohe Holzklötze oder Ziegelsteine. Die Oberarme werden zur Entdehnung der mm. deltoidei abduziert und etwas eleviert (Kramerschienen). Darm- und Blaseninhalt müssen entleert werden, was bei den Schwerkranken mühselig ist. Der Einlauf kehrt bei paralytischen Bauchdecken manchmal nicht zurück und dann erzielt man das Gegenteil von dem, was man beabsichtigte. Deshalb muß man alle diese pflegerischen Handlungen dauernd ärztlich überwachen. Kehrt der Einlauf mit dem Kot nicht zurück, muß man eine Colonmassage so lange durchführen, bis der Darm wirklich gut entleert ist. Man läßt ein Darmrohr liegen, damit die Winde abgehen können und der Widerstand, den das Zwerchfell bei der Atmung überwinden muß, möglichst niedrig gehalten wird. Ist durch eine Gravidität in den letzten Monaten der Bauchraum ausgefüllt, das Zwerchfell dauernd hochgedrängt und die Atmung dadurch behindert, dann ist besonders bei zervikalem Befall die sectio caesarea indiziert. Die vorzeitige Einleitung einer spontanen Geburt ist dagegen abzulehnen, weil bei ihr die Bauchmuskulatur in einer höchst gefährlichen Situation verstärkt arbeiten müßte.

Nach den Untersuchungen R. Scheidels (Inaug. Diss. Bln. 1949) sind die Schwangeren zwar nicht infektgefährdeter als andere Frauen der Bevölkerung, aber werden sie mit Poliomyelitis infiziert, dann pflegt bei ihnen der Verlauf schwerer als bei anderen zu sein.

Die unteren Extremitäten werden bei Rückenlage gerade hingelegt, unter die Kniee gehören flache Polster, die Gegend des Wadenbeinköpfchens wird wegen des Verlaufs des n. fibularis mit Watte gepolstert, die Füße werden gegen die untere Bettwand oder gegen eine Kiste gestellt. Dabei bewährt es sich, die Matratze um einige Zentimeter von der Bettwand fortzuziehen, um so dem Fuß, auch wenn man Bauchlage anwendet, eine bessere Rast zu gewähren.

Bauchlage wird von den Kranken gut vertragen, Seitenlage erfordert eine Vorpolsterung, damit die Arme nicht schlaff herunterhängen. (Abb. 1 und 2).

Es versteht sich von selbst, daß man beim Drehen des Kranken, das man mehrfach am Tage vornehmen muß, die Armschienen entsprechend verändern muß.

Durch die häufigeren Positionsveränderungen verbessert man vor allem die Blutzirkulation in den Extremitäten, das gleiche erstrebt man mit heißen Packungen (Kenny Therapie), die auch einen günstigen Einfluß auf die anfänglich heftigen Schmerzen haben. Heiße Bäder haben wir im akuten Stadium nicht angewandt, obwohl gerade im Bade die allerbeste Muskelentspannung erfolgt.

Nach der Lagerung des Kranken und der Entfernung der atembehindernden Widerstände wird man sich nunmehr bemühen, auch medikamentös die Heilungsvorgänge zu unterstützen. Bei dem Versagen einer ursächlichen Therapie richtete man schon frühzeitig seine Aufmerksamkeit auf alle jene Medikamente, die theoretisch viruzid wirken könnten, wie die formalinabspaltenden Drogen (Neohexal, Cylotropin usw.). Ein wesentlicher Einfluß kann ihnen jedoch nicht zuerkannt werden.

Weder Sulfonamide noch Penicillin oder Streptomyzin haben eine Wendung in der P-Therapie gebracht. Sie sind auch nicht imstande bei Behinderung der Atmung pneumonische Komplikationen zu verhindern.

Strychnin und Präparate, die strychninartig wirken, halte ich für unzweckmäßig und schließe sie deshalb von der Therapie aus (Hennoch, Joppich).

Die Erfolge einer Behandlung mit großen Pyramidongaben sind umstritten (W. Engel, Dt. med. W. 1949 S. 633). Ein Schaden kann durch diese Behandlung im allgemeinen nicht eintreten. Die anaesthesferende Wirkung des Pyramidons beeinflußt

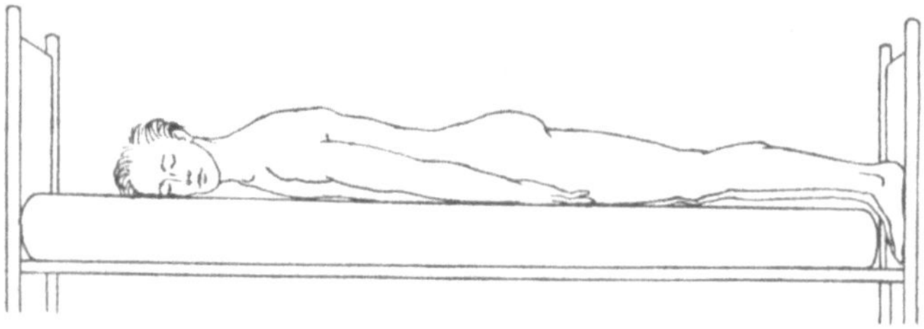

Abb. 1. Flachlagerung auf dem Bauche

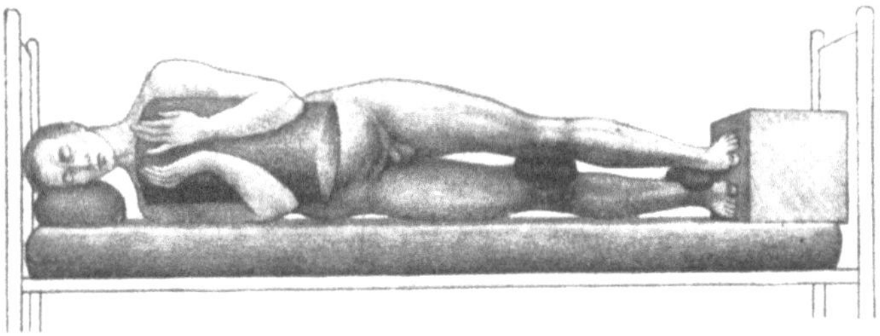

Abb. 2. Seitenlagerung

ohne Zweifel die gerade anfangs sehr heftigen Schmerzen in der Muskulatur, und der Drang nach überflüssiger Kinetik wird herabgesetzt. Pyramidon trägt also zur Beruhigung bei, die man in der ersten therapeutischen Phase auf alle Fälle erreichen muß.

Auf Grund seiner ausgedehnten Erfahrungen mit der Reizkörpertherapie, insbesondere bei akuten und chronischen Nervenerkrankungen, wandte F. Munck die Fiebertherapie als erster bei einer Anzahl akuter P-Fälle an. Die überraschend günstigen Erfolge bei frühzeitiger Behandlung im allerersten Beginn der Krankheit, die in Einzelfällen erwiesene Möglichkeit, den Krankheitsprozeß, das Fortschreiten der Lähmungen, aufhalten und damit lebensrettend wirken zu können, wurden von U. Spiller (Ärztl. Fortb. 1935 9 10) publiziert. Über günstige Erfahrungen berichteten ferner: Kauders (Med. Klin. 1936), Adler (Med. Klin. 1938), Joppich (in Kleinschmidt usw.), Gross. Es wurden verschiedene fiebererzeugende Mittel angewendet. Im letzten Jahr (1948) der Berliner Epidemie kam aus der Munck'schen Klinik ein neuer Bericht über lebensrettende Wirkung der Fiebertherapie (R. Müller, H. Arens Therapie der Gegenwart Nr. 8/47 und N. 8/48). Meine eigenen Erfahrungen bestätigen die vorhergehenden Veröffentlichungen (ebenda 2/1949).

Zur Technik der Fieberbehandlung ist folgendes zu beachten: Es kommt grundsätzlich nicht auf die Art der Vaccine oder Proteinsubstanz an, mit der man Fieber erzeugen will. Vaccinereaktionen halten im allgemeinen etwas länger an, jedoch hat uns auch Pyrifer gute Dienste geleistet. Sobald die Diagnose Poliomyelitis feststeht, muß die Therapie, auch wenn der Kranke noch hoch fiebert, beginnen. Man spritzt intravenös Vaccineurin der Sächsischen Serumwerke zweite Serie $^1/_{15}$ oder $^1/_{10}$, Pyrifer Stärke 1 oder 2 ein. Nach ein bis zwei Stunden kommt es zum Schüttelfrost, der mit einer auffälligen subjektiven Besserung verbunden ist. Die Kranken geben fast ausnahmslos an, sich beweglicher und erleichtert zu fühlen. Eine objektive Besserung pflegt beim Abfiebern einzutreten. Bisher sahen wir nur einmal eine Verschlechterung bei einem Kranken mit cervikal-bulbärem Virusbefall.

Die zweite Fieberinjektion lassen wir nach 12 Stunden in gleicher Stärke folgen. Manchmal ist noch eine dritte Einspritzung erforderlich.

Die Insulinschockbehandlung ist vielleicht auch in der Lage, eine Beschleunigung der Heilungsvorgänge zu bewirken (W. Rohde). Kleine Dosen sind wirkungslos; die Dosierung muß so gewählt werden, daß es zu einem richtigen Krampfschock kommt (Joppich). Wenn man auch hierbei tastend vorgehen soll, um nicht eine zu gefährliche Hypoglykämie zu erzielen, so soll man doch andererseits nicht durch zu große Vorsicht die kostbare Zeit der Beeinflußbarkeit verstreichen lassen, denn bei beidem, Fieber- oder Insulintherapie, kommt es entscheidend darauf an, so früh wie möglich zu behandeln.

Man muß mit den Erfolgsberichten über jede P-Therapie zurückhaltend sein, denn wir haben es bei der Kinderlähmung mit einer launischen Krankheit zu tun, die bei jedem Falle anders als beim anderen verläuft. Die Prognose ist nie sicher. Abortive, protrahierte, schwere, leichte, hartnäckige und rasch remittierende Formen wechseln in bunter Reihenfolge miteinander ab. Man kann es häufig nicht sagen, was Erfolg exogener, was Erfolg endogener heilender Vorgänge und Maßnahmen war. Deshalb wollen wir die Ergebnisse der Fieber- und Insulintherapie nicht überwerten.

Ob die von W. Rohde (Dtsch. Gesundheitswesen 1948) gegebene Erklärung für die Wirkungen der Reizkörper- und Schockbehandlung richtig ist, möchte ich bezweifeln. Seine theoretischen Ausführungen entfernen sich in einigen Punkten von den gesicherten experimentellen Ergebnissen der Weltliteratur und geraten dadurch vielleicht etwas zu sehr in das Feld spekulativer Naturbetrachtung.

Betrachtet man die pathologisch-anatomischen Befunde an Rückenmark und Hirn, dann drängt sich die Frage auf, ob nicht ein Teil der paralytischen Vorgänge Ödemfolge ist. Das raupenartig segmentierte, stark geschwollene rötliche Rückenmark ist flüssigkeitsgesättigt, deshalb liegt es nahe, einen therapeutischen Versuch mit hypertonischen Lösungen vorzunehmen. Wenige Kubikzentimeter irgendeiner hypertonischen Lösung genügen jedoch nicht hierfür, sondern man muß mindestens 200 ccm hypertonischer Lösung intravenös anwenden. Der Beweis einer Entquellung des zentralen Nervensystems durch Verabreichung hypertonischer Lösung ist durch die Erfahrungen der Neurochirurgen und der Gynäkologen erbracht. Wenn man auch auf die Lähmungen keinen sicheren Einfluß erzielen kann, so werden doch nach meinen Erfahrungen die subjektiven Beschwerden eindeutig und günstig beeinflußt.

Mitunter erscheinen in den Tageszeitungen oder in der Allgemeinheit leicht zugänglichen Zeitschriften Berichte über Erfolge mit Medikamenten meist geheimer Synthese. Der Arzt wird von den Angehörigen bestürmt, diese Wundermittel anzuwenden, die auch bei veralteten Fällen überraschende Besserung herbeigeführt haben sollen. Es ist bedauerlich, daß die Autoren solcher Mitteilungen oder die Entdecker dieser Mittel diese nicht systematisch auswerten lassen. Bislang haben wir bei allen Nachprüfungen in der Klinik keine Erfolge mit diesen Medikamenten gesehen.

Ausgedehnten Gebrauch haben wir in beiden Therapiephasen von den heißen Packungen der Gliedmaßen und des Rumpfes gemacht (Kennymethode). Trotz der sommerlichen Hitze wirken diese Packungen angenehm und beruhigend. Die segmentale Durchblutung wird sicher mit diesen einfachen Maßnahmen gefördert. Die Beweglichkeit der Muskeln gebessert, die Kontrakturneigung verringert. Außerdem hat der Kranke das nicht zu unterschätzende Gefühl, daß die Schwester sich aufrichtig um ihn kümmert.

Die Unterbringung der Poliomyelitiker in Spezialkrankenhäusern hat sich bei der Berliner Epidemie so bewährt, daß man sie für die Epidemiezeiten als die beste Methode bezeichnen kann. Die Beschaffung der zur Pflege wichtigen Materialien, wie Schienen, Gips, Polster, Binden, gute Betten, Eiserne Lungen, Tauchbäder, Unterwassermassage, Laufstühle, Laufbarren, Elektrisierapparate wird hierdurch erleichtert. In den Spezialkrankenhäusern arbeiteten die Laboratorien, der Stab der erfahrenen ärztlichen und pflegerischen Arbeitsgruppen Tag und Nacht. Die wirksame Quarantäne, die wir bis

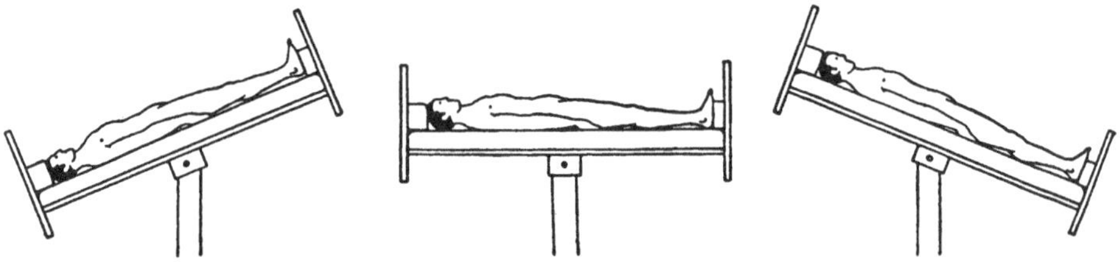

Abb. 3. Schaukelbett

3 Wochen nach Entfieberung aufrechterhalten, läßt sich in der geschlossenen P-Station am leichtesten durchführen.

Nach den gesetzlichen Bestimmungen aller Kulturländer ist die Poliomyelitis eine meldepflichtige Krankheit. Die Quarantänebestimmungen sind in den einzelnen Ländern unterschiedlich. In Berlin war die Unterbringung in einem P-Krankenhaus obligatorisch. Meldung erfolgte täglich telefonisch und schriftlich an Bezirks- und Landesgesundheitsamt. Desinfektionstrupps starteten am Tage der telefonischen Meldung. Studentengruppen halfen bei der sofortigen Erweiterung der Anamnese durch Befragung der Angehörigen und Hausbewohner, die alle wiederholt untersucht wurden, um abortive Fälle rechtzeitig zu erfassen.

Ein besonderes Kapitel der Therapie ist die drohende Atemlähmung. Wird bei zunehmender Behinderung der Atmung, die man am sichersten dadurch feststellt, daß man den Kranken zählen läßt — ist er kurzluftig, dann kann er nur wenig Zahlen hersagen ohne wieder Luft zu schöpfen —, eine künstliche Belüftung erforderlich, dann kommt man mit den üblichen Methoden der Thoraxkompression n i e aus. Nicht überall wird man eine Eiserne Lunge zur Verfügung haben. Man greift dann vielleicht zu mancher Improvisation, wie z. B. die eines Schaukelbettes. Synchron den Atembewegungen senkt man das Kopfende, um den Bauchinhalt gegen das Zwerchfell fallen zu lassen. Viel kann man von dieser Methode jedoch nicht erwarten. (Abb. 3).

Bis zur Epidemie 1947 besaßen wir in Berlin keine Eiserne Lunge, sondern wir hatten nur die völlig unzulänglichen Biomotoren, die wie ein Stahlküraß um den Brustkorb gelegt werden und die mit Überdruck von a u ß e n auf die Brustwand komprimierend wirken. Jeder Arzt, der vielfach den grausigen Erstickungstod der Kranken bis zum bitteren Ende am Krankenbett miterlebt hat, wird ermessen können, was es damals in Berlin bedeutete, plötzlich die genial ausgedachten und gut funktionierenden

Maschinen (E. L.) zu besitzen, die man in wenigen Tagen, trotz ihrer Zentnerlast, aus den Vereinigten Staaten unter „Überfliegung" des großen Zwischenraumes und auch sämtlicher Behördenwiderstände nach Berlin brachte.[1])

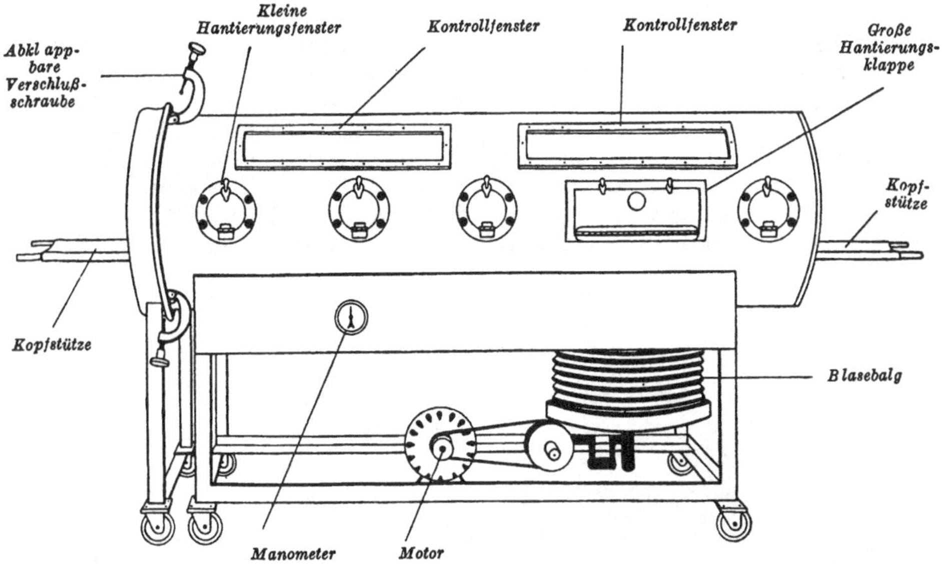

Abb. 4. Modell der Eisernen Lunge für zwei Kranke

Die Wirkungsweise der E. L. ist anders als die des Biomotors. Es wird durch einen saugenden Blasebalg in einem Stahlrohr, in dem der Körper des Patienten, mit Ausnahme seines Kopfes, ruht, ein Unterdruck erzeugt, so daß durch die außerhalb liegenden Respirationswege der Atmosphärendruck die Lunge des Patienten aufbläst, als ob man einen Gummihandschuh aufpustet. Gleicht sich im Inneren des Stahlrohres der Unterdruck wieder zum Normaldruck aus, dann wird durch die Elastizität des Brustkorbes die Lunge wieder zusammen- und die Ausatmungsluft herausgepreßt.

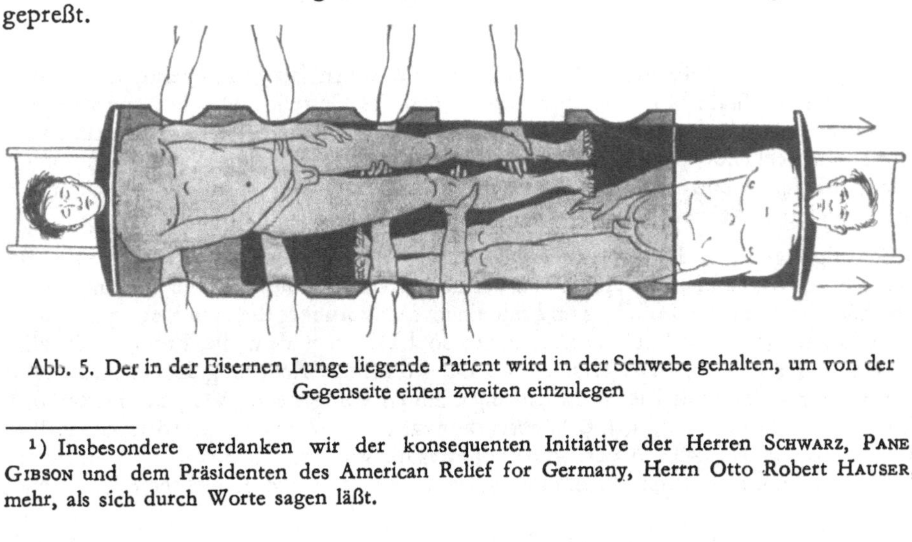

Abb. 5. Der in der Eisernen Lunge liegende Patient wird in der Schwebe gehalten, um von der Gegenseite einen zweiten einzulegen

[1]) Insbesondere verdanken wir der konsequenten Initiative der Herren Schwarz, Pane, Gibson und dem Präsidenten des American Relief for Germany, Herrn Otto Robert Hauser, mehr, als sich durch Worte sagen läßt.

Die Eisernen Lungen müssen aus einem Stahlrohr von mindestens 0,70 m lichter Weite und einer Mindestlänge von 2,0 m bestehen. Die Röhre ist an beiden Schmalseiten zu öffnen, wenn es sich um ein System handelt, in dem gleichzeitig zwei Kranke liegen können. Wie eine Brille ins Futteral gleitet, so fährt eine Trage, auf der der Kranke liegt, in die E. L. Sein Kopf ist durch die Gummiirisblende der Stirnseite gezogen. Die Gummiblende liegt am Hals fest an. Besondere Halspolsterung mit Watte ist zur Vermeidung eines Decubitus erforderlich. Bei manchen Systemen werden die Schultern zu stark gegen die Stirnseite von innen her gedrückt, weshalb auch dort eine besondere Polsterung nötig ist. An der Längsseite befinden sich die Hantierungsfenster, die tellerrunde Schwammgummiabdichtungen haben, durch die man die Hände stecken kann, ohne daß Luft in die Unterdruckkammer dringt. Ein größeres Fenster ist für die Einbringung von Uringlas und Unterschieber vorgesehen. Kleinere Öffnungen, die selbstverständlich ebenfalls mit Schwammgummi abgedichtet sind, dienen für die

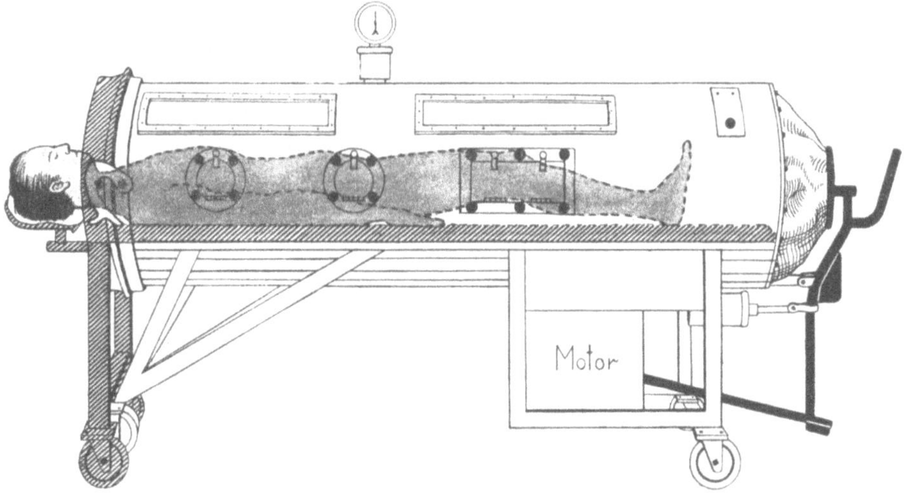

Abb. 6. Eiserne Lunge für einen Kranken

Durchleitung von Infusionsschläuchen. Der mit einem Blasebalg gekoppelte Motor steht unter der Stahlröhre zwischen den Beinen des Gestelles. Der Sog muß so groß sein, daß ein Unterdruck von mindestens — 15 cm Wasser entsteht. Man kann auch durch entsprechende Ventilstellung vom Unterdruck bis auf einen Überdruck kommen. Die Zahl der Atemzüge kann durch die Regulierung der Motorengeschwindigkeit beliebig eingestellt werden und verlangt die allergrößte Sorgfalt und Erfahrung.

Schädigungen der Hirnnerven zeigen die Gefahr eines Versagens der Synergiezentren an. Wenn auch bei einem Sitz der Erkrankung in dieser Höhe noch mit einem nur flüchtigen Haften des Virus und mit einem nur vorübergehenden Versagen muskulärer Leistungen gerechnet werden kann, so bleibt trotzdem die Prognose in allen diesen (bulbären) Fällen äußerst ernst. Die künstliche Belüftung in der E. L. führt hierbei nur selten zum Ziel (vgl. Anhang). Einen völlig neuen Weg beschritten S. J. Sarnoff, E. Hardenbergh, J. L. Wwhittenberger und Silvermann (Science 29.10.48 Vol. 108 Nr. 2809 S. 482, Amer. Journ. of Physiol. Vol. 155, 1948 Nr. 1, 2.) Sie reizten mit einem Tonisator direkt einen oder beide nn. phrenici und erreichten dadurch auch beim Menschen rhythmische Zwerchfellkontraktionen, durch die eine, wie sie beschreiben, ausreichende Atmung zustande kommen soll. Je stärkeren Strom sie anwandten, desto stärker waren die Zwerchfellkontraktionen und desto besser die Atmung. Ob diese Methode imstande ist, die E. L. zu ersetzen, muß durch weitere Erfahrungen geprüft werden. Jedoch ist die Idee, die Phrenici als Reizleitung zu benutzen, sicher als genial zu bezeichnen. Der Erfolg wird auch bei dieser Methode nur davon abhängen, ob die spontane Atmung wieder in Gang kommt. Der Vorteil dieser Methode würde darin liegen. daß man nicht auf so große kostspielige Apparate, wie sie die E. L. darstellt, angewiesen ist.

Die Feinregulierung der Atmung, das Anpassen der Atemfrequenz an den Gaswechselbedarf des Körpers gehört zu den größten Schwierigkeiten, weil auch von ihr die Behandlung und Überwachung des Kreislaufs abhängt (Stein Ä.Wo. 1948 u. ds. Bd. S. 51 u 54f). Unter der Einwirkung der schweren Infektionskrankheit wird der Kreislauf in dreifacher Weise nicht unerheblich belastet. Zunächst durch die eben genannten Gasaustauschstörungen, dann durch die Erschlaffung und Lähmungen der Skeletmuskulatur, die in ihrer Tätigkeit das Versacken des Blutes in der Peripherie verhindern, und schließlich durch den fieberhaft gesteigerten Stoffwechsel. Ob es daneben noch zu einer direkten Virustoxinwirkung auf den Herzmuskel selbst oder auf die medullären und bulbären oder subthalamischen vegetativen Zentren kommt, ist nicht sicher erwiesen, obwohl immer wieder davon im Schrifttum gesprochen wird. Die Störungen der O_2-Versorgung, die Behinderung des kleinen Kreislaufs durch die Lähmung der Atemmuskulatur genügen ja schon zur Erklärung des finalen Herzversagens. Daß man bei der Brustwandableitung im EKG Veränderungen der Reizausbreitung nachweisen kann, ergibt sich aus den Studien Borowskis (Ä. Wo. 1949).

Prophylaktische Anwendung von Herzglykosiden ist wie bei allen akuten Infektionskrankheiten nicht indiziert (Edens). Dagegen wird durch die mehr peripher angreifenden Mittel, wie Sympatol, Cardiazol, Campher usw. die Verblutung in die Peripherie verhindert werden können. Strychnin scheidet auch hier als Kreislauftonikum aus.

Die Ernährung der Kranken erfordert vor allem dann eine ärztliche Überwachung, wenn die Schluckmuskulatur nicht mehr funktioniert. Man sollte auch mit der Sondenfütterung nicht allzu lange warten, um die Schluckpneumonieen zu verhindern. Daß diese Sondenkost eine kalorienreiche, vitaminreiche sein muß, versteht sich von selbst. Eine Überschwemmung mit B-Vitaminen hat keinen Einfluß auf die Poliomyelitis.

II.

Wir glauben, nach der Entfieberung mit den aktiven Maßnahmen nur langsam und schrittweise beginnen zu dürfen, weil wir in vereinzelten Fällen bei einer zu schnell einsetzenden aktiven Betätigung des Kranken Lähmungsnachschübe beobachteten, ohne daß das Fieber noch einmal aufflackerte. Man muß in der zweiten therapeutischen Phase bestrebt sein, die erschlafften Muskeln vor einem weiteren Schwund zu bewahren und die übriggebliebenen VHZ. zu aktivieren. Man beginne mit der ersten Aufgabe, indem man erst einmal die Muskeln massiert. Einige Tage später wird man dann mit den aktiven Übungen fortfahren und dabei erstmalig eine genaue Muskelbilanz aufstellen müssen, bei welcher die Verluste festgelegt werden. Wird diese Untersuchung mit der erforderlichen Genauigkeit durchgeführt, dann bedeutet sie für den eben entfieberten Patienten eine gewisse Anstrengung, deshalb lassen wir erst einige Tage nach der Entfieberung vergehen. Das Abwarten der Quarantäne, der nur langsam erfolgende Abtransport in die orthopädischen Behandlungsstätten gibt dem Kliniker genügend Zeit sich jetzt mit dem Patienten von dieser Seite her zu beschäftigen.

Nachdem der Schädigungsgrad festgestelllt worden ist, muß man dafür sorgen, daß die gelähmten oder geschwächten Muskelgruppen von ihren Antagonisten nicht in eine für die Betätigung ungünstige Überdehnung gezogen werden. Beim Training „stellt" man die Glieder des Kranken entsprechend und fordert ihn dann zur Betätigung auf. Während der Ruhezeiten bleiben die Schienungen das Mittel der Wahl. Täglich werden die Kranken im warmen Bade massiert und geübt. Man kann nicht eindringlich genug davor warnen, diese Trainingsstunden ungeschulten Kräften zu überlassen. Schon in diesem Stadium müssen wir so exakt vogehen, daß der Patient nach ein paar Tagen seine einzelnen Muskeln und deren Funktionen wie ein Student im Physikum kennt. Haben wir es mit einem vollkommenen Funktionsausfall eines Muskels zu tun, werden wir in der Badewanne die Funktion dieses Muskels passiv durchführen und den Patienten zu dem Versuch auffordern, zusammen mit der passiven Hilfe den Muskel zu bewegen.

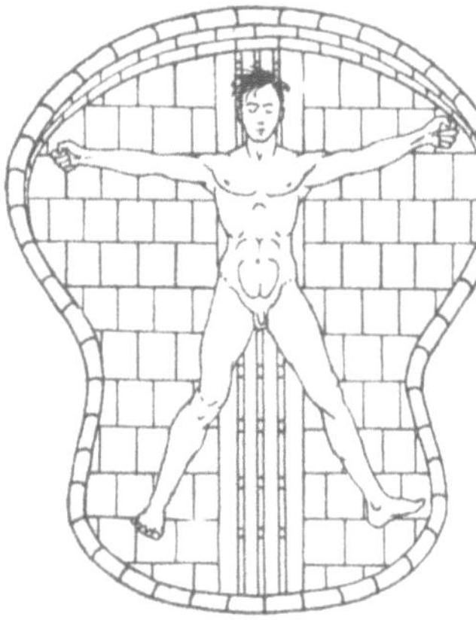

Abb. 7. Spezialbadewanne für Arm- und Beinbewegungen

Die Badewannentherapie erfordert im Grunde keine besonderen Einrichtungen. Letzten Endes kann man sie in jeder Wanne durchführen. Bequemer und nützlicher sind die Spezialwannen, in welchen die Arme und Beine besser bewegt werden können.

Nachdem der Schädigungsgrad der Muskeln festliegt, soll durch Streichmassage und heiße Packungen die Durchblutung der geschädigten Muskeln gefördert werden. Im warmen Bade werden die Gliedmaßen so bewegt, daß jede ausfallende Muskelfunktion imitiert und der Kranke gleichzeitig angehalten wird, eine aktive Betätigung zu versuchen. (Abb. 7).

Mit **galvanischem Strom,** oder wenn der Muskel auf **faradischen Strom** anspricht, wird mit diesem jeder Muskel einzeln gereizt und zur Kontraktion gezwungen. Das Arbeiten mit Rollen statt mit den Reizelektroden (Abb. 8) ist als zu oberflächlich und summarisch grundsätzlich abzulehnen.

Die Elektro-Therapie scheint mir deshalb bei den Folgezuständen der Poliomyelitis so in Vergessenheit oder Mißkredit geraten zu sein, weil sie aus der Hand des neurologisch geschulten Arztes in die der Schwestern, Heilgymnastiker oder Masseure gelangt ist, die mitunter zu flüchtig arbeiten. Es ist deshalb Aufgabe des Arztes, für eine Elektro-Therapie zu sorgen, die jeden einzelnen Muskel für sich wählt und übt. Geschieht dies ausgiebig, dann verhindert man die Inaktivitätsatrophie, fördert den normalen Dehnungswiderstand (Tonus) und beschleunigt die Wiederherstellung der beeinträchtigten Funktion.

Aus der nachfolgenden Tabelle kann man sich im kurzen über Funktion und Segmentbezug der Muskulatur informieren. Man glaube nicht, daß diese Sorgfalt ein überflüssiger, pedantischer Abweg sei. Kennt man an Hand der wiederholten Untersuchungen das Ausmaß der Schädigungen schon frühzeitig, dann wird man wissen, an welchen Stellen die Therapie mit besonderem Nachdruck vorgenommen werden muß. Kümmert man sich nicht rechtzeitig um die geschwächten Muskeln, dann kommt es sehr rasch zu Stellungsanomalien, insbesondere der Wirbelsäule, die man nachher mit den schwachen Muskeln kaum mehr ausgleichen kann.

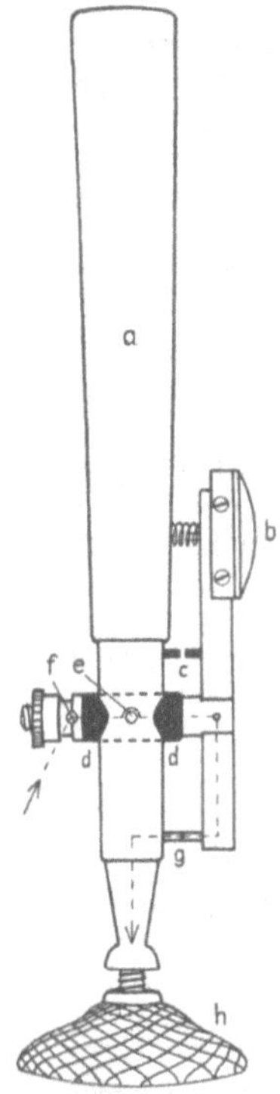

Abb. 8

Reizelektrode 1:2

a) Holzgriff
b) Isol. Taste
c) „ Widerlager
d) Hartgummiisolator
e) Elfenbeinniete
f) Polklemme
g) Metallunterbrecher
g) Stoffüberzogene 4 cm ϕ Metallplatte

Im Rahmen einer allgemeinen inneren Klinik sind es häufig äußerliche Schwierigkeiten, die dieser intensiven frühorthopädischen Behandlung entgegenstehen. Deshalb sorge man schon im Beginn einer Polioepidemie, daß die anfallenden Defektheilungen so zeitig wie nur irgendmöglich in beste Pflege kommen.

Gerade weil wir bei jeder Epidemie und bei jedem Einzelfalle mit schweren Ausfällen der Motorik rechnen müssen und weil wir kein ätiologisch wirkendes Medikament kennen, muß der zweiten Phase der Polio-Therapie ein so großer praktischer Wert beigemessen werden. Der Arzt und die Krankenpflegerinnen müssen sich immer vor Augen führen, daß für den Erkrankten mit einem Male und jäh eine Wendung seines ganzen Lebensschicksals eingetreten ist, durch die er in wenigen Tagen aus einem heiteren, beweglichen, sich am Herumtollen erfreuenden Wesen ein armseliger Krüppel geworden ist, der vielleicht bei den primitivsten Verrichtungen auf fremde Hilfe angewiesen ist.

Wenn es richtig ist, daß nur der Geist den Körper mit allen seinen Gebresten überwinden kann, dann muß man auch in diesem Stadium der P-Therapie sofort darangehen, Kindern und Erwachsenen die Möglichkeiten einer geistigen Fortbildung zu gewähren. Auch hierbei bewährt sich das frühzeitige Zusammenführen und Gemeinschaftsbehandeln der Poliomyelitiskliniken, in denen der Unterricht schon im Krankenzimmer aufgenommen werden kann.

Die Muskelfunktion

Gesicht

Muskel	Segment	Funktion
frontalis	Rautengrube Facialiskern	Stirnrunzeln
orbicularis oculi		Schluß der Augen
depressor superc.		Zieht die Braue abwärts
corrugator		Zieht die Brauen zusammen
procerus		Querfalte der Nasenwurzel
quadrat. lab. sup.		Hebt die Oberlippe
nasalis		Verengerung der Nasenlöcher
caninus		Zieht die Mundwinkel aufwärts
zygomaticus		Lachmuskel
buccinator		Mundwinkel nach außen
orbicul oris		Mundschluß
quadrat. lab. inf.		Herabziehen des Mundes
risorius		Mundwinkel nach außen
triangularis		Nasenlippenfurche, Mundwinkel nach unten
mentalis		Kinnlippenfurche nach unten
transvers. ment.		Kinnfurche
Platysma		Halshautspanner

Mund, Kiefer, Rachen

Muskel	Segment	Funktion
temporalis	Rautengrube Kern Vc	Schließt den Kiefer (Kaumuskel)
pterygoidei		Kauen
masseter		Kaumuskel
genioglossus	medulla oblongata Kern XII	Drückt die Zunge hoch und vor
hyoglossus		Führt die herausgestreckte Zunge zurück
chondroglossus		Zieht die Zunge nach hinten = oben
styloglossus		Zieht die Zunge nach hinten = oben
longitudinalis sp.	XII	Formung der Zunge
longitudinalis inf.		
transversus ling.		
verticalis ling.		
tensor veli palat.	Vc	Spannen und Heben des Gaumensegels
levator veli palat.	IX, X	
glosso palatinus		Herabziehen des Gaumens
pharyngo „		

Schlund

Muskel	Segment	Funktion
constrictor sup.	X	Schluckakt
„ medius		
„ inferior		
levator pharyngis		
innere Kehlkopfmuskeln	X	Stimmbandbewegung

Hals und Nacken

Muskel	Segment	Funktion
scalenus anticus	C V — VII	Rippenheber, Kopfbeuger
scalenus medius	C II — VIII	Kopfdreher, -wender
scalenus posterior	C VII — VIII	Kopfdreher, -wender
sternothyreoideus	C I — C IV	Schluck-und Sprechakt
sternohyoideus	C I — C IV	Schluck- und Sprechakt
omohyoideus	C I — C IV	Schluck- und Sprechakt
geniohyoideus	C I — C IV	Schluck- und Sprechakt
rectus capitis ant.	C I — C VIII	Neigung des Kopfes nach vorn
longus colli	C I — C VIII	und Drehung
longus capitis	C I — C VIII	„
sternocleidomast.	med. oblong. u. C I — III	Beugung und Drehung des Kopfes
obliquus cap. sp.	C I — III	Drehung des Kopfes
rectus capitis		Drehung des Kopfes
obliquus cap. inf.		Drehung des Kopfes
rotatores		
interspinalis	C IV — S III	Halter der Wirbelsäule
multifidus		
semispinalis		Bewegung des Beckens, der
ileocostales	C IV — D XII	Rippen, Aufrechterhaltung
longissimus		des Rückens. Hält den Kopf
splenius		Rippenheber
levator cost.		
serratus post. sp.	C VIII — D IV	Rippenheber
serratus post. inf.	D IV — L III	Rippenheber

Schulter, Arm, Hand

supraspinatus	C V, C VI	Abduktion des Oberarmes
infraspinatus	C V, C VI	Außenrotation des Oberarmes
teres minor	C V	Außenrotation des Oberarmes
deltoideus	C IV, V, VI	Heber des Oberarmes in drei Richtungen, ist an sämtlichen Bewegungen der Schulter beteilgt.
supscapularis	C V, VI, VII	Innenrotation des Oberarmes
teres major	C VI, VII, VIII	Adduktion, Retroversion
latissimus dorsi	C VI, VII, VIII	Adduktion des Oberarmes, hält die Skapula am Brustkorb
coracobrachialis	C VI, VII	Rotiert je nach Ausgangsstellung nach innen oder außen
pectoralis minor	C VII, C VIII	Senkt die Skapula
pectoralis major	C V, VI, VII, VIII	Adduktion und Anteversion des Armes
rhomboideus	C IV, V	Nähert Schulterblatt der Wirbelsäule, dreht um äußeren oberen Schulterblattwinkel
levator scapulae	C II, III, V	Schulterheber

Schulter, Arme, Hand

Muskel	Segment	Funktion
serratus anterior	C V, VI, VII, VIII	Preßt Schulterblatt an Brustkorb, Rippenheber, Wirbelhalter, dreht das Schulterblatt
subclavius	C VI, V, VI	Hält den Schultergürtel, wirkt bei der Atmung
omohyoideus	C VI, V	Spannt die Halsfascie
trapezius med. obl.	C II, III, IV	Schulterheber, Schulterblattdreher (unt. Winkel) und Armsenker
brachialis	C V, VI	Beugt Ulna gegen Humerus
biceps brachii	C V, VI	Unterarmbeuger und Supinator
triceps ,,	C VI — VIII	Unterarmstrecker
anconeus	C VII — VIII	Unterarmstrecker
pronator quadr.	C VI — D I	Pronation
flex. digit. prof.	C VII — D I	Handbeuger, Handabduktor, Fingerbeuger, Beuger der Endphalangen
flex. polic. long.	C VII — VIII	Beugung der Daumenendphalange
flex. digit. com.	C VII — D I	Hand- und Fingerbeuger
pronator teres	C VI, VII	Pronation, Flexion im Ellenbogengelenk
flex. carpi. rad.	C VI — VIII	Flektiert die Hand- und den Ellenbogen
palmaris long.	C VIII — D I	Volarflexion
flex. carp. ul.	C VII — D I	Abduktion der Hand, Handbeuger
supinator	C V — VIII	Supiniert in jeder Stellung
abd. poll. long.	C VI, VII, VIII	Abduziert Daumen nach Volar
ext. poll. brevis	C VI — VII	Abduziert den Daumen
ext. poll. long.	C VI — VII	Streckt Daumenglied
ext. indicis popr.	C VI — VII	Streckt Hand- und Zeigefinger
ext. dig. communis	C VI — VII	Streckt Hand und Finger
ext. dig. V popr.	C VI — VII	Streckt Hand und kleinen Finger
ext. carp. ulnaris	C VI — VII	Abduktor der Hand
ext. carp. rad. brev.	C V, VI, VII	Dorsalflexion der Hand
ext. carp. rad. long.	C V, VI, VII	Dorsalflexion der Hand, Beugung des Ellenbogengelenks
brachioradialis	C V, C VI	Ellenbogengelenkbeuger, Supinator, Pronator

Autochthone ventrolaterale Muskulatur des Rumpfes

Muskel	Segment	Funktion
transversus thoracis	D II — D VI	Atemhilfsmuskel
subcostales	D I — D XI	Atemhilfsmuskel
intercostales interni externi	D I — D XI	Atemhilfsmuskel
transversus abdominis	D V, L II	Seitlicher Bauchhalter, beteiligt sich bei der Atmung
obliquus abdominis internus	D XI — L I	
,, abdominis ext.	D XI — L I	Seitlicher Bauchhalter, Beckenbewegungen, Bauchdeckenspanner
	D VII — L I	
rectus abdominis.	D VII — L I	Bauchdeckenspanner, Bewegungen des Beckens, zieht den Brustkorb nach unten

Hintere Bauchwand

Muskel	Segment	Funktion
quadr. lumborum	D XII - L II	Bauchwandhalter, zieht die Rippe nach unten, bewegt das Becken nach hinten oben
diaphragma	C III - C V	Atmung, obere Bauchpresse

Muskeln der Hüfte

Muskel	Segment	Funktion
iliopsoas	L 1 — 3	Hebt den Oberschenkel, rollt ihn einwärts
psoas minor	L 1 — 3	Hebt den Oberschenkel, rollt ihn einwärts
glutaeus maximus	L 5 — S 2	Verhindert, daß das Becken nach vorn überkippt. Aufrechterhaltung des Körpers, Treppensteigen
glut. med.	L 5 — S 2	Beteiligen sich an allen Bewegungen der Hüfte
glut. minimus	L 5 — S 2	Beteiligen sich an allen Bewegungen der Hüfte
piriformis	S 1 — 2	Rotiert den Oberschenkel nach außen
iliacus	L 3 — 4	Dreher und Heber des Oberschenkels
tensor fasciae latae	L 4 — S 1	Hebt das Spielbein, senkt das Becken, Einwärtsroller des Oberschenkels
obturator internus gemelli	L 4 — S 2	Auswärtsroller, Kontrolle des Körpergleichgewichtes
quadratus femor.	L 4 — S 1	Kontrolle des Körpergleichgewichtes
obturator ext.	L 3 — 4	Kontrolle des Körpergleichgewichtes und Adduktion
adductor mag.	L 3 — 5	Adduktion des Oberschenkels

Muskeln der Hüfte

Muskel	Segment	Funktion
adductor brev.	L 2 — 4	Adduktion des Oberschenkels und Anteversion
adductor long	L 2 — 3	Adduktion
pectineus	L 2 — 3	Hebt den Oberschenkel, rollt etwas nach außen
gracilis	L — 4	Beugt den Unterschenkel gegen den Oberschenkel und adduciert den Oberschenkel

Schenkelmuskeln

Muskel	Segment	Funktion
quadriceps	L 2 — 4	Beckenhalter, Rumpfmithalter, Strecker des Unterschenkels, Elevator des Oberschenkels
sartorius	L 2 — 3	Beugt das Knie, rotiert innen
popliteus	L 4 — S 1	Beugt das Knie
biceps femoris	L 4 — S 1	Streckt im Hüftgelenk, zieht das Becken seitlich, beugt das Knie. Hält mit das Gleichgewicht des Oberkörpers
semimembranosus	L 4 — S 1	Beuger des Unterschenkels und Einwärtsroller. Gleichgewichthalter
semitendinosus	L 4 — S 1	dto.

Lange Fußmuskeln inkl. Wadenmuskeln

Muskel	Segment	Funktion
tibialis anterior	L 4 — S 1	Dorsalflexion, Supination, auch Pronation
extens. digit longus	L 4 — S 1	Dorsalflexion, Pronation, Adduktion
extens. hallucis longus	L 4 — S 1	Dorsalflexion des Fußes, der Großzehe
peronaeus long. (fibularis)	L 4 — S 1	Senkt den Fuß mit dem medialen Fußrand nach vorn
peronaeus brevis	L 4 — S 1	Pronation
tibialis posterior	L 5 — S 1	Supinator und Adduktor des Fußes
flexor halluc. long.	L 5 — S 2	Fuß- und Großzehenbeuger
flexor digit. long.	L 5 — S 2	Plantarflexion, Adduktion, Supination des Fußes
soleus	L 4 — S 2	Hindert Vornüberfallen, Plantarflexion des Fußes
plantaris	L 4 — S 2	Spannt die Kniegelenkskapsel und die Plantaraponeurose
gastrocnemius	L 4 — S 2	Tiefe Kniebeuge und Plantarflexion

Kurze Fußmuskel

Muskel	Segment	Funktion
ext. digit. brev.	L 4 — S 1 (2)	Zehenstrecker, Gewölbespanner, insbesondere d. Großzehe
ext. hallucis brev.	L 4 — S 1 (2)	
lumbricales	L 4 — S 1 (2)	Beugung der Grundphalanx
quadratus plantae	S 1 — S 2	Flektiert die Zehen
interossei interni	S 1 — S 2	Flektieren in der Grundphalanx und bewegen 3 bis 5 gegen die zweite Zehe
interossei externi	S 1 — S 2	
fl. digit. brevis	S 1 — S 2	Bilden Widerlager beim Abrollen des Fußes
opponens d. V	S 1 — S 2	Verkürzt das Fußgewölbe in der Längsrichtung
flex. digit. V brev.	S 1 — S 2	Verkürzt das Fußgewölbe in der Längsrichtung
abductor digit. V	S 1 — S 2	Verkürzt das Fußgewölbe in der Längsrichtung
adductor hallucis	S 1 — S 2	Verkürzt das Fußgewölbe in der Längsrichtung
fl. halluc. brev.	S 1 — S 2	Verkürzt das Fußgewölbe in der Längsrichtung und flektiert kräftig die Großzehe
abductor hallucis	S 1 — S 2	Hält den am stärksten medialen Teil des Fußgewölbes zusammen. Beugt die Großzehe und zieht sie medianwärts

Die Behandlung der Atemstörungen

Von Franz-Joseph Misgeld

Die bei der Poliomyelitis vorkommenden Atemstörungen sind hauptsächlich

1. durch die Lähmung der Atemmuskulatur,
2. durch Versagen der Synergieen (Atemzentrum),
3. durch mechanische Behinderungen (Verlegung der Atemwege),

bedingt.

Obwohl diese Formen differentialdiagnostisch mitunter schwer zu trennen sind, bleibt doch ihre Abgrenzung von entscheidender Bedeutung.

Handelt es sich um eine Behinderung der Atmung durch Schädigung der Vorderhörner des Cervicalmarkes und der oberen Thoracaldermatome, dann sind Prognose und Therapie anders als bei einem Befall im sogenannten A t e m z e n t r u m (bulbus, pons). Aus den Tabellen Seite 46 können die zur Atmung erforderlichen Muskeln und ihr Höhensitz abgelesen werden.

Daß bei einem Befall des bulbären Atemzentrums der gesamte Kreislauf stärker belastet wird als bei einem Versagen einzelner Atemmuskeln, ist verständlich, da es sich bei einem Versagen einzelner Atmer nicht um den Ausfall der gesamten Synergie und des geordneten Zusammenspiels aller Agonisten und Antagonisten handelt. Diese zentrale oder bulbäre Atemlähmung — wobei wir uns bewußt bleiben, daß diese fast immer mit Herden in andrer Querschnittshöhe verbunden sind — ist prognostisch i m m e r sehr ernst zu beurteilen. Sie kann durch eine künstliche Beatmung auf die Dauer nicht ausgeglichen werden. Wir wollen dahin gestellt sein lassen, ob es eine poliomyelitische Schädigung der Kreislaufzentren gibt (durch Vaguslähmung) oder ob das schließliche Versagen des Herzens eine Folge der Anoxaemie ist (s. S. 51), praktisch von Bedeutung bleibt, daß die bulbären Atemstörungen die Belüftung und damit den für den Kreislauf wichtigen Gasaustausch stärker als die peripheren Atemstörungen behindern und daß sie eher zum plötzlichen Tode führen, auch wenn man sie mit der eisernen Lunge behandelt. Bei Behinderung der Atmung durch Schädigung der Vorderhörner des Cervicalmarkes (s. S. 51) ist die Prognose günstiger als bei einem Befallensein des Atemzentrums und die Therapie der künstlichen Beatmung verspricht Dauererfolge.

Wir erkennen die Lähmung der Atemmuskulatur (Schädigung im Halsmark) an folgenden Symptomen: Schnappen nach Luft, abgehacktes Sprechen in meist kurzen Sätzen. Bei der Atmung hört man einen grunzenden Ton. Der Versuch zu zählen erlaubt sehr schnell die Beurteilung der verminderten Vitalkapazität. Normalerweise kann man bis 25 zählen, ohne Atem zu holen. Ist die Vitalkapazität vermindert, erfolgt der neue Atemzug früher. Die kritische Grenze, bei der die Eiserne Lunge unbedingt indiziert ist, liegt bei der Zahl 6. Weitere Symptome sind: Vermehrte Atemzüge, Gebrauch der Atemhilfsmuskulatur, Mitbeteiligung der Nasenflügel und der Halsmuskeln. Bei Lähmung der Intercostalmuskulatur zeigt sich eine minimale Bewegung der Brust im ganzen, ohne daß die Intercostalräume sich erweitern. Bei Lähmung des Zwerchfells sehen wir eine stärkere Erweiterung der intercostalen Zwischenräume an der Ansatzstelle des Zwerchfelles und die Nichtbeteiligung des Oberbauches bei der Einatmung Diese Zeichen können verdeutlicht werden durch wechselweises Auflegen der Hände auf Brustkorb und Bauch beim Atmen des Kranken.

Die Lähmung der Schulterpartien läßt auf Befall des cervicalen und des oberen thorakalen Marks schließen, ihr folgt häufig die muskuläre (periphere) Atemlähmung.

Bei den zentralen Atemstörungen unterscheiden wir hauptsächlich zwei Typen innerhalb der bulbären Gruppe; der erste, der meistens mit Beteiligung mehrerer Hirnnerven, nämlich IV, VI, VII, IX, X, XI, XII, einhergeht, zeigt folgende Symptome: Unregelmäßige Atmung, nasale Sprache, beim Versuch zu trinken, kommt die Flüssigkeit durch die Nase zurück. Gaumen und Schlundmuskulatur sind an der Lähmung beteiligt. Auch die Facialislähmung ist als Warnungssignal anzusehen, da sie das Eindringen des Virus in das Kerngebiet im Boden des 4. Ventrikels anzeigt.

Bei dem zweiten Typ der bulbären Formen sind außer dem motorischen Hirnnervenkernen Atem- und Kreislaufzentrum beteiligt. Die Prognose der bulbären Atemlähmung ist schlecht. Eine isolierte Schädigung des bulbären Atem- und Kreislaufzentrums kommt kaum vor, so daß man eine Beteiligung der Hirnnerven bei zentraler Atemlähmung nie vermißt. Das Krankheitsbild ist beherrscht durch Sauerstoffmangel und den dadurch ausgelösten Beschwerdekomplex: Angstgefühl, Verwirrtheit, Schlaflosigkeit und schließlich Coma. Die Atmung ist unregelmäßig und immer wieder durch Perioden von Atmenstillstand unterbrochen.

Die Mitbeteiligung des Kreislaufs zeigt sich in dem schnellen schwachen Puls, dem abnorm niedrigen Blutdruck und der niedrigen Pulsamplitude. Das Krankheitsbild entspricht dem gefürchteten Zustand des Schocks.

Die Behandlung in der Eisernen Lunge soll bei der cervikalen Lähmung der Atemmuskulatur angewandt werden und zwar möglichst schon bei beginnender Störung, die sich durch das Vorhandensein folgender Symptome dokumentiert:

a) flache, aber im allgemeinen regelmäßige Atemzüge,
b) mangelnde Atmungsbewegung der Brust oder des Bauches,
c) Abneigung gegen Sprechen oder einsilbiges Sprechen,
d) Gebrauch der Hilfsmuskulatur,
e) Lähmung der Schultern und Oberarme.

Die Kranken sollen uicht erst in die Eiserne Lunge kommen, wenn sie bereits eine erhebliche Atemnot zeigen, asphyktisch oder zyanotisch sind, sondern schon dann, wenn sich nur die geringste Schwäche der Atemmuskulatur bemerkbar macht. In diesen Fällen genügt es, wenn sie täglich nur einige Stunden in der Eisernen Lunge sind, um so eine genügend gute Durchatmung zu gewährleisten. Bei vollständiger cervikaler Lähmung benötigt der Patient die dauernde künstliche Beatmung.

Aber auch bei bulbärer Atemlähmung wird man den Patienten in die Eiserne Lunge legen, obwohl die Erfolge weit schlechter sind, denn rein bulbäre Atemlähmungen gibt es sehr selten und selbst bei den schwersten bulbären Fällen bringt die künstliche Beatmung subjektive Erleichterung.

Bei der Behandlung der Eisernen Lunge sind folgende Grundsätze zu beachten:

1. ständige Überwachung des Kranken durch einen Arzt.
2. Anwendung von negativem Druck, und zwar zwischen 15 und 20 mm Wasser bei dauernder Kontrolle des Druckmessers und des O_2 Bedarfs. (Kühne).
3. Arme und Hände des Patienten sind möglichst ausgestreckt an den Körper anzulegen, damit nicht durch ihre Lagerung auf der Brust oder den Bauch die Atmung eingeengt wird. Es empfiehlt sich, den Patienten mit einer leichten

Decke zuzudecken ohne Verwendung eines Nachthemdes. Alle ärztlichen bzw. pflegerischen Maßnahmen müssen bei laufendem Apparat vorgenommen werden.

4. Zur Vermeidung von Lungenkomplikationen empfiehlt sich die prophylaktische Anwendung von Sulfonamiden in einer Dosierung von 4—5 g (in regelmäßigen Intervallen zu verabreichende Einzeldosen von 0,5 bis 0,6 g), oder eine Penicillinbehandlung von 8 × 50 000 O. E. / die. Ist es trotzdem zur Pneumonie gekommen, dann wird die Dosis evtl. auf 100 000 O. E. 3-stdl. heraufgesetzt. Pneumonien lassen sich trotz Sulfonamiden und Penicillin nicht immer verhindern.
5. Von besonderer Wichtigkeit ist die Bekämpfung der Obstipation und der Gasblähung des Darmes. Schon aus diesen Gründen ergibt sich die Notwendigkeit einer flüssig-breiigen Diät.
6. Besteht bei der Aufnahme eine Obstipation, die durch Einlauf nicht zu beheben ist, muß der Darm manuell entleert werden.
7. Wenn Schlucklähmungen bestehen, dürfen Nahrungsmittel keinesfalls durch den Mund gegeben werden. Auch sind Mund und Rachen durch Anwendung eines Saugapparates schleimfrei zu halten. Diese Maßnahme wird dadurch erleichtert daß man den Kopf des Patienten tiefer lagert (Trendelenburg'sche Lagerung).
8. Flüssigkeiten dürfen nur in Form von Infusionen intravenös, subcutan oder rektal verabfolgt werden. Bei zyanotischer Verfärbung der Haut des Kranken kann man bei freier Nase und freiem Rachen durch den liegenden Katheter Sauerstoff geben. Ist bereits eine Aspiration in die tieferen Luftwege erfolgt, so kann es ratsam sein, eine Tracheotomie vorzunehmen, um die Luftwege frei zu machen und den Sauerstoff direkt in die Trachea durch den Katheter einzuführen. Die Anwendung der Eisernen Lunge bei diesen Fällen kann die Gefahr der Aspiration noch vergrößern.
9. Gesellen sich den oben beschriebenen Symptomen die charakteristischen Erscheinungen der cerebralen Anoxaemie hinzu, so kann man ein Beruhigungsmittel geben, wenn der Kehlkopf nicht wesentlich beteiligt ist. Durch diese Beruhigungsmittel erreicht man einen Ausgleich der unregelmäßigen Impulse des Atemzentrums und kann dann ganz kurze Zeit, evtl. einige Minuten den Kranken in die Eiserne Lunge bringen. Die Anwendung von Barbitursäurederivaten ist in jedem Falle verboten.
10. Bei stärkerer Beteiligung des Kreislaufs steht die Behandlung des Schocks im Vordergrund. Intravenöse Injektionen von Stimulantien sind sehr vorsichtig auszuführen. Jede Überbelastung des Kreislaufs ist zu vermeiden: Eine mäßige Wärmebehandlung und zusätzlich Sauerstoffabgaben ermöglichen manchmal, die subjektiven Beschwerden zu lindern, ohne allerdings die ernste Prognose bessern zu können.
11. Die Behandlung in der Eisernen Lunge soll erst beendet werden, wenn der Kranke ohne wesentliche Ermüdungserscheinungen in der Lage ist, allein zu atmen. Es empfiehlt sich, ihn zunächst in langsam ansteigenden Intervallen aus der Lunge herauszunehmen.

Die medikamentöse Beeinflussung zentraler Atemstörungen ist umstritten und schwierig. Während einige Autoren eine zentrale Beeinflussung mit Cardiazol, Lobelin Coramin und Strychnin befürworten, raten andere davon ab, die erkrankten Ganglienzellen zu aktivieren (s. S. 42). Die Entlastung der Zellfunktion (auch in den Zentren) soll ja gerade durch frühzeitige Anwendung der Eisernen Lunge herbeigeführt werden.

Von 146 Kranken, die wegen muskulärer Atemlähmungen längere Zeit in der Eisernen Lunge behandelt wurden, konnten 35 % als geheilt entlassen werden. 70 % der Todesfälle waren auf ein anoxaemisches Kreislaufversagen zurückzuführen, etwa 20 % auf pulmonale Komplikationen und in 10 % waren beide Faktoren verantwortlich.

In 2 Fällen trat der tödliche Ausgang erst nach beendeter Behandlung und Krankenhausentlassung ein, in dem einen Fall nach dem 9. Recidiv einer atelektatischen Pneumonie. Die Obduktion des anderen Patienten, der nach einer ausgiebigen Mahlzeit plötzlich verstarb, zeigte lediglich eine allgemeine Lungenstauung bei beiderseitigem Zwerchfellhochstand nach akuter Überdehnung des Magens und Duodenums. Gelegentlich einer Nachuntersuchung der Geheilten fand sich in 40 % der Fälle ein Hochdruck mit teilweise nur geringen subjektiven Beschwerden.

Bei den Patienten von 30 bis über 60 Jahren verringern sich die Lebensaussichten zunehmend mit der Alterskurve.

Es ergab sich, daß nach Ablauf der ersten 3 Wochen die Aussichten auf eine Restitution bei spinalem Sitz der Atemlähmung und damit eine Entwöhnung aus der Eisernen Lunge rapide abnehmen. Von 146 mit spinaler Atemlähmung in der Eisernen Lunge behandelten Patienten kam es bei 80 % innerhalb dieser Zeitspanne entweder zum letalen Ausgang oder zur Besserung, während nur 28 Patienten über 3 Wochen hinaus in der Eisernen Lunge behandelt wurden. Von diesen 28 Fällen verstarb aber trotz aufopferungsvoller Pflege die große Mehrzahl an ihren Komplikationen.*)

Während bei 47 Kindern und Jugendlichen, die mit spinaler Atemlähmung in der Eisernen Lunge behandelt wurden, die Letalität 51 % betrug, ergab die Behandlung der Atemlähmungen mit bulbärem Sitz bei 10 Jugendlichen nur 2 Erfolge.

Von insgesamt 62 während der berliner Epidemie behandelten bulbären Atemstörungen sind nur 5 am Leben geblieben. Die Letalität betrug 92 %.

Wenn auch nach den Erfahrungen bei der berliner Epidemie das Resultat der Behandlung mit der Eisernen Lunge sehr bescheiden ist, so wird man doch in jedem Falle bei drohender Atemlähmung die Eiserne Lunge benutzen. Es soll nicht verschwiegen werden, daß unter den Geretteten für das Leben dauernd behinderte Krüppel zurückblieben, aber es darf auch darauf hingewiesen werden, daß einige vollkommene Restitutionen erzielt wurden, bei denen die Lebensrettung der Anwendung der Eisernen Lunge zuzuschreiben ist. Ferner ermöglichte die Eiserne Lunge die Entbindung lebensfähiger Kinder. Schließlich soll noch einmal unterstrichen werden, daß man die Eiserne Lunge zur Entlastung und Schonung besonders der cervikalen Fälle schon vor Eintritt einer Atemlähmung anwenden soll.

*) Die längste Aufenthaltsdauer betrug 9 Monate.

Die orthopädische Behandlung der Poliomyelitis

Von Herbert Gardemin

Dem Plan, die orthopädische Behandlung der epidemischen Kinderlähmung mit besonderer Berücksichtigung der Berliner Epidemie des Jahres 1947 zu erörtern, scheinen zunächst erhebliche Bedenken entgegenzustehen. Es liegen verschiedene zusammenfassende Arbeiten (Engelmann, Mommsen u. a.) und eine große Zahl von Einzeldarstellungen vor, die die orthopädischen Probleme zu klären versuchen und die orthopädischen Behandlungsmöglichkeiten eingehend darstellen. Vor allem aber sei auf die ausführliche Arbeit von Fritz Lange über das Gesamtgebiet der orthopädischen Therapie hingewiesen, die sich auf eine 35jährige Erfahrung und eingehende umfangreiche Studien des Verfassers und seiner Mitarbeiter stützt. Wenn auch seit dieser Zeit im einzelnen weitere Modifikationen erprobt und bekanntgegeben worden sind, so haben sie doch für den Fachmann keine grundlegenden neuen Momente in der Behandlung der Kinderlähmung ergeben. Es ist aber zu berücksichtigen, daß trotz der großen Zahl von Veröffentlichungen die orthopädischen Prinzipien noch nicht in dem Maß Allgemeingut des Praktikers und Klinikers geworden sind, wie es wünschenswert erscheint.

Das Fehlen einer ätiologischen Therapie und die Beobachtung, daß trotz intensiver Therapie schwere Lähmungen im Endstadium nicht vermieden werden können, haben zu einer Skepsis gegenüber orthopädischen Behandlungsmethoden geführt, deren Berechtigung nicht anerkannt werden kann. Allein die Beobachtung, daß auf Grund der vorbeugenden Lagerungsmaßnahmen die Zahl der Lähmungsdeformitäten abgenommen hat, stellt einen stichhaltigen Gegenbeweis dar. Trotz intensiver Aufklärungsarbeit werden in der Klinik und der orthopädischen Fürsorge immer wieder Krankheitsfälle beobachtet, die infolge fehlender oder mangelhafter Behandlung nicht den Heilungserfolg aufweisen, wie er dem heutigen Stande unserer therapeutischen Möglichkeiten entsprechen würde. Daß diese Mißerfolge nicht allein ärztlicher Skepsis, sondern häufig einer gewissen Indolenz des Patienten oder seiner Angehörigen zuzuschreiben sind, unterliegt keinem Zweifel. Daher ist die Anordnung des Landesgesundheitsamtes Berlin besonders zu begrüßen, nach der jede Erkrankung an Kinderlähmung ohne Rücksicht auf den Umfang der Lähmungen der orthopädischen Fürsorge des Wohnbezirks zu melden ist und diese die weitere Behandlung bzw. Betreuung des Patienten zu überwachen hat.

Die Aufgabe, die Besonderheiten der Berliner Epidemie des Jahres 1947 vom orthopädischen Standpunkt eingehend zu bearbeiten und zu erörtern, ist zur Zeit noch nicht zu lösen. Selbst wenn diese Arbeit bei der großen Zahl von Erkrankungsfällen von einem nach den gleichen Richtlinien arbeitenden Mitarbeiterkreis geleistet werden könnte, stehen einem derartigen Versuch auf Grund der jetzigen Berliner Situation so große Hindernisse gegenüber, daß zumindest zunächst darauf verzichtet werden muß. Vor allem ist der Zeitpunkt hierfür zu früh. Das für den klinischen Endzustand wichtige Reparationsstadium ist noch nicht beendet, und im Laufe der nächsten Monate sind noch weitere Regenerationen zu erwarten, so daß die jetzigen Befunde und die daraus abgeleiteten Rückschlüsse nicht den Tatsachen entsprechen würden. Soweit dieser Teil Berücksichtigung finden kann, beziehen sich die Untersuchungen auf die ausschließlich schwerer betroffenen Erkrankungsfälle meiner Fachabteilung in Spandau, die Patienten der Fürsorge in Charlottenburg und meine Beobachtungen als beratender Orthopäde der Charlottenhurger Infektionsabteilungen.

Pathologische Anatomie der Muskulatur

Bei der Klärung der pathologisch-anatomischen Vorgänge in der gelähmten Muskulatur bei der Kinderlähmung hat, wie auch bei Verletzungen und sonstigen Erkrankungen des zweiten Neurons, die Frage eine große Rolle gespielt, ob es sich hierbei um eine **einfache oder degenerative Atrophie** handelt. So wurden von den verschiedenen Autoren neben der einfachen Atrophie Veränderungen gefunden, die der fettigen und wachsartigen Degeneration entsprechen. Von v. Meyénburg, Kopits und anderen ist aber darauf hingewiesen worden, daß in den Fällen, die gleichzeitig eine einfache und eine degenerative Atrophie aufweisen, die letztere durch interkurrente Erkrankungen hervorgerufen oder durch Kunstprodukt vorgetäuscht ist. Besonders die Untersuchungen von Jamin, Kopits, Strümpell haben erwiesen, daß bei den Lähmungen der peripheren Nerven sowohl im Beginn wie im Spätstadium eine einfache Atrophie auftritt, die sich nach Kopits von der peripheren Nervenverletzung nur durch den Grad, die Ausbreitung und den zeitlichen Verlauf der Veränderungen unterscheidet. So formuliert Kopits: „einfache Atrophie der Muskulatur ist eine dauernd fortschreitende, allmähliche Volumabnahme der Muskelfasern, welche ihre Struktur (Querstreifung, Cohnheimsche Felderung) dabei viele Jahre hindurch bewahren können und diese nur zuletzt vor ihrem völligen Untergang verlieren, wenn die äußere Form auch schon verlorengegangen ist, weil die Fasergröße das Volumen der Kerne nur noch kaum übertrifft. Als Ätiologie ist die Inaktivität zu beachten, welche ihren höchsten Grad bei peripheren Lähmungen, insbesondere bei dem fasciculären Typ (Nerventrennung) erreicht." Auch v. Meyenburg faßt die spinale wie die neurale Muskelatrophie als reine Inaktivitätsatrophie auf. Nach v. Meyenburg tritt als erste wahrnehmbare Veränderung an den gelähmten Muskeln eine venöse Hyperämie auf, die von Schiff als neuroparalytische Blutfülle gedeutet wird. Über die Dauer dieser Hyperämie liegen noch keine eindeutigen Ergebnisse vor. Während der Nerv bereits am zweiten Tag nach der Lähmung degenerative Veränderungen aufweist, werden die ersten Veränderungen am Muskel fast übereinstimmend am 10. bis 12. Tag festgestellt und sind als Faserverschmälerung sichtbar. Während dieser Zeit beginnt eine Wucherung des Bindegewebes, die mit einer leichten Verbreiterung des Perimysiums beginnt und sich bis zu seiner kapselartigen Verdickung steigert. Nach einiger Zeit ist nach Kopits auch eine Fettgewebswucherung in der Umgebung der Blutgefäße festzustellen, d. h. an der Stelle, wo normalerweise bereits Fettgewebszellen zu finden sind. Von hier aus wuchert dann das Fettgewebe in die Septa interfascicularia, also zwischen die Muskelfaserbündel erster Ordnung und dringt schließlich auch in die Bündel erster Ordnung ein. Bei fortgeschrittenen Prozessen kann daher der Eindruck entstehen, daß das Muskelgewebe von Fettgewebe durchsetzt ist. Eine derartige fettige Degeneration konnte aber KOPITS bei seinen Untersuchungsfällen, bei denen der Beginn bis zu 20 Jahren zurücklag, nicht feststellen. Stets handelt es sich lediglich um eine Verdrängungserscheinung des Muskelgewebes durch das in die Septa einwachsende Fettgewebe. An den Blutgefäßen konnte er eine Vermehrung der kleinen Blutgefäße und Kapillaren feststellen und in zahlreichen Fällen eine Verdickung der Media, die wahrscheinlich auf eine echte Muskelhypertrophie zurückzuführen ist, mit hierdurch bedingter Lumenverengung.

Seine Untersuchungen an den motorischen Nerven waren insofern auffallend, als eine Degeneration des motorischen Neurons meist nur leichteren Grades eingetreten war. So fand er in einem Fall, in dem 20 Jahre vorher eine Poliomyelitis überstanden worden war, in den drei Nerven: Nervus peronaeus profundus, Nervus tibialis und Nervus peronaeus superficialis eine gleichmäßige Abnahme der Markscheiden, während die Kontinuität der Achsenzylinder erhalten war. Trotz der annähernd gleichen histologischen Veränderungen am Nerven war der makroskopische und mikroskopische Befund der Muskulatur graduell sehr verschieden. Die motorischen Endplatten, deren Degeneration JAMIN, ERLACHER, und BRINKMANN bereits zwei Wochen nach traumatischer peripherer Nervenläsion degeneriert fanden, konnte KOPITS in seinen Fällen niemals nachweisen. Er weist aber auf die Schwierigkeit in der Darstellung der Nervenendplatten und der Differenzierung gegenüber anderen Geweben hin und läßt offen, ob sie tatsächlich degeneriert und zerfallen sind.

Ungeklärt ist bisher der Einfluß des vegetativen Nervensystems auf die Veränderungen bei der Atrophie der Muskulatur. So fand KURÉ niemals eine völlige Degeneration nach Durchtrennung der motorischen Nerven des Zwerchfells, wenn gleichzeitig der sympathische Bauchstrang exstirpiert wurde. KOPITS, v. MEYENBURG und auch PROEBSTER weisen auf die zweifache Wurzel des Muskelschwundes bei fast allen spinalen Erkrankungen hin und sind der Ansicht, daß sich hierbei sowohl motorische wie vegetative Einflüsse bemerkbar machen. Doch stehen nach PROEBSTER die vegetativen Ausfälle nicht immer in Parallele zum motorischen Ausfall.

Orthopädische Beobachtungen der Berliner Poliomyelitis-Epidemie im Jahre 1947

Bis zum 31. März 1949 wurden der orthopädischen Fürsorge des Verwaltungsbezirks Charlottenburg 123 Einwohner gemeldet, die 1947 an Poliomyelitis erkrankt waren. Daß in dieser Zahl alle Erkrankungsfälle enthalten sind, erscheint aus mehrfachen Beobachtungen fraglich. So stellten sich in der Fürsorge Patienten mit einwandfreien Lähmungserscheinungen vor, die von dem behandelnden Krankenhaus nicht gemeldet worden waren. Manche Meldungen wurden erst längere Zeit nach der Krankenhausentlassung abgegeben. Da das prozentuale Verhältnis der Erkrankungsfälle zu der Einwohnerzahl in Charlottenburg dem von Groß-Berlin entspricht, ist aber anzunehmen, daß die Zahl der nichtgemeldeten Erkrankungen nur gering ist.

Von diesen Patienten sind 15 verstorben, während 96 sich freiwillig oder nach Aufforderung zur Untersuchung in der Fürsorge einfanden. Von den 96 Patienten waren in 21 Fällen pathologische Veränderungen des Nervensystems und der Muskulatur nicht oder nicht mehr nachweisbar. In 54 Fällen wurden Muskelausfälle verschiedener

Lokalisation und differenten Grades festgestellt, die aber keine wesentliche Beeinträchtigung der Funktion bedingten. Bei dem größeren Teil ist mit weiteren reparatorischen Vorgängen zu rechnen, so daß praktisch mit nahezu völliger Funktionsfähigkeit, in einem kleineren Teil mit einer Restitution zu rechnen ist. In weiteren 21 Fällen bestanden erhebliche Funktionsausfälle, so daß mit schweren Dauerschäden gerechnet werden muß. Diese Zahl wird noch größer sein, da ein Teil der nicht erschienenen Patienten wahrscheinlich durch schwerere Gehbehinderung an der Vorstellung in der Fürsorge gehindert waren.

Infolge Beschränkung der verfügbaren Betten konnte auf der orthopädischen Abteilung des Waldkrankenhauses Berlin-Spandau nur eine begrenzte Zahl von Poliomyelitiskranken aufgenommen werden; der Kreis dieser Patienten setzte sich daher fast ausschließlich aus solchen zusammen, die schwerere Lähmungen hatten und unbedingt klinischer Behandlung bedurften. Der jüngste der 38 Patienten war ein Mädchen, das mit fünf Monaten eine Poliomyelitis akquiriert hatte, der älteste eine 51jährige Frau. Die folgende Tabelle ergibt eine Aufteilung nach Altersgruppen:

Tabelle I

Alter	männlich	weiblich	
1— 5	2	5	
6—10	3	2	25
11—15	2	1	
16—20	4	6	
21—30	3	3	
31—40		2	13
41—50	1	3	
51—60		1	
	15	23	

Wenn auch aus der kleinen Zahl statistische Angaben nicht zu ermitteln sind, so ist doch die Beteiligung der Erwachsenen jenseits des 20. Lebensjahres an den schweren Lähmungszuständen auffallend.

Über die Beteiligung und Regeneration einiger für die Funktion wichtiger Muskeln soll die Tabelle II Aufschluß geben.

Ein Vergleich mit den Ergebnissen von van Assen u. a. ist nicht möglich, da bei unseren Patienten das Reparationsstadium noch nicht abgeschlossen ist und weitere Regenerationen zu erwarten sind, zum anderen bei unseren Patienten vorwiegend schwere Lähmungen vorliegen. So berichtet van Assen, daß in 59% der M. quadriceps und in 44,7% die Mm. peronaei normale Funktion aufwiesen, während in unserem Material die entsprechenden Verhältniszahlen 35,5% und 30,3% sind. Ob diese Zahlen sich später wesentlich ändern, steht dahin und ist nicht vorauszusehen.

In der Tabelle III sind die Deformitäten zusammengestellt worden, die bereits bei der Übernahme der Behandlung bzw. im weiteren Verlauf entstanden sind oder sich vermehrt haben. Bei einem Vergleich mit den Angaben von van Assen ist auch hier wieder zu berücksichtigen, daß durch die verschieden lange Beobachtungszeit ein Vergleich nur in gewissem Umfang möglich ist. Es geht aber eindeutig daraus hervor, daß durch die vorsorgenden Lagerungsmaßnahmen die Zahl der Fehlstellungen bedeutend geringer ist als in früheren Zeiten und hierdurch auch die Prognostik sich günstiger gestaltet. Kopits hat darauf hingewiesen, daß der Ausgang der Erkrankung nicht allein von dem anatomischen Befund der Vorderhornzellen abhängig ist, sondern daß als weiteres Moment für eine verzögerte Regeneration die Fehlstellungen in Frage kommen, die durch Überdehnung der Muskulatur eine Regeneration der Muskelfasern verzögern bzw. verhindern. In der Diskussion über die Sehnenüberpflanzung hat die Frage, unter welcher Spannung der Muskel überpflanzt werden soll, eine erhebliche Rolle gespielt. Die Erfahrungen haben aber bestätigt, daß die sogenannte mittlere Spannung am günstigsten ist, weil sich hierdurch die Muskelfasern bereits in einem therapeutisch günstigen Tonus befinden und die gegenseitige Beeinflussung der Antagonisten sich am günstigsten auswirkt. Die Untersuchung zu diesem Thema, besonders die Ergebnisse von Max LANGE haben die praktischen Erfahrungen theoretisch unterbaut. Die Ansicht von KOPITS wird auch durch die Ergebnisse der Reparationsvorgänge während der Beobachtungsdauer bestätigt. So war bereits von 30 völligen und 29 teilweisen Lähmungen der Mm. peronaei nach einer fachärztlichen Behandlungsdauer von durchschnittlich ca. 40 Monaten klinisch in 16 Fällen eine Restitution, in 14 Fällen eine Besserung zu verzeichnen, während 23 Fälle unbeeinflußt blieben.

Tabelle II

	Zahl der Patient.	Bei der Aufnahme			Bei späterer Untersuchung			
		normale Funktion	völlg. Lähmg.	teilw. Lähmg.	Restit.	Besse-rung	unver-ändert	ohne Prüf.
M. biceps brachii	10	2	1	17	8	7	3	0
M. triceps brachii	14	4	5	19	11	4	9	0
M. deltoideus	16	8	10	14	10	8	3	3
M. quadriceps fem.	38	8	25	43	19	17	26	6
Mm. peronaei	36	13	30	29	16	14	23	6
Mm. tibiales	35	11	36	23	12	18	27	2

Die gleiche Beobachtung ist bei dem M. deltoideus festzustellen, der 10 völlige und 14 teilweise Lähmungen aufwies. Infolge exakter Lagerung des Schultergelenkes in Abduktion und hierdurch bedingter normaler Spannung der Muskelfasern trat in 10 Fällen eine Restitution und in 8 Fällen eine Besserung ein, während nur 3 Fälle = 12,5 % unverändert blieben.

Die Untersuchung

Die Untersuchung eines Poliomyelitiskranken umfaßt zwei zunächst in ihrem Wesen verschiedene Vorgänge:

1. Prüfung der Ausfallerscheinungen der Nerven und der Muskulatur,
2. die Prüfung der statisch-dynamischen Funktion.

Entsprechend den pathologisch-anatomischen Befunden ist es notwendig, die neurologischen Ausfallerscheinungen am Nerven und der Muskulatur zu untersuchen und festzulegen. Es sind also neben den Reflexen die Muskelgruppen und vor allen Dingen die einzelnen Muskeln im Bezug auf ihre Reaktion und ihren Tonus zu untersuchen. Es genügt hierbei nicht, dem Prüfungsergebnis lediglich das Funktionsresultat zugrunde zu legen, d. h. ob und bis zu welchem Grad eine aktive Bewegung des Gliedes durch die Kontraktion des Muskels hervorgerufen wird, sondern ebenso notwendig ist es, durch Palpation des Muskels festzustellen, ob dieser in seinem ganzen Umfang an der

Kontraktion beteiligt oder ob der Bewegungsausschlag nur durch einige Bündel bewirkt wird. Die Palpation wird naturgemäß nur bei den Muskeln möglich sein, die einer solchen zugänglich sind. Führt man die Untersuchung aber gleichzeitig so durch, daß die Bewegungen auch gegen Widerstand geprüft werden, so wird der Geübte auch bei den Muskeln, die einer äußeren Betastung nicht zugänglich sind, aus dem Grad der motorischen Kraft den Umfang der Muskelmasse, die in Tätigkeit gesetzt wird, abschätzen können. Der Prüfung der aktiven Funktion geht selbstverständlich eine Inspektion der Muskulatur voraus, um aus dem Grad und Umfang der Atrophie bereits gewisse Rückschlüsse zu ziehen.

Wird diese Untersuchung eingehend und sehr sorgfältig durchgeführt, so wird sich meist, vor allem in den diagnostisch sicheren Fällen eine elektrische Untersuchung erübrigen. Leider ist es trotz aller Meßmethoden nicht möglich gewesen, durch die elektrische Untersuchung den tatsächlichen Wirkungsgrad, d. h. die aktive Kraft der Muskulatur zu bestimmen. Die Beobachtungen haben immer wieder gezeigt, daß die Prüfung der Muskulatur durch Inspektion, Palpation und aktive Kontraktion der elektrischen Untersuchung überlegen ist, sofern sie die Feststellung der mechanischen Funktion zum Ziel hat. Besonders in den Fällen, bei denen während der Operation ein genauer anatomischer Befund durch Besichtigung erhoben werden konnte, wurden diese Beobachtungen bestätigt. Hierbei zeigte es sich, daß Muskelfasern in einer für die Funktion ungenügenden Zahl erhalten waren, wenn zwar die elektrische Prüfung positiv ausgefallen, aber ein Bewegungsausschlag oder eine Muskelkontraktion bei aktivem Versuch weder durch Inspektion noch durch Palpation festzustellen war. Für die Beurteilung der Funktionsfähigkeit eines Muskels ist daher die elektrische Methode weniger brauchbar, sie ist hingegen sehr wichtig, um eine völlige Atrophie der Muskulatur nachzuweisen. Es hat sich als sehr zweckmäßig erwiesen, die Muskelbefunde in einer Tabelle zu fixieren und den Grad der Funktion durch Zahlen oder Zeichen festzulegen. In der Tabelle ist Raum für mehrfache Untersuchungen vorzusehen, so daß Veränderungen im Verlauf der Erkrankung bequem abzulesen sind.

Aus der Untersuchung im Liegen, der Feststellung des Einzelbefundes und der Funktion einer Extremität ist zwar oft ein Bild über die statisch-dynamischen Verhältnisse des Körpers zu gewinnen, doch entscheidet der Steh- und Gehversuch erst endgültig über Umfang und Grad der Behinderung.

Die statisch-dynamischen Funktionen des Körpers stellen das Resultat der verschiedensten Krafteinwirkungen dar. Trotz der Kompliziertheit dieser Vorgänge, ihrer gegenseitigen Abhängigkeit und der Schwierigkeit, die einzelnen Phasen der Bewegung experimentell nachzuahmen, hat die Forschung von Anatomen, Physiologen und Klinikern hier in vielen Punkten Klarheit gebracht (Braune, Fischer, Fick v. Baeyer u. a.). Aus der Gesamtzahl der Probleme mögen einige für die Klinik besonders wichtige erörtert werden.

Die statisch-dynamischen Funktionen des gesamten Körpers, wie der einzelnen Extremitäten sind abhängig von der Lage der Schwerpunkte bzw. der Schwerpunktlinie, die Braune und Fischer am Normalen bestimmt haben. Sie konnten ihre Lage nicht allein im Stand, sondern auch ihre Stellungsveränderungen beim Gang untersuchen und berechnen. Ihre Resultate geben wichtige Hinweise über die Beziehungen zwischen Lage des Schwerpunktes bzw. der Schwerpunktlinie zur Stellung des Gelenkes und Funktion der Muskulatur. Aus praktischer Erfahrung ist beispielsweise bekannt, daß bei überstrecktem Kniegelenk ohne Anspannung des Oberschenkelstreckers völlige Standsicherheit zu erreichen ist, wenn der Rumpf leicht nach vorn geneigt ist. In dieser Stellung befindet sich die Gesamtschwerpunktlinie vor dem Kniegelenk und verhindert damit ein Einknicken. Bei der Kniebeugestellung liegt dagegen diese Linie hinter dem Kniegelenk und fördert die Beugung, so daß das Einknicken nur durch ständige Anspannung des Oberschenkels vermieden werden kann.

Auf die Bedeutung der Fehlstellung für die Regeneration der Muskelfasern ist bereits hingewiesen worden. Die kurze Skizzierung der Beziehungen zwischen Schwerpunktlinie und Gelenk weist auf die Bedeutung der Deformation auch für die Standsicherheit des Beines und die unphysiologische Beanspruchung der Muskulatur hin.

Infolge eines kontrakten Spitzfußes tritt eine funktionelle Verlängerung des Beines auf, so daß zum Ausgleich das Kniegelenk während des Gehaktes und im Stand nicht gestreckt, sondern in Beugung gehalten wird. Da die Schwerpunktlinie jetzt hinter dem Kniegelenk verläuft, kann die Standsicherheit nur durch ständige und vermehrte Anspannung der Oberschenkelstrecker gesichert werden. So ist nicht allein der normale Verlauf der Schwung- und Standphase des Beines gestört, durch die unphysiologische Funktion der Muskulatur wird diese allmählich atrophisch. Umgekehrt wird die funktionelle Verkürzung des Beines durch die Kniebeugekontraktur durch Spitzstellung des Fußes ausgeglichen und verursacht parallele statische Störungen und Veränderungen der Muskulatur. Die gleichen Bedingungen gelten für die Fehlstellungen der Hüfte; auch bei den Gelenken der oberen Extremitäten müssen die physikalischen Gesetze der Mechanik beachtet werden.

Die Substitutionsmöglichkeit eines Muskeldefektes blieb so lange unklar, wie die Funktion des Muskels nur im Leerlauf geprüft und bekannt war. Die Systematisierung in Antagonisten und Synergisten, die zur Erkennung bestimmter Funktionen und zur Klärung mancher Ersatzmechanismen wichtig ist, „erreicht ein viel zu primitives Bild der Muskeltätigkeiten, das etwa auf die einfachen Verhältnisse beim Ziehen an den beiden Seiten eines Steuerruders hinweist und das ganz und gar nicht dem äußerst komplizierten Inaneinandergreifen der Muskelaktionen gerecht wird" (v. Baeyer). Erst die Prüfung, welche Wirkung der Muskel nicht nur auf das benachbarte Gelenk, sondern auf die Gelenke der gesamten Gliederkette ausübt, gibt einen Einblick in seine Funktionsmöglichkeiten. Diese neue Bewegungslehre „zeigt uns einwandfrei, daß ein und derselbe Muskel je nach der Stellung und Lagerung der Gelenke und selbst je nach der Richtung der das Glied treffenden Widerstände seine Wirkung gerade ins Gegenteil umändern kann" (v. Baeyef). Soll die Nutzarbeitsleistung des Muskels geprüft werden — und diese ist für die Therapie der Lähmungen maßgebend —, so ist ein Stützpunkt, eine wirkende Kraft oder ein Widerstand einzusetzen, damit die Gliederkette entsprechend den Prinzipien der Mechanik geschlossen ist. So stellt beispielsweise das Bein im Stand durch den aufgestellten Fuß, der Arm beim Halten eines Gewichts eine geschlossene Kette vor.

Die Funktion eines Muskels ist also nicht allein von seinem Verlauf und seinen Beziehungen zum benachbarten Gelenk, sondern auch von den Bedingungen abhängig, denen die zu ihm gehörige Gliederkette unterworfen ist. So weist v. Baeyer auf die **kniestreckende** Wirkung der **Oberschenkelbeugemuskulatur** hin, wenn bei bestimmter Gelenkstellung der Fuß den Boden berührt. Ein anderes Beispiel einer gegensätzlichen Wirkung zeigen die Adduktoren. Berührt die Fußspitze den Boden, so wirken die Adduktoren bei gestrecktem Knie als Außenrotatoren, bei gebeugtem Knie als Innenrotatoren. Wie bereits erwähnt wurde, wirkt aber der Muskel nicht allein auf daß zugehörige, sondern auch auf das entfernt liegende Gelenk der Gliederkette, so daß er als Ersatz für einen gelähmten Muskel eintreten kann. So kann beispielsweise die Gesäß- und die Wadenmuskulatur bei aufgesetztem Fuß den gelähmten Kniestrecker ersetzen und das Knie überstrecken. Die Mannigfaltigkeit der Nutzleistung eines Muskels kann sehr groß sein; so hat v. Baeyer festgestellt, daß der M. soleus 20 verschiedene Wirkungen auf die Gliederkette von Becken und Bein besitzt.

Von Substitutionsmöglichkeiten sind naturgemäß in der Praxis Grenzen gesetzt; so wird sich die kniestreckende Komponente der Gesäß- und Wadenmuskulatur nur auswirken, wenn eine relativ geringe Beugung des Kniegelenks in der Ausgangsstellung besteht. Sie sind von den Funktionsmöglichkeiten der Muskulatur und von den Gelenkstellungen der Gliederkette abhängig.

Trotz der Vielzahl der Muskeln und der Mannigfaltigkeit ihrer Funktion und ihrer Wirkung auf die Gliederkette ist es möglich, die für die statisch-dynamischen Funktionen besonders wichtigen Muskeln oder Muskelgruppen zu bestimmen. Ihre Kenntnis ist nur z.T. den Ergebnissen der neuen Bewegungslehre zu verdanken sie ist durch die zahlreichen **klinischen** Erfahrungen bei Lähmungszuständen der Extremitäten erworben und verbessert worden.

Drei Muskelgruppen sind für den Stand und den Gehakt von wesentlicher Bedeutung. Unter Berücksichtigung des Einflusses der Schwerpunkte bzw. der Schwerpunktlinie ist die Gesäßmuskulatur für die Sicherung des Hüftgelenkes wichtig, während der Oberschenkelstrecker für das Kniegelenk und die Wadenmuskulatur für das Knöchelgelenk die gleichen Funktionen ausüben. Sind diese drei Muskeln aktionsfähig, so sind die statischen und dynamischen Funktionen des Beines zwar nicht normal, aber doch soweit vorhanden, daß Stehen und Gehen ohne wesentliche Hilfsmittel möglich ist. Die nächstwichtigen Muskelgruppen sind die Dorsalflexoren des Fußes, die gemeinsam mit der Wadenmuskulatur die für den Gehakt notwendige Sicherung des Knöchelgelenks herbeiführen.

Am Arm sind die Verhältnisse durch die weitaus größere Zahl der Bewegungsmöglichkeiten weitaus schwieriger. Werden die Bewegungsmöglichkeiten aber auf einen für die praktischen Bedürfnisse unbedingt notwendigen Umfang reduziert, so sind auch hier wichtige und weniger wichtige Muskelgruppen voneinander zu trennen. Für die Fixierung und seitliche Abduktion des Schulterblattes ist die Aktionsfähigkeit des M. serratur anterior und des M. trapezius ausschlaggebend, während der M. deltoideus den Oberarm hebt. Die Beugung und Streckung des Ellenbogengelenks bewirken M. biceps und M. triceps, und die Bewegungen der Finger werden von den Dorsal- und Volarflexoren und den Mm. lumbricales und Mm. interossei ausgeführt.

Wenn auch eine Schematisierung in mancher Hinsicht unzulänglich erscheint, so hat doch die praktische Erfahrung ihre Bedeutung erwiesen. Gilt es doch in vielen Fällen, zunächst einen Überblick über die Funktionsfähigkeit der betreffenden Gliederkette zu erhalten, der bei der Kompliziertheit des Muskelsystems durch Vereinfachung an Klarheit nur gewinnen kann.

Die Behandlung

Während der Behandlung der epidemischen Kinderlähmung werden zweckmäßig drei Stadien unterschieden:

1. akutes Stadium,
2. Reparationsstadium,
3. Endstadium.

Das akute Stadium umfaßt die Erkrankung der Vorderhörner und das Auftreten der Lähmungserscheinungen. Die Tätigkeit des Orthopäden beschränkt sich daher lediglich auf Vorschläge für Lagerungsmaßnahmen des Rumpfes und der Extremitäten. Von dem Gedanken ausgehend, daß jedes entzündete Organ möglichst großer Ruhe und Entlastung bedarf, empfiehlt es sich, auch das Rückenmark durch eine entsprechende Lagerung im Gipsbett zu entlasten. (siehe Abschnitt: Lagerungsmaßnahmen). In einem Gipsbett unter Lordosierung der Wirbelsäule verschwinden die Schmerzen, da in dieser Lage das Rückenmark entspannt wird. Auch der Kranke versucht die schmerzhafte Rückenlage unter Kyphosierung zu vermeiden und zieht daher häufig die Seitenlagerung vor, in der die Wirbelsäule zum mindesten gestreckt, oft lordotisch gehalten wird.

Die eigentliche Domäne des Orthopäden stellen das zweite und dritte Stadium dar. Während im Reparationsstadium die Therapie auf die Regeneration der Muskulatur gerichtet ist, gilt es im Endstadium, die verbliebenen Muskeldefekte durch Maßnahmen verschiedener Art zu kompensieren.

Die orthopädische Behandlung des Reparationsstadiums

Die anatomischen Veränderungen der Muskulatur und ihre Abhängigkeit von dem motorischen Nerven lassen es zunächst zweifelhaft erscheinen, ob überhaupt bei dem heutigen Stand unserer therapeutischen Mittel ein Einfluß auf den Verlauf der Erkrankung im Reparationsstadium möglich ist. Die Erkenntnis, daß die Atrophie der Muskulatur durch eine Inaktivität infolge Ausfalls des motorischen Nerven hervorgerufen ist und zur Zeit keine Möglichkeit besteht, Einfluß auf die Vorgänge im Vorderhorn zu gewinnen, legt den Gedanken nahe, daß der weitere Verlauf der Erkrankung durch die regenerativen Veränderungen im Vorderhorn allein bedingt und daher schicksalsmäßig gegeben ist. Die Erfahrungen der Praxis haben aber gezeigt, daß die Reparation des Muskels nicht allein von den anatomischen Veränderungen des Nerven abhängig ist, sondern weiteren Einflüssen unterliegt, die durch entsprechende Behandlung gemildert oder beseitigt werden können. So ist stets wieder zu beobachten, daß nach Beseitigung einer Fehlstellung der zunächst anscheinend völlig oder annähernd total gelähmte Muskel sich mehr oder minder erholt und wieder funktionstüchtig wird. Ich verweise hierbei auf die Erfahrungen nach Beseitigung einer Fehlstellung des Fußes, der Kniebeugekontraktur und der Adduktionskontraktur der Schulter. Aus unserem Krankengut sei auf einen einschlägigen Fall als Beispiel verwiesen:

Der Patient Gert W. erlitt im Oktober 1947 eine Kinderlähmung mit Beteiligung sämtlicher Extremitäten und des Rumpfes. Die Nachbehandlung (Massage- und Übungsbehandlung) wurde nur sporadisch durchgeführt, so daß im Oktober 1948, also 1 Jahr nach Beginn der Erkrankung, eine erneute Krankenhausaufnahme notwendig wurde. Neben den beschriebenen Lähmungserscheinungen bestand eine Adduktionskontraktur beider Schultern, eine Funktion des Deltoideus war nicht nachweisbar. Bereits 6 Monate nach Lagerung in Abduktion und entsprechender Massage- und Übungsbehandlung war eine deutliche Funktion in beiden Deltamuskeln eingetreten.

Aus diesem wie auch aus parallel gelagerten Fällen geht eindeutig die Wichtigkeit der Entspannung des Muskels wie die Notwendigkeit hervor, die Muskelfaser durch äußere Reize zur Funktion zu bringen. Aus Tierversuchen, die von Hartmann, Blatz und Kilborn, Langley durchgeführt wurden, ergeben sich wichtige Hinweise für die Erfolgsaussichten unserer Therapie. Die Autoren konnten durch elektrische Reizung, Massagen und passive Übungsbehandlungen zwar die Atrophie nicht aufhalten, aber ihre Entwicklung erheblich hemmen. Es liegt also kein Grund für eine Skepsis gegenüber unseren therapeutischen Maßnahmen vor. Eine konsequent nach bestimmten Gesichtspunkten durchgeführte Behandlung wird zwar allein keine Restitution herbeiführen, aber unterstützend die Regeneration der Muskelfasern fördern, in vielen Fällen sogar erst ermöglichen.

a) Lagerungsmaßnahmen

Dank umfassender Aufklärung hat sich die Kenntnis von der Bedeutung einer sachgerechten Lagerung weitgehend durchgesetzt. Wie eingangs erwähnt wurde, ist die Zahl der Fehlstellungen heute bei weitem geringer als in früheren Jahren. Diese Lagerungsmaßnahmen beschränken sich aber nicht allein auf die Verhütung von Kontrakturen, sondern haben ebenfalls Bedeutung für die Beseitigung von Schmerzzuständen. So weist Fritz Lange auf die Notwendigkeit lordotischer Lagerung des Rumpfes im akuten Stadium hin. Becker führte an der Leiche Untersuchungen über die Zerrungen des Rückenmarks durch und konnte dabei regelmäßig feststellen, daß bei Lordosierung das Rückenmark entspannt, bei Kyphosierung aber stark gestreckt wird. Lange weist darauf hin, daß diese Therapie auch im akuten Stadium in Amerika mit gutem Erfolg angewandt wird, während es in Deutschland nicht die genügende Beachtung gefunden hat. Neben der Verwendung des Gipsbettes im akuten Stadium dient es im zweiten und dritten Stadium der Vermeidung von Skoliosen bei Lähmung der Rücken- und Bauchmuskulatur oder auch zur Beseitigung derartiger Deformitäten. Voraussetzung einer erfolgreichen Gipsbehandlung ist allerdings, daß die Technik der Herstellung bekannt und geübt ist. Dieses Gipsbett umfaßt nicht allein den gesamten Rumpf, einschließlich Gesäß, sondern auch den Kopf. Das Gipsbett ist möglichst ungepolstert zu verwenden, lediglich aus hygienischen Gründen wird ein normales Laken eingelegt.

Die häufigsten Fehlstellungen bei der Kinderlähmung wie auch bei anderen Erkrankungen stellen die Spitzstellung des Fußes und die Adduktionskontraktur der Schulter dar. Durch den ständigen Druck der Decke wird der Fuß in Fehlstellung gehalten und allmählich infolge der vorzugsweisen Lähmung der dorsalen Strecker in dieser Stellung kontrakt. Als Gegenmaßnahme dient die Beseitigung des Druckes der Decke und die Lagerung in ganz leichter Spitzstellung gegen ein Brett oder eine Kiste. Auch hier hat sich die Gipsschale, die leicht anzufertigen ist, außerordentlich bewährt. Die Schulterkontraktur kann nur durch Lagerung auf einer Abduktionsschiene aus Metall oder Gips in rechtwinkliger Abduktion beider Oberarme vermieden werden. Im Kniegelenk stellt die Beugekontraktur die häufigste Fehlstellung dar und ist ebenfalls durch entsprechende frühzeitige Lagerung in Streckung zu vermeiden. Ein schwieriges Kapitel kann die Verhütung von Fehlstellung im Bereich der Hüfte sein. Infolge der geringen Angriffspunkte ist es häufig bei stärkerem Ausfall einer Muskelgruppe nicht möglich, einen entsprechenden Widerhalt gegen die Kraft der Antagonisten zu schaffen, so daß in diesen Fällen nicht immer eine Kontraktur vermieden werden kann. Gegen die Beugekontraktur sei auf die stundenweise Lagerung in Bauchlage besonders hingewiesen.

Es ist aber erfreulich festzustellen, daß gegenüber früheren Zeiten doch die Zahlen der frühen und späten Kontrakturen erheblich abgenommen haben. Ich verweise hierzu auf die Zusammenstellung meines klinischen Materials (siehe Tab. III).

Tabelle III

Deformitäten, bei Poliomyelitis

\+ = vermehrt
/ = neu

Name	Bei der Aufnahme																		Gesamtzahl	Während der Behandlung aufgetretene Deformitäten																	
	Skoliose		Adduktion Schulter		Knickfuß		Klumpfuß		Spitzfuß		Hackenfuß		Plattfuß		Finger-kontrakt		X-Bein			Skoliose		Schulter		Knickfuß		Klumpfuß		Spitzfuß		Hackenfuß		Plattfuß		Finger-kontrakt		X-Bein	
	r.	l.	r.	l.	r.	l.	r.	l.	r.	l.	r.	l.	r.	l.	r.	l.	r.	l.		r.	l.	r.	l.	r.	l.	r.	l.	r.	l.	r.	l.	r.	l.	r.	l.	r.	l.
Fritz J.	/																		1																		
Horst B.			/																1																		
Werner W.		/																	1																		
Benno Sch.					/														1					+												+	
Barry W.						/													1																		
Gerhard K.					/				/										2									+								+	
Helmut M.								/											1																		
Gert W.		/	/	/			/	/											5																		
Harry B.		/				/					/								3						+											+	
Margarete K. ..											/								1			/														/	
Grete M.			/																1																		
Gerda Q.						/													1																		
Roswitha L		/																	1																		
Regina H.				/															1	/																/	
Lieselotte P.			/													/			2																+	+	
Doris Sch.		/					/										/		3																		
Dagmar M.									/	/									2																		
Sigrid W.		/																	1																		
Vera F.							/												1							+										+	
Roseline K.																													/							/	
Ilse V.																												/								/	
	7		6		5		5		3		2				1		1		30	1		1		2×+		1×+		1×+ 2× /						1×+		4× / 5×+	

Gegenüber 139 Fehlstellungen des Fußes, wie sie van ASSEN unter 151 Fällen fand, konnte ich bei 38 Fällen nur 17 Fehlstellungen des Fußes, meist leichteren Grades, feststellen. Es sei hierbei nochmals darauf hingewiesen, daß die in meine Klinik eingewiesenen Patienten zum allergrößten Teil sehr schwere Lähmungen aufwiesen und hierbei die Gefahr sekundärer Fehlstellungen besonders groß ist.

Die physikalische Behandlung

Ein wesentliches Therapeutikum zur Beseitigung der spinalen Lähmungserscheinungen der Muskulatur stellt die Übungsbehandlung dar. Ihr Ziel ist die Bekämpfung der Inaktivitätsatrophie der Muskulatur, Verhinderung von Kontrakturen, Erhaltung des Synergismus der Muskulatur und Förderung der Umstellung des muskulären Gleichgewichtes. Zu letzterem weist FÖRSTER auf die Fähigkeit und das Bestreben des Organismus hin, Defekte des Bewegungsapparates bei Schädigungen des Nervensystems durch Umstellung und Anpassung mit Hilfe der erhaltenen und nur teilgeschädigten Substanz auszugleichen. Daß der Organismus hierzu in großem Umfang in der Lage ist, lehrt die tägliche Erfahrung. Wenn auch ein großer Teil der Fähigkeiten von Natur aus vorhanden ist und unbewußt in Funktion gesetzt wird, so können diese vorhandenen, naturgegebenen Eigenschaften durch therapeutische Maßnahmen gesteigert, unterstützt und zweckmäßiger genutzt werden. Ob die systematischen willkürlichen Innervationsversuche nach FÖRSTER auf den Regenerationsvorgang des zweiten Neurons selbst einen fördernden Einfluß haben, erscheint fraglich, ist zumindest nicht gesichert. Unter ihrer Einwirkung wird eine Erhöhung der Regenerationstendenz angenommen, sie wirken als eine vis a tergo auf die Vorderhornzellen und zwingen sie, ihre aussprossenden Neuriten rasch und ausgiebig vorzuschieben.

Eindeutiger, allerdings noch nicht völlig geklärt ist die Einwirkung der Übungsbehandlung auf die Muskulatur. Da es sich nach den Ergebnissen von JAMIN, KOPITS pathologisch-anatomisch um eine Atrophie infolge Inaktivität handelt, müßte folgerichtig jede Therapie, die eine Kontraktion der Muskelfaser herbeiführt, ein adäquates Mittel für die Regeneration darstellen. Die aktive Übungsbehandlung wird aber in den Fällen versagen, in denen eine völlige Lähmung des Nerven vorliegt und damit die Möglichkeit einer aktiven Erregung des Muskels fortfällt. Die Untersuchungen von KOPITS haben nun ergeben, daß in den Spätfällen neben schmaleren normaldicke Muskelfasern gefunden werden, so daß eine totale Läsion des zugehörigen Nerven nicht stattgefunden haben kann und damit auch motorische Impulse zu der Muskulatur gelangen und die noch erhaltenen Muskelfasern zur Kontraktion bringen. Die Annahme, daß durch diese Kontraktionen gleichzeitig auch die geschädigten Muskelfasern zumindest passiv verkürzt und gedehnt werden, ist auf Grund der engen Verbindung der Muskelfasern durch das Perimysium proprium und internum sehr naheliegend. Die Frage, ob die Muskelfasern außer ihrer motorischen Innervation auch eine besondere sympathische Versorgung besitzen, ist umstritten. BOEKE hat neben markhaltigen, motorischen Nervenfasern die Versorgung von Muskelfasern durch marklose „akzessorische Nervenfasern" beobachtet, die als spezifische sympathische Organe zu bezeichnen wären. Auch SPIEGEL erkennt zwar das morphologische Substrat einer doppelten Innervation an, sieht aber „die spezifische, vegetativ-tonische Funktion der akzessorischen Fasern physiologisch noch nicht einwandfrei nachgewiesen". Es ist nach KOPITS allerdings schwer zu erklären, wie auf diesem Wege ein willensmäßig gesteuerter motorischer Impuls zu der Muskelfaser gelangt.

Neben der aktiven übt auch die passive Übungsbehandlung einen verzögernden Einfluß auf die regressiven Veränderungen des Muskels aus, wie es HARTMANN, BLATZ und

KILBORN, LANGLEY nachweisen konnten. Daneben wird die Entstehung von Kontrakturen verhindert.

Die Massage stellt eine Unterstützung dieser Maßnahmen dar und bewirkt wie die aktive und passive Übungsbehandlung eine Hyperämie und dient als Akkomodationsgymnastik für die meist veränderten Blutgefäße, besonders die kleinen Blutgefäße und Kapillaren. Die Beobachtungen, daß nach Massage die Funktion eines vasomotorisch geschädigten Gliedes sich subjektiv und objektiv bessert, weist auf ihre Nützlichkeit hin. Ob diese Funktionsverbesserung durch eine direkte Hyperämisierung oder über den Umweg des vegetativen Systems eintritt, mag zunächst dahingestellt bleiben. Solange nicht die Bedeutung des vegetativen Systems für den Tonus der Muskelfaser geklärt ist, wird auch diese Frage nicht beantwortet werden können. Daß das vegetative System bei der Poliomyelitis Störungen unterworfen sein kann, geht aus den Befunden von PETERS und HEINHEIM hervor, die in den Seitenhörnern und Clarkeschen Säulen Zellausfälle beobachtet haben.

Die Elektrotherapie, sei es Faradisation oder Galvanisation, ist als Therapeutikum sehr umstritten. Es darf nicht verkannt werden, daß die häufigen Behandlungen schwere Schädigungen des Allgemeinbefindens herbeiführen können und diese in keinem Verhältnis zu dem erzielten Nutzen stehen. Die elektrische Behandlung hat naturgemäß nur Sinn, wenn sie dem elektrischen Befund entspricht. Kann weder durch faradische noch galvanische Reizung eine Kontraktion des Muskels hervorgerufen werden, so ist jede derartige Therapie zwecklos, da in dem Muskel kontraktive Substanz in einem praktisch bedeutsamen Umfang nicht mehr vorhanden ist. Solange jedoch eine Entartungsreaktion als Zeichen einer Entnervung des Muskels bei vorhandenen Muskelelementen nachweisbar ist, wird die elektrische Therapie von Nutzen sein und durch die Erzeugung von Kontraktionen in den entnervten Muskelfasern einer Inaktivitätsatrophie vorbeugen. Liegt eine faradische Erregbarkeit nicht mehr vor, so ist eine faradische Behandlung zwecklos, wir sind auf die Galvanisation angewiesen. Werden diese Gesichtspunkte (KOPITS und andere) beachtet, so wird die Elektrotherapie wieder den ihr gebührenden Platz in der Behandlung spinaler Erkrankungen einnehmen.

Besonders hervorgehoben sei die Übungsbehandlung im warmen Wasserbad. Da der im Wasser befindliche Körper um das Gewicht des verdrängten Wassers leichter wird, ist die zur Durchführung einer bestimmten Arbeit notwendige Kraftleistung geringer als außerhalb des Wassers. Es sind daher Bewegungen möglich, die ohne diese Gewichtsverminderung der gelähmte Muskel nicht ausführen könnte. Es werden daher auch Muskelfasern zur Kontraktion gebracht und daher einer Regeneration zugeführt, bei denen infolge des geringeren Bewegungsausschlages außerhalb des Wassers keine oder eine nur ungenügende Kontraktion der Muskelfasern eintreten würde. Hinzu kommt die starke hyperämisierende Wirkung des warmen Wasserbades, die die Stoffwechselvorgänge beeinflußt, sowie die Wirkung auf das vegetative System, über dessen Bedeutung für den Tonus der Muskulatur berichtet wurde. Diese Behandlung ist sehr alt und ist durch Modifikationen häufig wieder neuerfunden worden, wir möchten sie heute weder im Reparations- noch im Endstadium vermissen. Auch nach Sehnenüberpflanzung hat sich die Übungsbehandlung im Wasserbad außerordentlich bewährt. In den letzten 20 Jahren ist diese Behandlung als Unterwasserbehandlung, mit gleichzeitiger Unterwassermassage, weiterhin ausgebaut worden; doch sei daran erinnert, daß HOFFA vor Jahrzehnten in Hohenlychen ein derartiges Becken hat bauen lassen, in dem die Patienten gehen sollten und gleichzeitig die entsprechenden Übungsbehandlungen durchgeführt wurden. Über die Erfolge der Unterwasserbehandlung mit gleichzeitiger Unterwassermassage berichten Herbert MÜLLER, KREUTZ, Max LANGE und HACKENBROCH.

So wesentlich m. E. die Übungsbehandlung im Unterwasserbad ist, so erscheint es doch fraglich, ob die Erfolge mit der Unterwassermassage sich wesentlich von denen der bisher geübten Massagebehandlung unterscheiden.

Abschließend zu dem Kapitel möchte ich aber darauf hinweisen, daß jede physikalische wie auch die medikamentöse Behandlung nur dann von Erfolg begleitet ist, wenn sie zweckentsprechend verordnet und richtig durchgeführt wird. Über die entsprechende Verordnung der verschiedenen physikalischen Methoden bestehen auch unter Fachleuten nicht unerhebliche Differenzen. Die tägliche Erfahrung zeigt aber, daß die Gedankenverbindung Lähmung gleich Massage und elektrische Behandlung sich so festgesetzt hat, daß die Kenntnis von dem Sinn und der Zweckmäßigkeit physikalischer Behandlungen abhanden gekommen zu sein scheint. Vor der Verordnung einer jeden physikalischen Maßnahme, sei es Massage oder Übungsbehandlung oder Faradisation usw., ist zu überlegen, welcher anatomische Befund auf Grund des klinischen Untersuchungsergebnisses angenommen werden darf und auf welchem Wege die physikalischen Maßnahmen wirksam werden. Es ist zwar mehrfach darauf hingewiesen worden, daß über die Wirkungsweise nicht immer absolut exakte Angaben gemacht werden können und daß wir oft mit Hypothesen arbeiten müssen. Andererseits ist aber zu bedenken, daß die gesamte physikalische Therapie heute ein unentbehrliches Rüstzeug der Medizin geworden ist, für das ganz bestimmte Indikationen gefordert werden müssen.

Behandlung mit orthopädischen Apparaten

Die Behandlung von Lähmungszuständen mit orthopädischen Apparaten, Schienen usw. findet immer noch Ablehnung, die nicht berechtigt erscheint und aus der Unkenntnis über Ziel und Zweck dieser Behandlung zu erklären ist. Der Sinn jeder Behandlung mit derartigen Hilfsmitteln ist neben der Verhütung von Fehlstellungen das Bestreben, die gestörte Gelenkfunktion zu verbessern und damit die statisch-dynamischen Bedingungen für die Fortbewegung zu schaffen. Liegt beispielsweise eine völlige Lähmung der Oberschenkelmuskulatur vor, so wird in den meisten Fällen das Kniegelenk bei der Belastung einknicken und das Stehen und Gehen unmöglich machen oder erschweren. In diesen Fällen ist es notwendig, das Kniegelenk durch entsprechende Schienen vor dem Einknicken zu sichern, um damit erst Belastungsmöglichkeiten zu schaffen. Liegt dagegen nur eine teilweise Lähmung vor, so gelingt es häufig durch entsprechende Gummizüge, die Funktion der Muskulatur zu unterstützen und damit auch das Gehen zu ermöglichen. Wie diese beiden Forderungen, Verhütung der Fehlstellung und Sicherung der statisch-dynamischen Funktion zu erfüllen sind, hängt nicht allein von dem anatomischen Befund des einzelnen Skelettabschnittes ab, sondern kann nur unter Berücksichtigung der gesamten Gliederkette entschieden werden.

Es ist das Verdienst von Johann Georg Heine, als Nichtarzt auf diesem Gebiet bahnbrechend gewirkt zu haben, während es seinem Neffen Jakob Heine zukam, diese Methode weiter auszubauen und ärztlich zu fundieren. Eine bedeutende Verbesserung der Apparatetechnik brachten aber die Erfindungen eines weiteren Nichtarztes, Friedrich Hessing, der mit dem Schienenhülsenapparat und dem Stützkorsett uns weitere Möglichkeiten gegeben hat. Wenn wir auch heute in der Behandlung der Lähmungen von dem Schienenhülsenapparat abgekommen sind und den leichteren Schienenschellenapparat bevorzugen, so ist doch der Grundgedanke erhalten geblieben, da sich die beiden lediglich dadurch unterscheiden, daß im Schienenschellenapparat die Walklederhülse durch Schellen an den Extremitäten ersetzt worden ist, wodurch sich das Spiel der Muskulatur freier entfalten kann. Der Gedanke von de la Croix, einen gelähmten Muskel durch einen elastischen Zug zu ersetzen, hat sich nur zum Teil bewährt und wird besonders an der unteren Extremität angewandt. Hier dienen Gummizüge in erster Linie zur Beseitigung des paralytischen Spitzfußes, während Gummizüge über dem Kniegelenk die Funktion der Oberschenkelstreckmuskulatur ersetzen bzw. unterstützen sollen. Die Anwendung von Gummizügen als Ersatz für die Gesäßmuskulatur sowie für die Muskulatur an der oberen Extremität ist nur in sehr beschränktem Umfang möglich.

Die Anwendung von orthopädischen Hilfsmitteln erfordert eine genaue Kenntnis der statisch-dynamischen Bedingungen und praktische Erfahrung, so daß die Verordnung am besten dem Fachmann überlassen wird, weil das Verfahren durch unsachgemäße Anwendung sehr in Mißkredit geraten ist. Die Erfahrungen der Sprechstunde und der Klinik zeigen häufig, daß große Apparate verordnet worden sind, wo mit erheblich kleineren oder evtl. mit Veränderungen der Statik durch entsprechendes Schuhwerk oder Einlagen der gleiche oder ein besserer Erfolg erzielt wird.

Die große Bedeutung der orthopädischen Hilfsmittel liegt aber auch darin, daß es mit wenigen Ausnahmen auch bei Schwergelähmten möglich ist, diese spätestens 8 bis 10 Wochen nach der Infektion aufzustellen und die ersten Gehversuche zu machen. Abgesehen von der außerordentlich günstigen psychischen Beeinflussung stellen aber diese Gehversuche eine wesentliche Unterstützung der Übungs- und Massagebehandlung dar. Die Ansicht, daß in einem orthopädischen Apparat die Funktion der Muskulatur untüchtig wird, ist falsch, denn die praktische Erfahrung zeigt, daß in einem richtig gebauten orthopädischen Hilfsmittel die Muskelfunktion erhalten bleibt. Durch die Gehversuche wird die Muskulatur unwillkürlich zur Kontraktion angeregt und dadurch die Atrophie der Muskelfaser aufgehalten und die Durchblutung wie bei der Massagebehandlung gefördert. Gocht hat auf die frühzeitigen Gehversuche stets hingewiesen und betont, daß die sachgemäß durchgeführten Gehübungen durch die Möglichkeit ihrer längeren Anwendung die Übungs- und Massagebehandlung oftmals übertreffen, diese aber selbstverständlich nicht überflüssig machen. Ich habe diese Therapie in den letzten 15 Jahren stets durchgeführt und ihre günstige Auswirkung in psychischer und physischer Hinsicht beobachten können.

Operative Behandlung

Die operative Behandlung tritt im Reparationsstadium gegenüber den übrigen Maßnahmen zurück. Sie dient ausschließlich der Beseitigung von Fehlstellungen, die durch konservative Maßnahmen nicht oder nur sehr langsam zu korrigieren sind. Es wäre verfehlt, mit der Beseitigung eines kontrakten Spitzfußes zu warten, bis das Endstadium erreicht ist. Es würde nutzlose Zeit verstreichen, in der nach einer Korrektur die Übungs- und Massagebehandlung usw. wirksam eingesetzt werden kann. Daß die operativen Maßnahmen im Reparationsstadium relativ selten sind, ist ein erfreuliches Zeichen und ein Beweis für die Zweckmäßigkeit der prophylaktischen Lagerungsmaßnahmen.

Das gleiche Ziel wie die operative Stellungskorrektur verfolgt das unblutige Redressement, das sowohl im End- wie im Reparationsstadium anzuwenden ist. Es kann allmählich im Gipsverband oder durch Extension oder aber verstärkt durch das modellierende Redressement in Narkose erfolgen. Über die Wahl der Methode unterscheidet Sitz und Grad der Deformität.

Allen Verfahren ist gemeinsam, die Fehlform völlig zu beseitigen. Sie stellen andererseits nur die Grundlage für die weitere Behandlung in Verbänden und Schienen dar, in der die erzielte Korrektur aufrechterhalten wird. Bei den paralytischen Deformitäten hat die erhaltene Muskulatur stets die Tendenz, das Glied wieder in die frühere Fehlform zu bringen, wenn nicht entsprechende Kräfte (Schienen, Verbände) dies zu verhindern suchen.

Die orthopädische Behandlung des Endstadiums

Geht man von den anatomischen Befunden aus, so ist der Beginn des Endstadiums, d. h. der Abschluß der Reparationsvorgänge, sehr schwer zu bestimmen. So weist Scherb auf Grund seiner eingehenden klinischen Untersuchungen darauf hin, daß Funktionsverbesserungen der Muskulatur auch nach längerer Zeit zu erwarten sind. Auch Kopits fand bei seinen Untersuchungen in den Fällen, die bis zu 10 Jahren nach Beginn der Lähmungen untersucht werden konnten, regenerative Veränderungen in der Muskulatur. Beide Autoren weisen darauf hin, daß die bisherige Anschauung daher nicht zu Recht besteht, daß mit dem Ablauf des zweiten Jahres nach Beginn der Erkrankung ein Endzustand erreicht sei. Die Erfahrungen haben gezeigt, daß es sich hier für die Klinik um Ausnahmefälle handelt und daß mit Ablauf des zweiten Jahres für die Praxis ein endgültiger Zustand angenommen werden darf. Die Dauer des Reparationsstadiums kann verschieden sein und richtet sich nach dem Umfang und der Schwere der primären Schädigung und dem Verlauf der Regeneration. Diese kann schon nach einem Jahr beendet sein, während in anderen Fällen noch im zweiten Jahr Funktionsverbesserungen beobachtet werden. Handelt es sich im Reparationsstadium darum, durch konservative Maßnahmen die Atrophie der Muskulatur zu hemmen, die Regenerationsvorgänge anzuregen und den Patienten evtl. mit orthopädischen Hilfsmitteln zum Gehen zu bringen, so ist es Aufgabe der orthopädischen Behandlung im Endstadium, mit konservativen und operativen Mitteln den gegebenen Status so weit zu verbessern, daß eine möglichst gute Funktion gewährleistet wird. Durch die differenten Lähmungsbilder kann die Lösung dieser Aufgabe außerordentlich schwierig sein.

Die Behandlung des endgültigen Lähmungszustandes nach einer Poliomyelitis umfaßt:

1. Die Beseitigung vorhandener Fehlstellungen.
2. Die Sicherung des Gelenks.
3. Maßnahmen, die die vorhandene Gelenkfunktion verbessern.

Für diese Behandlung stehen im wesentlichen folgende Maßnahmen zur Verfügung:

1. Die unblutige Korrektur einer Fehlstellung.
2. Die Sehnen- bzw. Muskelverpflanzungen.
3. Die Gelenkversteifungen.
4. Operation am Skelett zur statischen Umstellung.

Es ist zweckmäßig und notwendig, vor Beginn einer jeden Behandlung einen exakten Heilplan aufzustellen. Für die Therapie an der unteren Extremität ist es notwendig, die therapeutischen Eingriffe distal, d.h. am Fuß zu beginnen und von dort proximalwärts weitere folgen zu lassen. Es ist häufig zu beobachten, daß z.B. nach Sicherung der Funktion des Fußes das Kniegelenk bei teilweiser Lähmung der Oberschenkelmuskulatur soweit funktionstüchtig geworden ist, daß infolge der veränderten Statik weitere Maßnahmen überflüssig sind. Es muß in diesem Zusammenhang darauf hingewiesen werden, daß gerade bei der Therapie der Lähmungen nicht nur das engbegrenzte Bild einer Extremität zu beachten ist, sondern daß eine erfolgreiche Therapie nur unter Berücksichtigung der Funktion des gesamten Skelettsystems zu erzielen ist. Es sei in diesem Zusammenhang auf die Wichtigkeit der Funktion der Bauch- und Rückenmuskulatur verwiesen, da eine Lähmung dieser Muskelgruppen die Funktion der unteren Extremität sehr beeinträchtigen kann. Um ein besseres Bild über die noch vorhandenen statischen Funktionen und ihre günstige therapeutische Beeinflussung zu erzielen, ist es oft zweckmäßig, durch Gips- oder Schienenverband ein Gelenk vorübergehend zu fixieren um die Wirkung dieser Maßnahmen auf die Gliederkette zu beobachten und daraus weitere Schlüsse zu ziehen. So verwirrend das Bild der Lähmung sein kann, so wird sich der Erfahrenere bald ein klares Bild verschaffen, an welchen Punkten eine weitere Sicherung der Gelenkfunktion erstrebt werden muß, um die statisch-dynamischen Funktionen des gesamten Organismus zu verbessern.

a) Die Sehnenüberpflanzung

Die am meisten geschätzte Behandlung ist die Sehnenüberpflanzung, da hier scheinbar die am besten greifbaren Erfolge zu verzeichnen sind. In Fachkreisen sind jedoch immer wieder skeptische Meinungen geltend geworden, daß sogar Port auf dem orthopädischen Kongreß 1927 behaupten konnte, daß eine Funktion der überpflanzten Sehnen nicht eintrete. Obwohl diese Ansicht bei weitem über das Ziel hinausschießt, so muß doch darauf hingewiesen werden, daß die Sehnenüberpflanzung nur eine relativ beschränkte Indikation hat. Innerhalb dieser Indikationsbreite führt sie aber zu gutem Erfolg. Es bedarf eigentlich keiner weiteren Erörterung, daß durch die Sehnenüberpflanzung keine zusätzliche Muskulatur geschaffen wird, sondern daß lediglich durch die Auswechslung die statisch-dynamischen Verhältnisse gebessert werden. Man entfernt ja bei dieser Behandlungsmethode auf der einen Seite einen kraftspendenden Muskel, um mit ihm einen Defekt der Gegenseite mehr oder minder zu ersetzen. Man soll daher auch von dem überpflanzten Muskel nicht verlangen, daß er den gelähmten Muskel mit gleicher Kraft und in gleichem Bewegungsumfang wie diesen ersetzt. Es handelt sich also hier nicht um eine Wiederherstellung der normalen Muskelfunktion, sondern lediglich um die Möglichkeit, die statisch-dynamische Funktion durch Auswechslung zu verbessern, um damit in vielen Fällen den Patienten von orthopädischen Apparaten usw. zu befreien und die Sicherheit des Stehens und Gehens zu gewährleisten.

Es muß aber auch darauf hingewiesen werden, daß der antagonistisch überpflanzte Muskel Einfluß auf die Muskulatur der Gegenseite hat. So ist von verschiedenen Autoren darauf hingewiesen worden, daß die Kontraktionen eines Muskels für den Tonus und den anatomischen Zustand der antagonistischen Muskulatur von Bedeutung sind und daß bereits die Lähmung eines Muskels zu atrophischen Veränderungen des Antagonisten führen kann. Nachuntersuchungen von Transplantationen konnten die Richtigkeit bestätigen und feststellen, daß die motorische Kraft des nicht transplantierten Muskels im Anschluß an die Überpflanzung eines synergistischen Muskels zugenommen hat.

Nachdem 1881 Nicoladoni die erste Sehnenüberpflanzung am Lähmungshackenfuß gelungen ist, hat es doch längere Zeit gedauert, bis brauchbare Indikationsregeln aufaufgestellt werden konnten. Besonderes Verdienst auf dem Gebiet haben sich neben vielen anderen Vulpius, Fange, Gocht, Biesalski erworben.

Bei Nachuntersuchungen von Überpflanzungen fällt oft die Differenz zwischen dem Gehvermögen und dem Grad der Bewegungsfähigkeit des zugehörigen Gelenks bei willkürlicher Bewegung auf; während z. B. bei einer Überpflanzung auf den Quadriceps später die Streckung des Kniegelenks nur um wenige Grade möglich ist, ist die Standsicherheit und Gehfähigkeit subjektiv und objektiv erheblich gebessert. Es ist hierbei zu berücksichtigen, daß die Wirkungsmöglichkeit auf den Unterschenkel um so größer wird, je mehr das Kniegelenk gestreckt ist, sodaß bei dem gestreckten Kniegelenk nur ein relativ geringeres Maß motorischer Kraft notwendig ist, um damit eine **Überstreckung** des Kniegelenkes herbeiführen zu können. In diesem Zusammenhang sei auf die Ergebnisse der neuen Bewegungslehre hingewiesen.

Durch seine myokinetischen Untersuchungen hat SCHERB nachgewiesen, daß ein transplantierter Muskel bei unwillkürlicher Tätigkeit, z.B. bei dem Gehakt durch seinen jetzigen Antagonisten stark gehemmt werden kann, obwohl er bei willkürlich ausgeführten Übungen sehr gut funktioniert. Dieses Moment stellt fraglos ein gewisses Hindernis für die Überpflanzung von Muskeln dar. Doch bin ich zweifelhaft, ob es von wesentlicher Bedeutung für die Indikationsstellung ist.

Wie bereits erwähnt wurde, muß vor einem operativen Eingriff ein genauer Heilplan vorliegen, der die Behandlung des gesamten Skelettsystems umfaßt. Genau so wichtig ist eine volle Klarheit über die Muskelverhältnisse: es genügt hierbei nicht, nur die für die Statik wesentlichen Muskeln genau zu untersuchen, sondern es muß eine exakte Kenntnis der Funktionsfähigkeit aller Muskeln vorliegen. Erst nach ihrer genauen Untersuchung ist eine direkte Entscheidung möglich, welcher von den Muskeln als Ersatz in Frage kommt. Wie bei anderen orthopädischen Operationen, so setzt sich auch die orthopädische Behandlung einer gelähmten Extremität aus 3 Stadien zusammen: Operation, Fixation und Nachbehandlung. Gerade den beiden letzten Maßnahmen, besonders aber der Nachbehandlung muß große Aufmerksamkeit geschenkt werden. Es ist oft erstaunlich, wie eine verspätete exakte Nachbehandlung selbst nach Monaten noch sehr gute Resultate ergeben kann, nachdem vorher die Nachbehandlung nicht den üblichen Anforderungen entsprach. Unzweifelhaft ist auch ein Teil der Mißerfolge der Indolenz vieler Kranker zuzuschreiben, die die ständige Nachbehandlung als lästig empfinden.

Versteifende Operation

Es erscheint zunächst unphysiologisch, ein sonst normales Gelenk operativ zu versteifen, um eine bessere Funktion der Gliederkette herbeizuführen, und dennoch ist dieser Schritt oftmals die einzige Möglichkeit, das Gehen oder die Funktion des Armes zu ermöglichen. Da die Gelenkversteifung Verhältnisse schafft, die später gar nicht oder nur im beschränkten Umfang zu beseitigen sind, ist es eine Selbstverständlichkeit, daß vorher alle anderen therapeutischen Möglichkeiten geprüft werden müssen. So hat sich diese zunächst von ALBERT durchgeführte Behandlung ihren Platz in der Orthopädie erhalten, so daß es heute nicht mehr um die Indikation, sondern um die Art der Versteifung geht. Drei Methoden stehen zur Auswahl:

1. die Arthrodese,
2. die Arthrorise,
3. die Tenodese.

Bei der Tenodese wird das Gelenk durch Sehnen so fest fixiert, daß eine Beweglichkeit nach der statisch gefährdeten Seite nicht möglich ist. Sie ist in verschiedenen Gelenken durchgeführt worden, so z. B. bei der Radialislähmung auf dem Handrücken, bei der Oberschenkelstreckmuskulatur durch Fixierung des Lig. patellae. Die Methode hat sich im wesentlichen nicht durchsetzen können, da infolge Überdehnung der gerafften Sehnen häufig Rezidive auftraten.

Die sicherste Fixierung stellt die Arthrodese dar, d. h. die Entknorpelung der Gelenkflächen und das exakte Aufeinanderpassen der beiden Gelenkflächen. Außer dieser intraartikulären Arthrodese ist auch die extraartikuläre, d. h. die Versteifung des Gelenkes durch einen Knochenspan, empfohlen worden. Doch hat sie bei der Kinderlähmung nicht die Bedeutung wie bei der Behandlung von Gelenkerkrankungen. Die Arthrodese stellt ein wesentliches Behandlungsverfahren dar, und mit ihrer Hilfe ist es oft erst möglich, die Funktion der Gliederkette in mehr oder minder großem Umfang zu erhalten. An einem Beispiel soll dies erläutert werden:

Es handelt sich um einen Patienten mit einer Lähmung des Deltoideus, während Ellenbogen- Hand- und Fingergelenk muskulär relativ gut versorgt sind. Durch die Lähmung des Deltoideus ist die seitliche Erhebung des Armes im Schultergelenk nicht möglich, so daß der Arm herabhängt und die nutzbare Funktion des Unterarmes und der Hand stark herabgesetzt ist. Nach einer Versteifung der Schulter in Abduktionsstellung kann der Oberarm durch Kippung des Schulterblattes an den Körper herangeführt werden. Durch Schwenkung der Scapulaspitze nach außen wird der Oberarm abduziert und in dieser Stellung ist beispielsweise das Gesicht erreichbar. Der Patient kann essen, die Gesamtfunktion des Armes ist erheblich verbessert.

In einem anderen Falle ist die Oberschenkel- und Gesäßmuskulatur erhalten, während die gesamte Unterschenkelmuskulatur völlig oder nahezu ganz ausgefallen ist. Beim Gehen schleift der Fuß, bei der Belastung besteht eine völlige Unsicherheit im Knöchelgelenk. Wird in diesem Fall das Knöchelgelenk versteift, so hat der Patient einen gut belastungsfähigen Fuß, und das Herabhängen der Fußspitze entfällt ebenfalls.

Die statische Umstellung durch Osteotomie

Dieses Operationsverfahren hat bisher die Erwartungen nicht erfüllt und tritt hinter den anderen operativen Verfahren zurück. Das Ziel der statischen Umstellung besteht in einer Verlagerung des Schwerpunktes an der Hüfte nach vorn und am Knie nach rückwärts durch Osteotomie. Es eignet sich daher nur für die untere Extremität in den Fällen, für die eine Sehnenverpflanzung nicht in Frage kommt. Die Methode hat gegenüber der Versteifung den Vorteil eines beweglichen Gelenkes, der sich besonders beim Sitzen bemerkbar macht.

Die Prognose

Es wäre wünschenswert, schon nach Ablauf des akuten Stadiums eine Prognose des weiteren Verlaufs und des Endstadiums geben zu können. Trotz aller Versuche auf diesem Gebiet muß aber festgestellt werden, daß die bisherigen Bemühungen erfolglos gewesen sind. Wickmann und Fritz Lange weisen zwar darauf hin, daß die Prognose bei der Mehrzahl der Erkrankungen vom Charakter der Epidemie abhängig ist. Wir haben zwar hierdurch einen gewissen allgemeinen Anhaltspunkt, doch ist es nicht möglich, im Einzelfall eine begründete und klare Auskunft zu geben. Weder das allgemeine Krankheitsbild noch der Verlauf während der ersten Wochen erlauben uns einen Rückschluß in dieser Beziehung zu machen. So gibt es einerseits Fälle, bei denen die anfangs schwere Lähmung in relativ kurzer Zeit zurückgeht und keine oder nur geringe Ausfallserscheinungen zurückläßt. Andererseits sind bisweilen geringfügige Lähmungen trotz aller Behandlungsmaßnahmen resistent.

Erlacher hat versucht, durch die elektrische Untersuchung mit Nadelelektroden frühzeitig, bereits nach dem akuten fieberhaften Anfall, prognostische Schlüsse zu ziehen. Wenn in den ersten Monaten nach der Erkrankung eine faradische Erregbarkeit festgestellt wird; die wenigstens $^1/_3$ der normalen beträgt, so ist nach Erlacher der Rückgang der Lähmung wahrscheinlich. Über den Wert dieser Methode läßt sich nichts sagen, da größere Untersuchungen in dieser Richtung fehlen. Allgemein kann festgestellt werden, daß die schweren Lähmungen auch größere Ausfallserscheinungen zurücklassen und daß bei einem frühzeitigen Beginn der Atrophie die Aussichten auf Regeneration gering sind. Auch die Angaben, daß beispielsweise die Rückenstrecker eine günstige Prognose, der Deltoideus eine ungünstige Prognose haben, sind mit großer Vorsicht zu verwerten, wie es gerade die Epidemie von 1947 gezeigt hat.

Die relativ große Zahl von Restitutionen des Deltoideus bei unseren relativ schwererkrankten klinischen Patienten spricht dagegen, ist aber wahrscheinlich auf die sorgfältige Durchführung der unbedingt notwendigen und nützlichen Lagerungsmaßnahmen zurückzuführen. Die Epidemie 1947 hat u. a. nach den bisherigen Beobachtungen erwiesen, daß die schweren Erkrankungen mit Lähmungen der Atemmuskulatur, die eine Behandlung in der Eisernen Lunge erforderten, quoad funktionem eine ungünstige Prognose haben.

Werden die bisherigen Ergebnisse zusammengefaßt, so muß bekannt werden, daß in den ersten Monaten ein begründetes Urteil über den weiteren Verlauf häufig nicht abgegeben werden kann. Gerade bei den schwereren Lähmungen wird der Arzt die Sorgen des Patienten und der Angehörigen über den Ausgang der Erkrankung nicht zerstreuen können.

Schluß

HACKENBROCH weist mit Recht in seinem Schlußwort darauf hin, daß die Orthopädie in den Tagen HEINES bei der Behandlung von Lähmungszuständen zuerst selbständig hervorgetreten ist und seither auf diesem Gebiet ihre Leistungsfähigkeit in konservativer wie in operativer Hinsicht dargetan hat. Gerade diese Erfolge zwingen dazu, die Orthopädie schon frühzeitig zur Mitarbeit heranzuziehen, wie es auch seit 1947 in großem Umfang in Berlin geschieht. Solange eine ätiologische Therapie fehlt, wird der Orthopädie die Hauptarbeit in der Behebung der Leistungsschäden infolge Poliomyelitis zufallen; große Fortschritte sind in den letzten Jahrzehnten erzielt worden, und es weist vieles darauf hin, daß diese Entwicklung noch nicht abgeschlossen ist.

Verhalten der Blutgruppen und Faktoren bei Erkrankten der Poliomyelitis-Epidemie 1947 in Berlin

Von K. Marcuse und Wolfgang Eicke

Das zahlenmäßig große Material, das durch die Berliner Poliomyelitis-Epidemie im Jahre 1947 anfiel, bot unter anderem auch eine günstige Gelegenheit, den Beziehungen der konstitutionellen Bedingtheit der Krankheit nachzugehen. Gelegentlich der Epidemie in Köln im Jahre 1938 waren diese Fragen an 309 Fällen bereits aufgeworfen[1]), nachdem auch frühere Untersucher schon hierzu Stellung genommen hatten. Als Konstitutionsmerkmale griffen wir dem Vorgang der früheren Untersucher folgend, auf die Blutgruppen und Blutfaktoren zurück und können unsere Schlüsse aus einem beachtlichen Material von 924 Fällen ziehen.

Die Bestimmung der Blutgruppen und Blutfaktoren erfolgte nach der üblichen Objektträgermethode*) und erstreckte sich auf die Gruppen O,A (A_1, A_2), B und AB (A_1B, A_2B) und auf die Faktoren M,N und MN.

Die Blutproben kamen im II. und III. Quartal des Jahres 1948 zur Untersuchung und wurden über die Beratungsstellen für Körperbehinderte beschafft, denen sämtliche Poliomyelitiserkrankte, ohne Rücksicht auf Ausheilung mit oder ohne Dauerschäden gemeldet werden mußten. An dieser Stelle sei bemerkt, daß bei unserer Zusammenstellung diejenigen Fälle ausfallen mußten, die akut zum Tode geführt haben, sodaß diese wichtige Gruppe bei Beurteilung der Resultate leider nicht in Erscheinung treten kann.

Bei der Auswertung unseres Materials hielten wir uns an die Aufgliederung, wie sie in der zitierten Monographie gegeben war, um die Möglichkeit zu haben, Vergleiche zu der Kölner Epidemie zu bekommen und evtl. Parallelen oder Abweichungen feststellen zu können.

I. Bedeutung der Blutgruppen und Faktoren für die Häufigkeit der Erkrankung

Zunächst wurde unser Material von 924 Fällen nach den vier Blutgruppen, unter Berücksichtigung der Untergruppen A_1 und A_2, aufgeteilt. Als Kontrolle dienten bei allen unseren Untersuchungen Normalwerte der Blutgruppen der Berliner Bevölkerung, die an 519 gesunden Personen (Blutspendern) gewonnen waren und uns liebenswürdigerweise von der serologischen Abteilung des Robert-Koch-Instituts zur Verfügung gestellt wurden.

*) Die Untersuchungen wurden überwiegend im Hauptmedizinaluntersuchungsamt von Fräulein Hellwig (techn. Assist.), zum kleineren Teil im Medizinaluntersuchungsamt Neukölln (Leiter: Dr. Happe) ausgeführt.

Tabelle I*)

Prozentzahl der Erkrankten aufgeteilt nach Blutgruppen

924 Erkrankte	519 Gesunde	Differenz p1 — p2	3fach mittlerer Fehler als Zufallsstreuung
Gruppe 0 355 = 38,4% (p1)	Gruppe 0 224 = 43,2% (p2)	— 4,8	8,1
Gruppe A 391 = 42,3% (p1)	Gruppe A 202 = 38,9% (p2)	+ 3,4	8,3
Gruppe B 113 = 12,2% (p1)	Gruppe B 70 = 13,5% (p2)	— 1,3	5,1
Gruppe AB 65 = 7,0% (p1)	Grupee AB 23 = 4,4% (p2)	+ 2,6	4,2
Gruppe A_1 327 = 35,4% (p1)	Gruppe A_1 162 = 31,4% (p2)	+ 4,0	7,9
Gruppe A_2 64 = 6,9% (p1)	Gruppe A_2 39 = 7,5% (p2)	— 0,6	3,8
Gruppe A_1B 58 = 6,3% (p1)	Gruppe A_1B 17 = 3,3% (p2)	+ 3,0	3,8
Gruppe A_2B 7 = 0,8% (p1)	Gruppe A_2B 6 = 1,2% (p2)	— 0,4	1,1

Die Tabelle zeigt, daß keine statistisch verwertbaren Unterschiede in Erscheinung treten. Bei allen Differenzen in den Prozentzahlen zwischen Erkrankten und Gesunden handelt es sich um Werte, die noch innerhalb des Zufallsstreuungsbereiches, d. h. des dreifach mittleren Fehlers liegen, also nicht statistisch echt sind. Immerhin sei auf gewisse Differenzen bei den Gruppen O und A hingewiesen. Die Zahlen der Tabelle I stehen im Einklang mit den Ergebnissen von Riethmüller[2], der bei seinen 309 Fällen der Kölner Epidemie keine prozentuale Abweichung dieser beiden Gruppen gegenüber der Normalzahl feststellte. Das von Blotevogel in Hannover und von Jungeblut und Smith in New York festgestellte Hervortreten der Gruppe O und Abnahme der Gruppe A (zitiert nach Riethmüller) ist bei der Berliner Epidemie ebensowenig wie bei der Kölner Epidemie festzustellen gewesen. Eher ist sogar das umgekehrte Verhältnis, allerdings im Rahmen des mittleren Fehlers, angedeutet. Bei Aufspaltung der Gruppe A in A_1 und A_2 (Tabelle Ib) ergeben sich ebenfalls keine verwertbaren Differenzen zwischen Erkrankten und Gesunden, was im Gegensatz zu den Beobachtungen von Riethmüller steht, der einen erhöhten Anteil von A_2 bei Erkrankten beobachtet

Tabelle Ib

Anteil der Gruppe A, aufgeteilt nach A_1 und A_2

924 Kranke Anteil der	519 Gesunde Anteil der	Differenz p1 — p2	Zufallsstreuung
Gruppe A = 42,3% (p1)	Gruppe A = 38,9% (p2)	+ 3,4	8,3
Gruppe A_1 = 35,4% (p1)	Gruppe A_1 = 31,4% (p2)	+ 4,0	7,9
Gruppe A_2 = 6,9% (p1)	Gruppe A_2 = 7,5% (p2)	— 0,6	3,8
391 Kranke Anteil der	202 Gesunde Anteil der		
Gruppe A_1 = 83,6% (p1)	Gruppe A_1 = 80,7% (p2)	+ 2,9	9,2
Gruppe A_2 = 16,4% (p1)	Gruppe A_2 = 19,3% (p2)	— 2,9	9,2

*) An dieser Stelle sei Herrn Dr. Meier, Leiter der statistischen Arbeitsgruppe im Robert Koch-Institut, für seine Beratung und Berechnung der mittleren Fehler unser Dank ausgesprochen ebenso wie Herrn Dr. Rasch, Assistent an der serologischen Abteilung des Robert-Koch-Instituts für die Zusammenstellung der Normalzahlen.

(allerdings ohne Angabe der Streuung). Unsere Resultate ändern sich auch nicht, wenn man der Berechnung die Ziffern der Gruppe A und nicht die Gesamtzahl als Beziehung zu Grunde legt.

Neben der Auswertung der Blutgruppen wurde die Unterscheidung des Krankengutes nach Faktoren als ein weiteres konstitutionsbedingendes Moment vorgenommen.

Tabelle II

Verteilung der Blutfaktoren M, N und MN bei Kranken und Gesunden

924 Kranke Anteil des	519 Gesunde Anteil des	Differenz p1 — p2	Zufalls- streuung
Faktors M 253 = 27,4% (p1)	Faktors M 160 = 30,8% (p2)	— 3,4	7,2
Faktors N 201 = 21,8% (p1)	Faktors N 78 = 15,0% (p2)	+ 6,8	6,5
Faktors MN 470 = 50,9% (p1)	Faktors MN 281 = 54,1% (p2)	— 3,2	7,2

An Hand der Tabelle II können wir in Übereinstimmung mit den Befunden bei der Kölner Epidemie feststellen, daß die Kranken der Faktorengruppe N prozentmäßig gegenüber den Gesunden hervortreten, und zwar ist diese Differenz als außerhalb der Zufallsstreuung liegend statistisch echt und kann im Rahmen ihres kleinen Ausmaßes gewertet werden. Es ergibt sich also, daß Individuen des Faktors N in einem gewissen kleinen Prozentsatz mehr gefährdet waren. Die für die Faktoren M und MN festgestellten kleinen Prozentsätze günstigerer Verhältniszahlen gegenüber den Gesunden liegen innerhalb des Streuungsbereiches.

Das große Zahlenmaterial erlaubte noch eine weitere Aufspaltung, indem die Kombination von Blutgruppen und Faktoren in ihrer Krankheitshäufigkeit verglichen werden konnte.

Tabelle IIIa — IIId

Vergleich der Kombinationen von Gruppen und Faktoren bei Erkrankten und Gesunden

355 Kranke d.Gruppe O	224 Gesunde d.Gruppe O	p1 — p2	Zufalls- streuung
AnteilOM 105 = 29,6% (p1)	Anteil OM 65 = 29,0% (p2)	+ 0,6	12,8
Anteil ON 71 = 20,0% (p1)	Anteil ON 33 = 14,7% (p2)	+ 5,3	10,8
Anteil OMN 175 = 50,4% (p1)	Anteil OMN 126 = 56,3% (p2)	— 5,9	13,5
113 Kranke d.Gruppe B	70 Gesunde d.Gruppe B		
Anteil BM 23 = 20,4% (p1)	Anteil BM 24 = 34,3% (p2)	— 13,9	19,8
Anteil BN 35 = 31,0% (p1)	Anteil BN 16 = 22,9% (p2)	+ 8,1	22,5
Anteil BMN 55 = 48,7% (p1)	Anteil BMN 30 = 42,8% (p2)	+ 5,9	23,5
65 Kranke d.Gruppe AB	23 Gesunde d.Gruppe AB		
Anteil ABM 14 = 21,5% (p1)	Anteil ABM 11 = 47,8% (p2)	— 26,3	34,1
Anteil ABN 14 = 21,5% (p1)	Anteil ABN — = —	+ 21,5	30,5
Anteil ABMN 37 = 56,9% (p1)	Anteil ABMN 12 = 52,2% (p2)	— 4,7	34,0
391 Kranke d.Gruppe A	202 Gesunde d.Gruppe A		
Anteil AM 111 = 28,4% (p1)	Anteil AM 60 = 29,7% (p2)	— 1,3	11,0
Anteil AN 83 = 20,7% (p1)	Anteil AN 29 = 14,4% (p2)	+ 6,3	10,8
Anteil AMN 199 = 50,9% (p1)	Anteil AMN 113 = 55,9% (p2)	+ 5,0	13,2

Die Ergebnisse der Tabellen IIIa bis IIId zeigen, daß keine Differenzen außerhalb des Zufallsstreuungsbereiches liegen, wenn auch zum Teil gewisse Werte erreicht wurden. Trotz der großen Ausgangszahl von 924 Fällen spalten die Endziffern sich schließlich doch soweit auf, daß die Prozentberechnungen (besonders bei der Gruppe AB) nur von einem kleinen Zahlenmaterial zu gewinnen sind und damit der Zufallsstreuungsbereich entsprechend groß wird. Immerhin zeigt sich, daß bei den Kombinationen, in denen der Faktor N vertreten ist (mit Ausnahme von OMN), die Tendenz zur Mehrerkrankung an Poliomyelitis angedeutet ist und so den in Tabelle II festgestellten statistisch echten Befund unterstreicht. Eine weitere Aufspaltung der Faktorenkombination in der A-Gruppe nach den Untergruppen A_1 und A_2 bzw. A_1B und A_2B wurde als aussichtslos unterlassen, da die hier sich ergebenden Zahlen noch mehr schrumpfen würden und die zu erwartenden Ergebnisse immer weniger verwertbar wären.

II. Bedeutung von Gruppen und Faktoren für den biologischen Ablauf der Poliomyelitiserkrankung

Außer der Analyse der Beziehungen von Blutgruppen und Faktoren zur Krankheitshäufigkeit wurde, ebenso wie es Riethmüller für die Kölner Epidemie getan hat, versucht, den biologischen Ablauf der Poliomyelitisinfektion auf konstitutionelle Zusammenhänge, gemessen an Gruppen und Faktoren, zu prüfen.

Tabelle IV

Aufteilung des Gesamtkrankengutes nach Schwere des Krankheitsverlaufs

Gesamtzahl der Kranken: 924 = 100%

Ausheilung ohne Lähmung: 327 = 35,4%		
Ausheilung mit Lähmung: 597 = 64,6%		
Ausheilung mit Lähmung,	davon mit geringen Restzuständen (±): 328 = 35,5%	= 64,6%
	davon mit schweren Restzuständen (+): 269 = 29,1%	

In Tabelle IV wird die Gesamtzahl der 924 klinisch gesicherten Poliomyelitiserkrankungen nach ihrem Verlauf **mit vollkommener Ausheilung** und in solche **mit Heilung mit Restzuständen** aufgeteilt. Unter letzteren ist **jede** Art eines in der Folgezeit nicht mehr zu behebenden Schadens, auch wenn er nur geringe Erscheinung angenommen hat, zu verstehen. Diese letzte Gruppe der mit Restzuständen ausgeheilten Erkrankten läßt sich weiterhin in Erkrankungen mit Ausheilung mit leichten Folgezuständen (±) und in solche mit Ausheilung mit schweren Dauerschäden bis zu den schwersten Lähmungen (+) zerlegen. Die Teilung in volle Ausheilung und in Heilung mit Restzuständen erscheint geboten, da bei der nachfolgenden Gliederung nach konstitutionellen Gesichtspunkten an Hand von Gruppen und Faktoren Unterschiede zu erwarten wären, wie es auch Riethmüller annimmt. Denn gerade eine konstitutionell betonte Disposition bestimmter Körpergewebe, in diesem Fall des Zentralnervensystems, im Sinne einer stärkeren Anfälligkeit an sich (z. B. bezüglich der Verankerung des Virus) oder die Möglichkeit einer besonderen Reaktion von Virus und Organismus auf konstitutioneller Grundlage, könnte sich hierbei erkennen lassen.

In Tabelle V ist das Gesamtkrankengut nach Blutgruppen, unter Berücksichtigung der Ausheilung mit und ohne Restzustände, aufgeteilt. Bei Beurteilung der Ergebnisse sei die Gleichartigkeit der Zahlen für die Gruppen O,A und B bemerkt, bei denen die Werte um 35% für die lähmungsfreien und um 65% für die mit Lähmung abgeheilten

Tabelle V

Aufteilung des Gesamtkrankengutes nach Blutgruppen und Ausheilung mit und ohne Restzustände

Gesamtzahl der Erkrankungen: 924, davon Ausheilung ohne Lähmung 35,4% (p0)

Ohne Lähmung ausgeheilt		p0 — p1	Zufallsstreuung
von 355 Erkrankten der Gruppe 0	34,9 (p1)	+ 0,5	6,0
von 391 Erkrankten der Gruppe A	34,5 (p1)	+ 0,9	5,5
von 327 Erkrankten der Gruppe A_1	33,3 (p1)	+ 2,1	6,4
von 64 Erkrankten der Gruppe A_2	40,6 (p1)	— 5,2	17,3
von 113 Erkrankten der Gruppe B	36,3 (p1)	— 0,9	12,6
von 65 Erkrankten der Gruppe AB	41,5 (p1)	— 6,1	17,1

Fälle liegen. Diese Zahlen entsprechen weitestgehend den Durchschnittswerten der Tabelle IV. Die etwas höheren Differenzen bei A_2 und AB (bei beiden handelt es sich um Krankenzahlen unter 100) liegen ebenfalls noch weit im Zufallsstreuungsgebiet. Auf Beurteilung von A_1B und A_2B ist von vornherein verzichtet, da bei dieser noch weiteren Aufspaltung die Werte sich zu klein gestalten. Die bei Riethmüller beobachtete Zunahme der Lähmungsfälle bei Gruppe O und die Abnahme derselben bei Gruppe A tritt bei unseren Zahlen keineswegs in Erscheinung.

Eine weitere Aufteilung nach der bereits erwähnten Gliederung der Lähmungsfälle in leichte und schwere Restzustände zeigt die Tabelle Va.

Tabelle Va

Aufteilung der Lähmungsfälle nach Blutgruppen und in leichte und schwere Restzustände

Fälle mit Gruppe	O = 355		A = 391	
ohne Lähmung	124 = 34,9%		135 = 34,5%	
a) geringe Restzustände	114 = 32,1%	65,1%	142 = 36,3%	65,5%
b) schwere Restzustände	117 = 32,9%		114 = 29,2%	
Fälle mit Gruppe	A_1 = 327		A_2 = 64	
ohne Lähmung	109 = 33,3%		26 = 40,6%	
a) geringe Restzustände	120 = 36,6%	66,7%	22 = 34,3%	59,4%
b) schwere Restzustände	98 = 30,1%		16 = 26,0%	
Fälle mit Gruppe	B = 113		AB = 65	
ohne Lähmung	41 = 36,3%		27 = 41,6%	
a) geringe Restzustände	48 = 42,4%	63,7%	24 = 36,9%	58,4%
b) schwere Restzustände	24 = 21,3%		14 = 21,5%	
Fälle mit Gruppe	A_1B = 58		A_2B = 7	
ohne Lähmung	25 = 43,1%		2	
a) geringe Restzustände	20 = 34,4%	58,8%	4	
b) schwere Restzustände	13 = 22,4%		1	

Das Ergebnis zeigt, daß bei der Gruppe O die Zahl der leichten und schweren Restzustände fast gleich ist, während bei den anderen Gruppen ein Überwiegen der leichten Restzustände zu ersehen ist, das bei B, AB und A_1B sogar einen gewissen Grad erreicht. A_2B fällt wegen der geringen Zahl aus der Beurteilung aus. Die Zahlen bei den eben genannten Gruppen sind zwar auch nicht allzu groß. Daraus ergibt sich, daß die gefundenen Differenzen, die bei B fast die Hälfte erreichen, bei Berechnung des dreifach mittleren Fehlers doch noch im Bereich der Zufallsstreuung liegen, also nicht als beweisend gelten können. Auffallend ist, daß diese drei Differenzen bei der Gruppe B — und zwar hier am höchsten — und bei den mit B verbundenen Gruppen AB und A_1B zu finden waren. Trotz der nicht vorhandenen Möglichkeit, diese Differenzen als statistisch echt zu werten, sollen sie hier angegeben sein, damit sie vielleicht späteren Untersuchungen als Hinweis für eine vielleicht vorhandene Rolle des Anteils B dienen können.

Tabelle VI

Aufteilung des Gesamtkrankengutes nach Faktoren und Krankheitsverlauf

Gesamtzahl der Erkrankungen: 924, davon Ausheilung ohne Lähmung 35,4% (p0)

Ohne Lähmung ausgeheilt		p0 — p1	Zufallsstreuung
von 253 Erkrankten des Faktors M	38,7% (p1)	— 3,3	7,7
von 201 Erkrankten des Faktors N	38,3% (p1)	— 2,9	8,8
von 470 Erkrankten des Faktors MN	32,3% (p1)	+ 3,1	4,8

Tabelle VIa

Aufteilung der Lähmungsfälle nach Faktoren, in leichte und schwere Restzustände

Fälle mit Faktor M = 253		N = 201		MN = 470	
ohne Lähmung 98 = 38,7%		77 = 38,3%		152 = 32,3%	
a) geringe Restzustände 89 = 35,1%	= 155	65 = 32,2%	= 124	174 = 36,9%	= 318
b) schwere Restzustände 66 = 26,0%	= 61,3%	59 = 29,3%	= 61,7%	144 = 30,6%	= 67,7%

In den Tabellen VI und VIa wird die Aufteilung des Krankengutes nach Faktoren und Krankheitsverlauf aufgezeigt. Bei Trennung in Fälle mit und ohne Lähmung ergeben sich, wie bei weiterer Unterteilung in leichte und schwere Restzustände, nur unwesentliche Unterschiede, die sämtlich im Bereich der Zufallsstreuung liegen und so keinerlei Einfluß der Faktoren auf den Krankheitsverlauf erkennen lassen. Entsprechend der Gliederung im ersten Teil wird in den folgenden Tabellen VII und VIIa das Krankengut nach Kombinationen von Gruppen und Faktoren bei Fällen mit und ohne Lähmung aufgeteilt.

Die Gliederung in den Tabellen VII und VIIa mußte naturgemäß eine weitere Aufspaltung der Zahlen zur Folge haben, so daß besonders in den anteilmäßig geringen Sparten von B und AB nur geringe Zahlen zur Verfügung stehen, die nur unter allem Vorbehalt bewertet werden können. In noch größerem Maße trifft dies für Tabelle VIIa zu, in der die weitere Aufteilung nach leichten und schweren Restzuständen erfolgt. Tabelle VII zeigt bei AN und AMN etwas höhere Differenzen in den Prozentzahlen, die aber noch innerhalb der Streuung liegen; sonst sind keinerlei nennenswerte Unter-

Tabelle VII

Aufteilung des Gesamtkrankengutes nach Kombinationen von Gruppen und Faktoren und Ausheilung mit und ohne Restzustände

Gesamtzahl der Erkrankten: 924, davon Ausheilung ohne Lähmung 35,4% (p0)

Ausheilung ohne Lähmung		p0 — p1	Zufalls-streuung
von 111 Erkrankten der Kombination AM.......	37,8% (p1)	— 2,4	12,8
von 81 Erkrankten der Kombination AN	43,2% (p1)	— 7,8	15,2
von 199 Erkrankten der Kombination AMN	29,1% (p1)	+ 6,3	9,0
von 23 Erkrankten der Kombination BM	34,8% (p1)	+ 0,6	29,5
von 35 Erkrankten der Kombination BN	37,1% (p1)	— 1,7	23,7
von 55 Erkrankten der Kombination BMN	36,4% (p1)	— 1,0	18,8
von 14 Erkrankten der Kombination ABM	35,7% (p1)	— 0,3	38,0
von 14 Erkrankten der Kombination ABN	35,7% (p1)	— 0,3	38,0
von 37 Erkrankten der Kombination ABMN....	45,9% (p1)	— 10,5	23,1
von 105 Erkrankten der Kombination OM	41,0% (p1)	— 5,6	13,2
von 71 Erkrankten der Kombination ON	33,8% (p1)	+ 1,6	16,4
von 179 Erkrankten der Kombination OMN	31,8% (p1)	+ 3,6	9,6

Tabelle VIIa

Aufteilung der Lähmungsfälle nach Kombinationen von Gruppen und Faktoren und leichten und schweren Restzuständen

Fälle mit Kombination AM = 111 ohne Lähmung 42 = 37,8% a) geringe Restzustände 43 = 38,7% b) schwere Restzustände 26 = 23,4%	62,2%	AN = 81 35 = 43,3% 21 = 25,9% 25 = 30,8%	56,7%	AMN = 199 58 = 29,1% 78 = 39,2% 63 = 30,7%	= 70,9%
Fälle mit Kombination BM = 23 ohne Lähmung 8 = 34,8% a) geringe Restzustände 12 = 52,2% b) schwere Restzustände 3 = 13,0%	65,2%	BN = 35 13 = 37,1% 16 = 45,6% 6 = 18,3%	63,9%	BMN = 55 20 = 36,4% 20 = 36,4% 15 = 27,2%	= 63,6%
Fälle mit Kombination ABM = 14 ohne Lähmung 5 = ca. 1/3 a) geringe Restzustände 7 = 1/2 b) schwere Restzustände 2 = ca. 1/7		ABN = 14 5 = 1/3 6 = 3/7 3 = 6/7		ABMN = 37 17 = 46,0% 11 = 30,0% 9 = 24,0%	= 54,0%
Fälle mit Kombination OM = 105 ohne Lähmung 43 = 41,0% a) geringe Restzustände 27 = 25,7% b) schwere Restzustände 35 = 33,3%	59,0%	ON = 71 24 = 33,7% 22 = 30,9% 25 = 35,4%	66,3%	OMN = 179 57 = 31,8% 65 = 36,3% 57 = 31,8%	= 68,1%

schiede festzustellen. Die aus Tabelle VIIa ersichtlichen Prozentdifferenzen bezüglich Ausheilung mit leichten und schweren Restzuständen liegen im Zufallsstreuungsbereich und sind daher keine statistisch echten Resultate. Die Kombinationen der Gruppe AB fallen praktisch ganz aus, und die der Gruppe B sind nur mit allem Vorbehalt zu beurteilen. Die auf Tabelle Va beobachteten Besonderheiten der Beteiligung der Gruppe B scheinen auch hier angedeutet zu sein. Auffallend erscheint ferner das Verhalten von AN, OM und ON, das eine Umkehrung im Verhältnis der leichten und schweren Restzustände zu Ungunsten der ersteren andeuten könnte, während im allgemeinen die Tendenz zum Überwiegen der leichten Restzustände anzunehmen ist.

Zum Schluß soll noch an Hand von 4 Tabellen (VIII, VIIIa, IX, IXa) die Rolle der Altersverteilung und ihre Beziehung zu Gruppen und Faktoren und Krankheitsausheilung untersucht werden.

Tabelle VIII

Aufteilung des Gesamtkrankengutes nach Blutgruppen und Altersstufen

Insgesamt 924 Kranke	Altersstufen			
	0—5 = 196	6—12 = 345	13—20 = 180	über 20 = 192
dav.Gruppe O 38,4%	69 = 35,2%	131 = 37,9%	65 = 36,1%	83 = 43,2%
dav.Gruppe A 42,3%	83 = 42,2%	145 = 42,0%	81 = 45%,0	75 = 35,0%
dav.Gruppe A_1 35,4%	72 = 36,7%	125 = 36,3%	63 = 35%,0	59 = 30,7%
dav.Gruppe A_2 6,9%	11 = 6,1%	20 = 5,8%	18 = 10,1%	16 = 8,3%
dav.Gruppe B 12,2%	28 = 14,2%	37 = 10,7%	25 = 13,8%	24 = 12,5%
dav.Gruppe AB 7,0%	16 = 8,1%	32 = 9,2%	9 = 5,0%	10 = 5,2%

Als natürliche Folge dieser weiteren Aufspaltung zeigt Tabelle VIII hier besonders den Nachteil der immer kleiner werdenden Zahlen und der dadurch bedingten größeren

Tabelle VIIIa

Aufteilung nach Blutgruppen, Altersstufen und Ausheilung mit und ohne Restzuständen

Altersstufe 0—5 Gesamtzahl: 196	davon Gruppe 0 69	A 83	A_1 72	A_2 11	B 28	AB 16
ohne Rest 70=40,0%	24=34,8%	38=45,7%	30=41,7%	8=72,7%	9=32,1%	7=43,9%
Altersstufe: 6—12 Gesamtzahl: 345	davon Gruppe 131	145	125	20	37	32
ohne Rest 155=44,9%	60=45,0%	60=44,4%	51=40,8%	9=45,2%	18=49,5%	17=53,1%
Altersstufe: 13—20 Gesamtzahl: 180	davon Gruppe 65	81	63	18	25	9
ohne Rest 48=26,6%	15=23,0%	24=29,3%	17=27,0%	7=38,8%	8=32,0%	1=11,1%
Altersstufe: üb. 20 Gesamtzahl: 192	davon Gruppe 83	75	59	16	24	10
ohne Rest 38=19,7%	19=22,8%	12=16,0%	10=16,8%	2=12,5%	4=16,6%	3=30,0%

Zufallsstreuung. Eine etwas größere Differenz findet sich hier bei den Jahrgängen über 20 innerhalb der Gruppe O und A, wo sich die bei O angedeutete Mehrbeteiligung in das Gegenteil bei A zu verwandeln scheint. Obwohl diese Prozentdifferenzen an größeren absoluten Zahlen gewonnen sind, liegen sie doch noch im Zufallsstreuungsbereich des dreifach mittleren Fehlers und entbehren so der statistischen Beweiskraft. Sie seien hier lediglich vermerkt. Festzustellen ist zunächst eine Tendenz der Zunahme der Restzustände jenseits des zwölften Lebensjahres, die mit zunehmendem Alter noch deutlicher wird. Der Versuch (Tabelle VIIIa), die Zahlen der Blutgruppen nach Alter und Ausheilung zu gliedern, ergab keine außerhalb der Zufallsstreuung liegenden Differenzen für Beteiligung von lähmungsfreien und mit Restzuständen verlaufenden Erkrankungen. In den Gruppen B und AB waren die absoluten Zahlen zu gering, als daß ihre Prozentwerte praktisch verwendbar erscheinen. In der Altersgruppe O bis 5 zeigt sich eine gewisse Mehrbeteiligung der gelähmten Fälle bei der Gruppe O, während bei Gruppe A der Anteil der lähmungsfreien Erkrankungen größer erscheint. In den Altersstufen 6 bis 12 zeigen sich auffallend gleiche Prozentzahlen für alle Gruppen (die etwas größere Differenz bei Gruppe B ist wegen der kleinen absoluten Zahl nicht verwertbar). Das gleiche Bild zeigt sich auch bei den Altersgruppen 10 bis 12 und bei denen über 20 Jahren, auch hier sind die kleinen Differenzen bei A_1 und AB aus genannten Gründen nicht zu beurteilen.

Eine weitere Gliederung der Zahlen nach Kombination von Faktor und Gruppe ist nicht vorgenommen worden, da hier noch kleinere, also noch weniger verwertbare Zahlen in Erscheinung treten würden. Die Aufspaltung in Faktoren allein zeigt keine

Tabelle IX

Aufteilung des Gesamtkrankengutes nach Faktoren und Altersstufen

Insgesamt 924 Kranke	Altersstufen			
	0—5 196	6—12 345	13—20 180	über 20 192
dav. Faktor M 253=27,4%	49=25,0%	102=28,5%	42=23,3%	52=28,5%
dav. Faktor N 201=21,8%	44=22,8%	70=20,2%	34=18,9%	45=23,4%
dav. Faktor MN 470=50,9%	103=52,2%	173=50,3%	104=57,8%	95=48,5%

wesentlichen Unterschiede, wenn man von einer etwas größeren Differenz in der Altersstufe von 13 bis 20 Jahren für den Faktor MN absieht. Tabelle IXa bestätigt die Zunahme der Restzustände für die Altersgruppen jenseits des zwölften Lebensjahres für die Faktoren M und MN. Im Gegensatz hierzu erscheint bei N eine Zunahme der Lähmungsfälle in den jüngsten Jahrgängen und eine Abnahme derselben bei Individuen über 20 Jahren. Obwohl diese Prozentdifferenzen noch innerhalb des dreifach mittleren Fehlers liegen, so sind sie an sich nicht unbeträchtlich, besonders in der Altersstufe über 20 Jahren, wo sie ziemlich an der oberen Grenze zu liegen kommen (Differenz 20, dreifach mittlerer Fehler 26).

Zusammenfassung

Fassen wir die aus dem statistischen Material gewonnenen Resultate zusammen, so kann man erklären, daß wesentliche Momente, die auf konstitutionelle Bevorzugung irgendeiner Gruppe, eines Faktors oder einer Kombination von Gruppe und Faktor hinweisen, **sich nicht ergeben haben.** Dieses Ergebnis steht in Übereinstimmung mit Untersuchungen von Erb, Doyle und Heal und von Madsen, Engle, Jensen, Freuchen aus Dänemark, die ebenfalls keine Beziehung zwischen Blutgruppen und

Tabelle IXa

Aufteilung nach Blutgruppen, Altersstufen und Ausheilung mit und ohne Restzuständen

Altersstufe: 0—5 Gesamtzahl: 196 ohne Rest 78=40,0%	davon Gruppe M 49 23=46,9%	N 44 13=29,5%	MN 103 42=40,7%
Altersstufe: 6—12 Gesamtzahl: 345 ohne Rest 155=44,9%	davon Gruppe M 102 49=48,0%	N 70 33=47,1%	MN 173 73=42,2%
Altersstufe: 13—20 Gesamtzahl: 180 ohne Rest 48=26,6%	davon Gruppe M 42 13=30,9%	N 34 11=32,3%	MN 104 24=23,0%
Altersstufe: über 20 Gesamtzahl: 192 ohne Rest 38=19,7%	davon Gruppe M 52 8=15,3%	N 45 16=35,5% *)	MN 95 14,=14,7%

Empfänglichkeit und Widerstandsfähigkeit gegenüber der Poliomyelitis feststellen konnten.

Unsere einzige als statistisch echt zu bewertende Prozentdifferenz hat sich bei dem Faktor N gefunden, und zwar in dem Sinne, daß die Gruppe der Individuen mit diesem Faktor einen höheren Prozentsatz an Erkrankten aufzuweisen haben. Aber auch diese Prozentdifferenz ist zu gering, um Rückschlüsse auf Konstitutionseinflüsse oder gar prognostische Ausblicke zu gewinnen. Dieses Verhalten des Faktors N deckt sich mit Ergebnissen, die auch Riethmüller in seiner Arbeit angibt. Bei anderen Prozentdifferenzen, die zum Teil nicht unerheblich sind, hat sich jedoch herausgestellt, daß sie noch innerhalb des dreifach mittleren Fehlers liegen (wenn auch einige ziemlich an der oberen Grenze) und so aus einer statistisch einwandfreien Beurteilung im Sinne der aufgestellten Fragen ausscheiden müssen. Es ist daher auch ein Vergleich mit den Ergebnissen der Kölner Epidemie schwer möglich, zumal auch Riethmüllers's Zahlen infolge ihrer Kleinheit und der sich daraus ergebenden Zufallsstreuung mit nur Einschränkung gewertet werden können.

Wenn auch das Gesamtergebnis der Untersuchungen keine positive Antwort auf die eingangs gestellten Fragen — Einfluß der Gruppen und Faktoren auf Anzahl und Verlauf der Poliomyelitiserkrankungen als konstitutionsbedingtes Merkmal — gegeben hat, so können doch die gefundenen Zahlen und Werte, denen immerhin fast 1000 Fälle zugrunde gelegt sind, als Vergleichsgut für spätere Untersuchungen Bedeutung gewinnen und sind deswegen mitgeteilt worden, um so mehr als man durchaus zu der Annahme berechtigt ist, daß jede Poliomyelitisepidemie, genau wie jeder andere Seuchenzug, seine bestimmten Eigenheiten haben kann und wird.

Literatur

1. Kleinschmidt, Die übertragbare Kinderlähmung, Leipzig 1939
2. Riethmüller, bei Kleinschmidt
3. Erb, Doyle und Heal, Canad. publ. Health J. 29 (1938)
4. Madsen, Engle, Jensen und Freuchen, J. Immunol. 30 (1936)

*) Differenz zur Gesamtprozentzahl: 20%, Zufallsstreuung: 26%
Die Differenzzahl von 20% ist wie folgt berechnet:
Gesamtzahl (192) reduziert um Zahl des Faktors N (45): 147
davon ohne Rest (38—16) .... 22 = 15%

Zusammenfassung der praktischen Folgerungen aus den Berliner Epidemien 1947, 1948, 1949

Von Werner Anders, Harald Koch, Albrecht Tietze

I.

Die Befürchtung, daß das epidemische Anschwellen der Poliomyelitiserkrankungen in Berlin 1947 nicht eine einmalige Katastrophe darstelle, sondern daß mit einer, wenn auch schwächeren Wiederholung in kommenden Jahren zu rechnen sei, hat sich leider 1948 und 1949 bestätigt. Damit ist diese Erkrankung in erster Linie für den praktisch tätigen Arzt ein „aktuelles" Problem geblieben.

Bei Drucklegung dieser Berichte betrugen die Erkrankungszahlen 1947 **2466**, 1948 **495**, 1949 **408** Fälle. (1949 noch unbereinigt.)

Es ist zwar für Berlin die Epidemie von 1947 sehr plötzlich gekommen, und sie hatte Ausmaße angenommen, die nicht vorauszubestimmen waren, aber schon im Vorjahre waren besonders in den Provinzen der Ostzone einige kleinere Epidemien zu verzeichnen, die nachträglich als Wetterleuchten des großen Orkans zu bewerten waren und die die an sich selbstverständliche Forderung unterstrichen international genaue, ungefärbte Sanitätsstatistiken zu führen. Nirgends wird es deutlicher als hier, daß es nur e i n e Menschheit gibt. Die Poliomyelitis grassierte 1947 an den verschiedensten Plätzen der Erde, ohne daß epidemiologische Zusammenhänge der einzelnen Herde untereinander erwiesen sind.

Die Ausbreitung der Infektionskrankheit „strömt" in konzentrischen Ringen zentrifugal in alle Richtungen; sie erfolgt nicht explosionsartig aus disseminierten Herden.

Wenn auch mitunter eine Ausbreitung in Richtung der Arbeitsstätten der Menschen beobachtet werden konnte, so fanden sich doch keine sicheren Zusammenhänge mit den Verkehrswegen, insbesondere den großstädtischen „Mischstationen" der Bevölkerung wie U-Bahn und S-Bahn. Ebenso ergaben sich keine Hinweise für eine Epidemieausbreitung durch Wasserleitungen, Kanalisation, Planschbecken und tierische Überträger, was im Hinblick auf die Verhältnisse in der schwer beschädigten Stadt Berlin besonders hervorgehoben werden muß. Vielleicht sind durch die Energie der leiderprobten Berliner und die vorbildliche internationale Zusammenarbeit der Behörden und Ärzte die besonderen Gefahrenpunkte blockiert worden. Die Verschiebung der Erkrankungsfälle in Richtung der höheren Altersklassen ist wiederum aufgetreten. Säuglingserkrankungen waren seltener, die mittleren Lebensalter häufiger befallen als früher. Berufsinfektionen (Schwestern, Ärzte) sind extrem selten. Vielleicht spielt hier die stille Feiung eine entscheidende Rolle. Streuungen durch Patienten unmittelbar nach der Entlassung aus dem Krankenhaus sind nicht vorgekommen, deshalb erscheint eine Quarantäne von 21 Tagen nach endgültiger Entfieberung praktisch ausreichend. Es sind aber mehrere Fälle vorgekommen, bei denen im gleichen Hause oder sogar in der Familie 1947, 1948 und 1949 Poliomyelitis auftrat.

Die Maßnahmen der Gesundheitsbehörden ergeben sich nicht nur aus den hygienischen Erfahrungen, sondern müssen auch der sehr labilen Psychologie der Massen angeglichen werden. Die Bevölkerung will, daß bei Bedrohung durch Seuchen „etwas geschieht". Es soll nicht zu viel befohlen, verboten und „aufgeklärt" werden. Wenn Gebote nötig sind, müssen sie rechtzeitig kommen, müssen befolgt werden können und den Erfahrungen entsprechen. Generelle Schulschließungen sind nicht erforderlich. Ebenso ist die Schließung von Theatern und Kinos nicht notwendig. Sportveranstaltungen der Schuljugend, insbesondere Schwimmfeste müssen unterbleiben.

Bricht in einem Sommerlager Poliomyelitis aus, so sollte das gesamte Lager in Quarantäne bleiben und nicht etwa die dort versammelte Jugend sofort in die verschiedenen Gegenden ihrer Wohnsitze zerstäubt werden.

Eine wirksame Prophylaxe ist nicht bekannt, jedoch ist daran zu erinnern, daß zur Handdesinfektion ein virucides Mittel wie 3,5% Formalin benutzt werden muß, daß Laesionen der Schleimhäute, des Respirationstraktes (Tonsillektomie, Nasenscheidewandoperationen usw.) während der Bedrohungszeit unterbleiben müssen, daß Kinder mit ungeklärten fieberhaften Kurzinfekten ärztliche Beobachtung und besondere körperliche Schonung verdienen.

II.

Die Diagnose einer klassischen Heine-Medinischen Krankheit ist im allgemeinen zu jeder Zeit nicht schwer. Fieber, Meningismus, schlaffe Lähmungen ohne Sensibilitätsstörungen, Liquorveränderungen (Eiweißvermehrung, Pleocytose), fehlender Nachweis bakterieller Erreger sind Kardinalsymptome. Die Untersuchung des Liquors muß der Liquorentnahme unmittelbar angeschlossen werden. —

Aber — es gibt Fälle, die der Diagnostik auch heute noch die allergrößten Schwierigkeiten bereiten, weil ein einfacher und rascher Nachweis des Virus noch nicht existiert.

Während 1947 $^2/_3$ der Fälle mit Paresen einhergingen, sind 1949, nach einem Übergangsstadium von 1948, $^2/_3$ der Fälle aparetisch. Wir sahen 1949 eine große Zahl fieberhaft erkrankter Kinder und Erwachsener, die das Leitsymptom eines Meningismus aufwiesen (spine sign, Kernig, Amoss sign usw.), die aus Poliomyelitisbezirken stammten, die aber einen sehr unterschiedlichen Liquor zeigten. 4 Fälle aus dieser Gruppe bekamen typische Paresen. Wir werden nicht beweisen können, daß alle diese Fälle mit Poliomyelitisvirus infiziert waren; wir werden den Einwand für berechtigt halten, daß bei weitverbreiteter Angst eben jeder Meningismus als Poliomyelitisverdacht ins Krankenhaus gewiesen wird und daß 3 Epidemiejahre den Blick der Ärzteschaft für leichte Zeichen von Meningismus geschärft haben.

Wir haben 1949 nur sechsmal sichere Diagnosen anderer Art stellen können, die den Meningismus erklärten (2 Fälle mit Diphtherie, 1 Fall einer postpneumonischen bakteriellen Meningitis, 1 Hepatitis epidemica, 1 Lues, 1 Hirntumor).

1949 nahmen wir 186 Fälle in 2 Kliniken als Poliomyelitis oder Poliomyelitisverdacht auf. Davon waren oder wurden 26 Fälle paretisch. Von diesen hatten einen pathologischen Liquorbefund (Zellvermehrung über $^{10}/_3$ und erhöhte Eiweißwerte) 17. 8 Fälle, die eindeutige Paresen aufwiesen, ergaben einen nicht völlig typischen Liquor. Entweder fehlte die Pleocytose oder die Vermehrung des Eiweißes, oder es waren überhaupt keine Liquorveränderungen vorhanden wie im folgenden Fall:

L. St., 30 Jahre, erkrankte am 7. 9. mit Halsschmerzen, Nackensteife, Temp. 38^4. Am 9. 9. afebril, gebessert. Am 10. 9. Schwäche in den Beinen, starker Kopfschmerz.

Aufnahme am 11. 9. Meningismus ++, Kniekuß +, Stützreflex +. Facialisparese links. Rachen gerötet, keine Beläge. Schlaffe Bauchmuskeln rechts, Schwäche im rechten Quadriceps, Biceps fem., Ileopsoas. Schwäche im rechten Biceps, in der Flexorengruppe und im Opponens. ASR r. ∅, PSR re schwach, BDR fehlen. Armreflexe o.B. L.P. Pandy (+), $^{2}/_{3}$, Zellen sacch. 30 mg%, bakt. o.B. BSR 45/95, Leuco 6.400. Kontroll-L.P. vom 19. 9 .(12. Krankheitstag) Pandy ∅, keine Zellen, bakt. o.B.

Von den von uns als poliomeylitisverdächtig aufgenommenen 186 Fällen erwiesen sich, wie oben erwähnt, 6 Fälle trotz der an sich typischen Zeichen (Meningismus, Fieber, Kniekussphaenomen usw.) als Poliomyelitis-negativ. Von den 180 restlichen Fällen zeigten 26 Fälle früher oder später eine Parese. Aber bei diesen 26 paretischen Fällen erwies sich der Liquor nicht immer als einwandfrei pathologisch, vielmehr teilweise als fraglich und in 2 Fällen als praktisch negativ. 154 Fälle waren also mit Fieber und Meningismus erkrankt, wurden nicht paretisch, wiesen aber dieselben unterschiedliche Liquores auf, wie wir sie bei jenen 26 paretischen gesehen haben.

Als Poliomyelitis oder Poliomyelitis**verdacht** wurden in der Zeit vom 22. 8.—27. 9. 49

aufgenommen	186
davon als andere Erkrankung diagnostiziert	6
verbleiben:	180

I. Paretische Verlaufsform

a) mit Liquorbefund	17
b) ohne eindeutigen Liquorbefund	8
c) nicht punktiert	1
Gesamt:	26 = 14 %

II. Aparetische Verlaufsform

a) Pandy positiv, Eiweißquotient über 0,49 Zellen unter 10/3	25 Fälle
b) Pandy positiv, Eiweißquotient über 0,49 Zellen über 10/3	26 Fälle
c) Pandy opal oder negativ, Eiweißquotient unter 0,49 Zellen über 10/3	21 Fälle
d) Keine Liquorveränderungen	82 Fälle
Gesamt:	154 Fälle = 86 %

Aus diesen Gruppen haben wir im Falle d) 3 mal Paresen, im Falle a) 1 mal Paresen entstehen sehen. In keinem der Fälle ließen sich Kontakte mit Poliomyelitis-Kranken nachweisen.

Diese Tatsache bedeutet eine weitere Stütze der Auffassung, daß wir in den Paretischen nur einen Teil der Virusbehafteten und -kranken vor uns haben und daß der Praktiker gut daran tut, ihm verdächtige Fälle alsbald der Klinik zuzuführen, zumal die Differentialdiagnose ohne Liquorbefund, den man in der Wohnung des Kranken kaum erheben kann, nicht möglich ist.

III.

Die Therapie ist bislang nicht aetiologisch wirksam. Die Serumtherapie verspricht keine Hilfe, ja, sie ist wahrscheinlich b e d e n k l i c h. Die Munk'sche Fiebertherapie verdient gerade auf Grund der jüngsten Erfahrungen (1949) Beachtung, in ähnlicher Weise wie die Insulintherapie (Joppich). Einen Schaden durch die Fieber herapie haben wir nicht gesehen, dagegen entscheidende Besserungen neben einzelnen Versagern. Die Entquellung des ödematösen, zentralen Nervensystems mit großen Mengen hochprozentiger Zuckerlösung wirkt symptomatisch und unterstützt die Heilung, nicht zuletzt durch gleichzeitige Zufuhr von Kalorien. Gewissenhafte Entspannungslagerung, Beseitigung aller Atemhindernisse ist sorgsam durchzuführen. Die künstliche Beatmung in der Eisernen Lunge soll rechtzeitig angewandt werden. Lebensrettung durch die Eiserne Lunge ist nicht überall zu erwarten. Die bulbäre Atemlähmung ist prognostisch weit ernster als die cervicale.

Die Übungstherapie soll nicht beginnen, solange die Muskulatur bei Massage noch schmerzt; vor dem 10. Tag nach der Entfieberung soll nicht mit der aktiven Therapie begonnen werden, weil man, wenn auch selten, Spätlähmungen nach Entfieberung beobachtet hat!

H. J., 12 Jahre, erkrankte am 12. 9. 49 mit Rückenschmerzen und dumpfem Gefühl im Kopf. Unter Zunahme der Kopfschmerzen Fieber bis 39°, Obstipation. Bei der Aufnahme am 17. 9. Facialisparese rechts, Hypoglossusparese links, PSR links schwächer als rechts, BDR fehlen ganz. L. P. 48/3 Zellen bei pos. Pandy. Temp. 39°. Nach zweimaliger Injektion von 1/15 Vaccineurin Temperaturanstieg auf 40^3 bzw. 40^1, dann fast kritische Entfieberung. Ab 21. 9. nur noch subfebrile Temperatur (rectal). Am 24. 9. kehren die BDR teilweise zurück. Am 27. 9., sechs Tage nach der Entfieberung, deutliche Paresen im rechten Bein.

Strychnintherapie im akuten Stadium halten wir für unzweckmäßig.

Mehr als bisher muß man sich der Nachbehandlung des Polio-Kranken widmen. Diese Therapie verlangt besondere Kenntnisse auf dem Gebiete der Muskelphysiologie. In mühsamer monatelanger Kleinarbeit gelingt es, den Patienten „auf die Beine" zu stellen. Die Kenney-Methoden und ihre Ergebnisse bekräftigen diese Behauptung.

Die Einrichtung der Poliomyelitis-Spezialkliniken erleichtert in jeder Weise die Diagnostik, die Früh- und die Spättherapie.

Sachregister

FSC
www.fsc.org
MIX
Papier | Fördert
gute Waldnutzung
FSC® C083411

Kolibri 360 GmbH
Ferdinand-Jühlke-Straße 7
99095 Erfurt, Deutschland
produktsicherheit@kolibri360.de